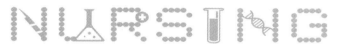

中等卫生职业教育护理专业系列教材

（供护理、助产等专业用）

护理学基础

HULIXUE JICHU

（第4版）

主　编　王瑞敏　　梅建国

副主编　杜秋华　　张永莉　　魏　丽　　王　倩

编　者　（排名不分先后）

王　倩　　王瑞敏　　文学敏　　石甜甜

叶　利　　叶志萍　　兰　丁　　许露露

杜秋华　　杨洪玉　　何秀珍　　张永莉

周聪英　　高　萍　　唐　敏　　梅建国

董　理　　魏　丽

U0280303

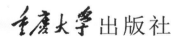

重庆大学出版社

内 容 提 要

本书是为了适应中等职业教育改革和发展的要求,满足中等卫生职业学校的教学需要,满足护理(助产)专业中职毕业生参加高职分类考试以及护理(助产)专业毕业生参加全国护士执业资格考试的需要,结合护理临床和教学的实际情况组织编写的。

全书共21章,分为护理学基础理论和护理基本技术操作两部分,内容包括绪论、护理学的基本概念、护理相关理论、护理程序、护士的素质与行为规范、护理安全与职业防护、医院和住院环境、病人入院和出院的护理、病人卧位与安全的护理、医院感染的预防与控制、病人清洁的护理、生命体征的评估及护理、病人饮食的护理、冷热疗法、排泄护理、药物疗法和过敏试验法、静脉输液与输血法、标本采集、危重病人的护理及抢救技术、临终病人的护理、医疗和护理文件的书写。全书以"必须、实用、够用"为度,通俗易懂,不仅可作为各类卫生中职学校护理专业、助产专业的教学用书,也可作为重庆市普通高校高等职业教育分类招生统一考试以及护(助产)专业毕业生参加全国护士执业资格考试的考试用书,还可作为其他专业的学生及临床护理人员的参考用书。

《护理学基础》配套学习指导,可为教师的教学、学生的学与考提供切实的帮助。

图书在版编目(CIP)数据

护理学基础/王瑞敏,梅建国主编 . --4 版.--重庆:重
庆大学出版社,2022.8
中等卫生职业教育护理专业系列教材
ISBN 978-7-5689-1148-1

Ⅰ.①护… Ⅱ.①王… ②梅… Ⅲ.①护理学—中等专业学校
—教材 Ⅳ.①R47

中国版本图书馆 CIP 数据核字(2022)第 115167 号

护理学基础
(第 4 版)

主 编 王瑞敏 梅建国
副主编 杜秋华 张永莉 魏 丽 王 倩
策划编辑:梁 涛

责任编辑:姜 凤 版式设计:梁 涛
责任校对:刘志刚 责任印制:赵 晟

*
重庆大学出版社出版发行
出版人:饶帮华
社址:重庆市沙坪坝区大学城西路 21 号
邮编:401331
电话:(023) 88617190 88617185(中小学)
传真:(023) 88617186 88617166
网址:http://www.cqup.com.cn
邮箱:fxk@ cqup.com.cn(营销中心)
全国新华书店经销
重庆升光电力印务有限公司印刷

*
开本:787mm×1092mm 1/16 印张:18.75 字数:458千
2022 年 8 月第 4 版 2022 年 8 月第 19 次印刷
印数:63 501—73 500
ISBN 978-7-5689-1148-1 定价:49.00 元

《护理学基础》第3版自2018年6月出版以来，已经过去了4年。4年来，因其简练、实用、利教、便学的特色，受到了用书师生的充分肯定和广泛赞誉。在重庆市不仅将本书列为中等职业学校护理专业的指定教材之一，而且还一直将其列为中等卫生职业学校毕业生参加高等职业教育分类考试时，护理类专业的指定参考教材。并经专家推荐，本书已在全国十多个省市的中等卫生职业学校广泛使用。

本次教材修订的指导思想，是为了贯彻2022年5月1日新修订的《中华人民共和国职业教育法》，进一步提高卫生职业教育质量，提升学生综合素质和技术技能水平，适应卫生事业改革发展对医药卫生职业人才的需求。我们根据2022年重庆市中职毕业生参加高职分类考试招生专业综合理论测试护理类考试大纲，对《护理学基础》(第3版)进行了再次修订。

第4版在编写内容上更加贴近护理临床和教学的实际情况，不仅实现了3个满足，即满足中等卫生职业学校在新形势下的教学需要；满足护理(助产)专业中职毕业生参加高职分类考试的教学需要；满足护理(助产)专业毕业生参加全国护士执业资格考试的需要。在编写形式上，尝试了"互联网+"医学教育的数字化创新，首先在传统纸质教材的基础上融合了数字内容；其次根据教材内容制作了PPT，放在出版社提供的平台上，通过二维码方式呈现，为学生的自主学习和教师的教学提供强有力的支撑；同时为了使教材内容看起来更加醒目和愉悦，本书改为双色设计。

在修订中，我们既保留了本书原有的编写特色，又尽可能地吸收各校教师的反馈意见，使本书的编写质量得到进一步提高。全书共21章，分为护理学基础理论(第1—6章)和护理基本技术操作(第7—21章)两部分，内容以"必须、实用、够用"为度，尤其注重与护士执业考试接轨，通俗易懂，重点突出，不仅可作为各类卫生中职学校护理专业、助产专业的教学用书，还可作为重庆市普通高校高等职业教育分类招生统一考试以及护理(助产)专业毕业生参加全国护士执业资格考试的考试用书，也可作为其他专业的学生及临床护理人员的参考用书。

同时，与本书配套的《护理学基础学习指导》也按上述原则进行了修订再版，可为教师的教学、学生的学与考提供切实的帮助。

本书在编写过程中，得到了重庆医科大学护理学院、重庆医药高等专科学校、重庆市卫生技工学校、重庆市南丁卫生职业学校、重庆市医药卫生学校、重庆市护士学校、重庆市女子职业高级中学、重庆市荣昌区职业教育中心、重庆市育才职业教育中心、重庆知行卫生学校、重庆市永川民进学校、重庆工商学校、重庆市合川卫生学校以及重庆市人民医院等各编者学校及医院的大力支持和协助，并参考了有关的教材及资料，在此一并表示诚挚的谢意。

　　限于修编时间仓促，编者水平有限，书中难免出现疏漏之处，恳请使用本书的师生和读者继续提出宝贵的建议。

王瑞敏

2022 年 6 月

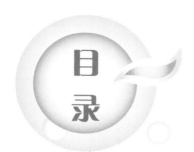

目录

第一章
绪 论

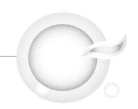

护理学是研究促进、维护、恢复人类健康的护理理论、知识、技能及其发展规律的综合性应用科学。它是在人类祖先自我防护本能的基础上，通过长期的抗病害斗争和劳动实践而逐渐发展起来的。百余年来，护理学经历了从简单的清洁卫生护理到以疾病为中心的护理，再到以病人为中心的整体护理，直至以人的健康为中心的护理的发展历程。护理学通过不断的实践和理论研究，逐渐形成了特有的理论和实践体系，成为医学科学中一门独立学科。在卫生保健事业中，与临床医学、预防医学起着同等重要的作用。

第一节 护理学发展简史

护理的历史源远流长，护理学的形成和发展与人类社会的发展和人类的文明进步息息相关。

一、古代护理

（一）人类早期的护理

护理的起源可追溯到原始社会，可以说，自从有了人类，就有了护理活动。其实践方式根据当时人们对形成疾病和伤害的原因以及他们对生命的认识而有所不同。在人类早期主要经历了自我护理时期、家庭护理时期和宗教护理时期。

在原始社会中，人类居住在山林和洞穴中，靠采集和渔猎生活，条件十分恶劣。为谋求生存，在与自然作斗争的过程中，积累了丰富的生产和生活经验，逐渐形成了原始的自我护理。如观察和仿效动物用舌头舔伤口的做法防止伤口恶化；学会用火将食物煮（烤）熟后食用，开始认识到进食熟食可减少胃肠道疾病；将烧热的石块置于患处以减轻疼痛，形成了原始而简单的热疗等。

为了在恶劣的环境中求生存，人类逐渐群居，并按血缘关系组成以家庭为中心的母系氏族公社。进入母系社会，妇女担负起照顾家庭中伤病者的责任，形成了原始社会的家庭护理，如陪伴照顾老、幼、病、残，给分娩者接生；同时采用一些原始的治疗护理方法，如伤口包扎、止血、热敷、按摩、饮食调理等。

在人类社会的早期,由于当时人类对疾病还没有正确的认识,常把疾病看成灾难,是一种由鬼神所致的超自然力量,因而出现了巫师,使医护照顾长期与宗教和迷信活动联系在一起,形成了宗教护理。如用祷告、念咒、画符、捶打、冷热水浇浸等驱魔方法驱除病痛的折磨。与此同时,也有人应用草药或一些治疗手段,于是,迷信、宗教和医药混合在一起,医巫不分。后来,经过长期的实践和思考,人们摒弃了巫术而采用原始的医术,使医巫逐渐分开。在一些文明古国,如中国、印度、希腊、埃及、罗马有了关于公共卫生、内外科疾病治疗、疾病预防、伤口缝合、绷带包扎、沐浴法、催眠术及尸体包裹等医护活动的记载。

(二)中世纪的护理

中世纪的护理工作受到宗教和战争的影响。欧洲许多国家在各地广建教堂和修道院,修道院内设医院收治病人;同时,由于战争频繁、疾病流行,形成了对医院和护士的大量需求,于是,不少医院应运而建,到中世纪末,形成了医院护理。但医院大多数受教会的控制,担任护理工作的多为修女,还有一些自愿为贫病者服务的妇女,她们以良好的道德品质提供护理,使护士的威信得以建立,但由于没有受过专业训练,加之设备简陋、不懂管理,护理工作多限于简单的生活照料。

(三)文艺复兴时期的护理

公元 1400—1600 年,意大利兴起文艺复兴运动,促进了欧洲各国文学、艺术、科学包括医学等领域的发展。在此期间,人们破除了对疾病的迷信,对疾病的治疗有了新的依据。文艺复兴后,因慈善事业的发展,护理逐渐摆脱了教会的控制,从事护理的人员开始接受部分培训,以专门照顾伤病者,类似的组织也相继建立,护理开始走向独立的职业之旅。但是,1517年发生的宗教革命使多数修道院及教会医院被毁,教会支持的护理工作由此停顿。这一时期,社会结构与妇女地位发生了巨大变化,护理工作往往由一些找不到其他工作的人担任,她们文化素养低,服务态度差,加之缺乏专业训练和工作经验,使护理质量大大下降,护理事业进入了历史上的黑暗时期。

二、近代护理

(一)护理学的诞生

19 世纪初,随着整个科学的发展,医学科学有了很大的进步,如消毒灭菌、无菌技术操作等应用于临床,因而对从事护理工作的人要求越来越高,需要经过专门的训练,掌握一定的医学知识和专门技术才能胜任,于是开始出现了一些训练护士的教育机构,如 1836 年德国牧师弗里德尔(Fliedner)在德国凯撒斯威斯城建立的护士训练所,这就是最早的具有系统化组织的护士训练班。弗洛伦斯·南丁格尔(Florence Nightingale,1820—1910)1850 年曾在此接受训练。此后,各种护士训练班如雨后春笋般建立起来,使护理工作的地位有所提高。

19 世纪中叶,南丁格尔首创了科学的护理专业,这是护理工作的转折点,也是护理专业化的开始。

(二)南丁格尔与近代护理

弗洛伦斯·南丁格尔被誉为近代护理学的创始人。她毕生奉献于护理事业,对护理事业的献身精神已成为世界各国护士的楷模(图1.1)。

南丁格尔是英国人，1820 年 5 月 12 日诞生于其父母旅行之地——意大利佛罗伦萨。她的家庭极其富有，父母博学多才，因此她从小受到了良好的教育，曾就读于法国巴黎大学，精通英、法、德、意等国语言，具有较高的文化修养。她从小就表现出很深的慈爱心，乐于关心和照顾伤病者，接济贫困人家，长大后立志从事救死扶伤的护理工作。在随家人到世界各国旅行期间，南丁格尔专注于参观考察各地的孤儿院、医院和慈善机构等，了解各地护理工作的状况。1850 年，她终于冲破封建意识的束缚和家庭的阻挠，去了当时最好的护士培训基地——德国的凯撒斯威斯城护士训练所，接受了为期 3 个月的护理训练，之后又对英、法、德等国的护理工作进行了考察研究。1853 年，南丁格尔在慈善委员会的赞助下，在英国伦敦开设了第一个看护所（护士院），并被聘为院长，由于管理有方，成效卓著。

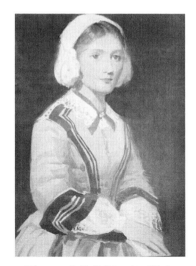

图 1.1　弗洛伦斯·南丁格尔

1853 年 10 月，克里米亚战争爆发。1854 年 3 月，英、法联军为援助土耳其，对俄宣战，由于战地救护条件十分恶劣，负伤英军的死亡率高达 50%，这个消息引起了英国民众的强烈不满。南丁格尔获悉后立即申请参加战地救护工作。1854 年 10 月，她被任命为"驻土耳其英国总医院妇女护士团团长"，率 38 名优秀护士抵达战地医院。她以顽强的毅力，克服重重困难，带领护士们改善医院病房环境，改善伤病员膳食，并为伤员清洗包扎伤口，配合外科手术，消毒物品；还设法建立了阅览室和娱乐室，抽空替伤病员书写家信，使全体伤病员获得了精神慰藉。每夜她独自提灯巡视病房，安慰那些重伤员和垂危士兵，因而得到了士兵们的爱戴和尊敬。他们感激她，亲切地称她为"提灯女神""克里米亚天使"。由于南丁格尔和护士们艰苦卓绝的工作，在短短的半年时间内使伤病员的死亡率由 50% 降到 2.2%。她们的成效和功绩，受到人们普遍的赞扬。1856 年战争结束，南丁格尔回到英国，受到全国人民的欢迎。英国政府为表彰她的功绩，授予她 44 000 英镑，但她将其全部捐献给了护理事业。

南丁格尔一生致力于开创护理事业，功绩卓著，被尊为现代护理的鼻祖。她对护理学的主要贡献可概括如下。

（1）创建了世界上第一所护士学校：克里米亚战场的护理实践，使南丁格尔更加深信护理是科学事业，只有经过严格训练的人，才能胜任护理工作。1860 年，南丁格尔在英国的圣托马斯医院创办了世界上第一所正式的护士学校，为护理教育奠定了基础。1860—1890 年，学校共培养学生 1 005 名，她们遍布欧美各国，传播、弘扬南丁格尔精神，使护理事业出现了崭新的局面，国际上称这个时期为"南丁格尔时代"。

（2）撰写著作指导护理工作：南丁格尔一生撰写了大量的笔记、报告和论著。其中《影响英军健康、效率与医院管理问题摘要》的报告被认为是当时医院管理最有价值的文献，她的代表作还有《医院札记》和《护理札记》。《护理札记》被认为是护士必读的经典著作，曾被译成多种文字。她的著作对今天的护理实践仍具有指导意义。

（3）首创了科学的护理专业：南丁格尔对护理事业的贡献，还在于她使护理走向科学的专业化轨道,使护理从医护合一的状态中成功地分离出来。她对护理专业及其理论的精辟论述,形成了护理学知识体系的雏形,奠定了近代护理理论基础,推动护理学向科学的专业化方向发展。

南丁格尔以她渊博的知识、卓识的远见和高尚的品德,投身护理工作,对护理事业作出了巨大的贡献。为了纪念她,在英国伦敦和意大利佛罗伦萨城都铸有她的铜像;1912年,国际护士会建立了南丁格尔国际基金会,设立奖学金奖励各国优秀护士进修学习之用,并将她的生日5月12日定为国际护士节;1907年,国际红十字会决定设立南丁格尔奖章,作为各国优秀护士的最高荣誉奖,每两年颁发一次。从1921年首次颁发至2017年,全世界约有1 000名优秀护士获此殊荣,1983—2017年我国已有79位护士获得此奖。

南丁格尔把毕生的精力都奉献给了护理事业,终生未婚,1910年8月13日逝世,享年90岁。

三、现代护理

现代护理与南丁格尔时代的护理已大不相同,在护理学的知识结构、护理的目的、护理的对象、护理的作用等方面发生了极大的变化。从护理学的实践和理论研究来看,现代护理学的变化和发展可概括地分为3个阶段。

(一)以疾病为中心的护理阶段(1860年至20世纪40年代)

这一时期人们普遍认为,疾病是因细菌或外伤引起的损害和功能异常,有病就是不健康,健康就是没有疾病,从而形成了近代医学发展的最主要的特征——生物医学模式。因此,一切医疗行为都围绕疾病进行,以消除病灶为目的,形成了"以疾病为中心"的医学指导思想。

此阶段护理的特点:①护理已成为一个专门的职业,护士从业前须经过专业的训练;②护理从属于医疗,护士被看成医生的助手;③护理工作的主要内容是执行医嘱和各项护理技术操作,忽视人的整体性;④护理教育类同于医学教育课程,涵盖较少的护理内容。

(二)以病人为中心的护理阶段(20世纪40年代至70年代)

这一时期随着医学科学的飞速发展,人们开始重视心理、社会因素对健康的影响。1948年,世界卫生组织(WHO)提出了新的健康观,指出健康是一个整体概念,包括身体、心理和社会等各个方面;1955年,美国护理学者莉迪亚·霍尔(Lydia Hall)提出了"护理程序",使护理有了科学的工作方法;20世纪60年代后,相继出现了一些护理理论,提出应重视人是一个整体,由此,在疾病护理的同时开始注意人的整体护理;1977年,美国医学家恩格尔(Engel G L)提出了"生物、心理、社会医学模式",在这一现代医学模式思想的指导下,护理发生了根本性的变革,护理学的历史进入了以病人为中心的发展阶段。

此阶段护理的特点:①强调护理是一个专业,吸收了其他学科的相关理论作为专业的理论基础;②护士与医生的关系为合作伙伴关系;③护理工作的内容不再是单纯被动地执行医嘱和护理技术操作,而是应用科学的方法——护理程序对病人实施身、心、社会等全方位的整体护理;④护理教育建立了以病人为中心的教育模式,课程设置形成了自身的理论知识体系。

(三)以人的健康为中心的护理阶段(20世纪70年代至今)

这一时期由于社会经济的发展和人类健康水平的提高,使疾病谱发生了很大变化,过去威胁人类健康的传染病得到有效控制,而与人的行为和生活方式相关的疾病,如心脑血管病、恶性肿瘤、糖尿病、意外伤害等成为威胁人类健康的主要问题。同时,随着人们物质生活水平的提高,人们对健康的需求也日益增强。这些都促使人们的健康观念发生了转变,有病才寻求健康服务的观念已经过时。1977 年,世界卫生组织提出"2000 年人人享有卫生保健"的战略目标,指明了护理发展的方向,使"以人的健康为中心的护理"成为必然。

此阶段护理的特点:①护理学成为现代科学体系中一门独立的、综合自然与社会科学的、为人类健康服务的应用科学;②护理工作的范畴从病人扩展到所有人(包括生命全过程),从个体扩展到群体;③护理工作的场所从医院扩展到家庭、社区以及所有有人的地方。

四、我国护理学发展概况

(一)古代护理

我国是具有 5 000 多年悠久文化历史的文明古国,从远古到近代的漫长历程中,早期的医学集医、药、护为一体,医护密不可分,"三分治,七分养"就是对医疗与护理的关系所作出的精辟概括。在祖国医学发展史和丰富的医学典籍及历代名医传记中,有许多关于护理技术和理论的记载,有的至今仍有指导意义。

1.远古时代 人类利用尖利的石块刺破脓肿达到治疗的效果,称"砭石"或"砭针";烤火时,利用其热效应减轻疼痛,可视为我国针灸的起源。

2.春秋战国 齐国名医扁鹊总结出"切脉、望色、听声、写形,言病之存在"的经验,记述了护理活动中观察病情的方法,至今仍被沿用。

3.秦、汉 西汉著名的《黄帝内经》是我国最早的医学典籍,该书强调对人的整体观念和预防思想,记载了疾病与饮食调节、精神因素、自然环境和气候变化的关系。东汉名医张仲景发明了猪胆汁灌肠术、人工呼吸和舌下给药法。三国时外科名医华佗在模仿虎、鹿、猿、熊、鸟5 种动物动作姿态的基础上,创造出一套"五禽戏",竭力宣传体育锻炼,增强体质,预防疾病的方针和措施。

4.唐 唐代杰出医学家孙思邈首创了细葱管导尿法,他所著的《备急千金要方》中,宣传的"凡衣服、巾、栉、枕、镜不宜与人同之"等隔离知识,至今仍有临床意义。

5.宋、元 宋朝名医陈自明所著的《妇人大全良方》中,提供了许多有关孕妇产前、产后护理的知识。此外,有关口腔护理的重要性和方法在当时也有记载,如"早漱口,不若将卧而漱,去齿间所积,牙亦坚固"等。

6.明、清 明代发明了"人痘"接种的方法预防天花的流行,这比牛痘的发明早几百年。著名医药学家李时珍所著的《本草纲目》,被译为多种文字,是我国及世界医药界的重要参考资料。明清时期,医学家提倡用燃烧艾叶、喷洒雄黄酒等方法消毒空气和环境;胡正心医生还提出用蒸汽消毒法对传染病人的衣物进行处理。

上述种种为护理学的起源奠定了丰富的理论和技术基础,但由于我国医学中,医、药、护不分,使护理没有得到独立发展的机会。

(二)近代护理

我国近代护理事业的兴起是在 1840 年鸦片战争前后,随着西方列强的入侵,宗教和西方医学的进入而开始的。那时各国的传教士到中国建教堂、办医院和学校,将西方的医疗和护理传入我国。因此,我国近代护理学在很大程度上受西方护理的影响,当时的护理概念、医院管理模式、护理操作规程、教材内容等均带有浓厚的西方色彩。其发展大事记如下:

1835年,英国的传教士帕克尔(Parker P)在广州开设了第一所西医院,两年后,这所医院即以短训班的方式培训护理人员。

1884年,美国妇女联合会派到中国的第一位护士麦克奇尼(Mckechnie E)在上海妇孺医院推行了"南丁格尔护理制度",并于1887年在上海开办了护士训练班。

1888年,美国的约翰逊(Johnson E)女士在福建省福州医院开办了我国第一所护士学校(1900年以后,中国各大城市建立了许多教会医院并附设了护士学校,逐渐形成了我国护理专业队伍)。

1909年,中国护理界的群众性学术团体"中华护士会"在江西牯岭成立(1937年改为中华护士学会,1964年改为中华护理学会);1920年,护士会创刊《护士季报》;1922年,加入国际护士会,成为第十一个会员国。

1921年,北京协和医院开办了高等护理教育,招收高中毕业生,学制4~5年,五年制毕业学生授予理学士学位。

1931年,江西开办了"中央红色护士学校"(抗日战争期间,许多医护人员奔赴延安,在解放区设立了医院,护理工作受到党中央的重视和关怀)。

1941年,延安成立了"中华护士学会延安分会"。1941年和1942年的护士节,毛泽东同志先后为护士题词:"护士工作有很大的政治重要性""尊重护士,爱护护士"。

(三)现代护理

我国现代护理的发展是在中华人民共和国成立后,在党的一系列卫生工作方针指引下,医疗卫生事业才有了很大发展,护理事业也取得了长足的进步;特别是党的十一届三中全会以后,改革开放政策进一步推动了护理事业的发展。

1.护理教育方面 1950年召开的第一届全国卫生工作会议上,将护理教育列为中专教育之一,并确定为培育护士的唯一途径,由中华人民共和国卫生部(以下简称"卫生部")制订全国统一教学计划和编写统一教材,高等护理教育停止招生。1961年,北京第二医学院再次开办高等护理教育(1966年又停办。并且在1966—1976年,其他护士学校也被迫停办)。1980年,南京医学院率先开办高级护理专修班。1983年,天津医学院首先开设了五年制护理本科专业,使中断了30年的中国高等护理教育得以恢复。1984年,教育部和卫生部在天津召开了"全国护理专业教育座谈会",决定在高等医学院校内设置学士学位护理专业,培养本科水平的高级护理人才。2003年底,全国132所高等医学院校设立了护理本科专业。1992年,北京医科大学护理系(现北京大学护理学院)首批开设护理专业硕士学位培养项目,后又有多所医学高等院校相继建立了硕士学位授权点,培养护理硕士研究生。2004年,第二军医大学、中南大学护理学院开始招收护理学博士研究生,标志着我国(内地)护理学博士研究生教育的开始,截至2008年,我国进行护理学博士研究生招生的院校达到10所。我国的护理教育体制正日趋完善。

自20世纪80年代以来,我国还开展了多种形式的大专、本科成人教育,如由医科大学开办的全日制、业余大学、函授等学历教育以及自学考试项目等。为在职护士拓宽了学习道路。

到目前,我国已形成了多层次、多渠道的护理教育体系。

2.护理临床方面　自1950年以来,我国临床护理工作一直是以疾病为中心,护理技术操作常规多围绕完成医疗任务而制订,医护分工明确,护士是医生的助手,护理工作处于被动状态。1980年以后,随着改革开放政策的实施,逐渐引入了国外有关护理的概念和理论,使临床护理开始探讨以病人为中心的整体护理模式并付诸实践,护士与医生在工作中的关系也逐步变为合作关系。目前,广大护理人员正在积极探索适应我国国情、具有中国特色的整体护理实践模式。同时,循证护理的新理念正在受到广泛的关注,护理人员的专业水平日益提高,器官移植、显微外科、大面积烧伤、重症监护、介入疗法、基因治疗等专科护理,中西医结合护理、家庭护理、社区护理等正在迅速发展。

3.护理管理方面

(1)建立健全护理指挥系统:为加强对护理工作的领导,国家卫生部医政司设立了护理处,负责统筹全国的护理工作,制定有关政策、法规。各省、自治区、直辖市、卫生厅(局)在医政处下设专职护理干部,负责管辖范围内的护理工作。各级医院也健全了护理管理体制,设立了护理部(300张床位以下的医院设总护士长),负责医院的护理管理工作。

(2)建立晋升考核制度:1979年,经国务院批准,卫生部颁发了《卫生技术人员职称及晋升条例(试行)》,其中明确规定了护士的技术职称为初级(护士、护师)、中级(主管护师)和高级(副主任护师、主任护师)。各省、自治区、直辖市根据这一条例制订了护士晋升考核的具体内容和方法。

(3)建立护士执业注册制度:1993年,卫生部颁发了我国第一个关于护士执业和注册的部长令,以及《中华人民共和国护士管理办法》。此办法的第六条指出,凡申请护士执业者必须通过卫生部统一执业考试,取得《中华人民共和国护士执业证书》。于是,1995年6月25日,在我国举行了首次护士执业考试。凡在我国从事护士工作的人员,都必须通过国家护士执业考试,取得护士执业证书,申请护士执业注册。我国的护士执业管理工作从此步入法制化轨道。2008年1月23日,国务院第206次常务会议通过了《护士条例》(见二维码)。该条例从护士的执业资格、权利义务、医疗机构的相关职责等多方面对护理工作进行了规定。

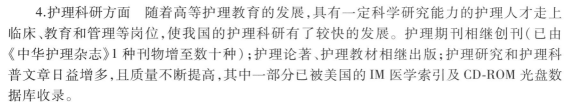

4.护理科研方面　随着高等护理教育的发展,具有一定科学研究能力的护理人才走上临床、教育和管理等岗位,使我国的护理科研有了较快的发展。护理期刊相继创刊(已由《中华护理杂志》1种刊物增至数十种);护理论著、护理教材相继出版;护理研究和护理科普文章日益增多,且质量不断提高,其中一部分已被美国的IM医学索引及CD-ROM光盘数据库收录。

目前,我国的护理科研正处于加快发展的阶段,研究范围涉及各专科护理技术、各种护理服务对象的多层次需要、病人及其家属的心理护理、病人管理、护士管理及护理教育等方面。科研成果将极大地推进护理学科的发展。

5.学术交流方面　1977年以来,中华护理学会和各地分会先后恢复学术活动,并且成立了学术委员会和各护理专科委员会。总会和各地分会多次召开了护理学术交流会,举办了各种不同类型的专题学习班、研讨班等。1980年以后,中华护理学会及各地分会逐步开展了形式多样的对外交流工作,包括出国考察、短期学习、修学位、与国外大学建立长期友好的合作关系、召开国际会议以及互派访问学者相互交流等。中华人民共和国成立以后,学会与中国港、澳、台地区的学术交流也十分活跃。1985 年,全国护理中心在北京成立,进一步取得了世界卫生组织对我国护理学科发展的支持,架起了中国护理与国际护理沟通交流的桥梁。通过国际学术交流,不但活跃了学术氛围,开阔了视野,增进了我国护理界与世界各国护理界的友谊,也促进了我国护理学科的飞速发展。

第二节 护理学的性质、范畴与工作方式

一、护理学的性质

护理学是以自然科学、社会科学及人文科学理论为基础的综合性应用科学。

护理学包含了自然科学,如解剖学、生理学、生物学、物理学、化学等知识。护士通过对解剖学、生理学的学习,才能够观察与分辨生理与病理的变化,准确无误地提供治疗,如注射、导尿等。

护理学也包含了社会科学及人文科学,如心理学、社会学、伦理学、美学等知识。护士通过对心理学、社会学等的学习,才能提供满足个体心理需求的护理,认识社会环境对人的健康的影响。

护理学是一门应用性科学,实践性较强,它综合了自然科学与社会科学理论,从而形成护理的理论体系与实践体系。

护理学是医疗科学中的一门有独特功能的专门学科,它与临床医学、预防医学起着同等重要的作用,其研究内容、范畴与任务涉及影响人类健康的生理、心理、社会等各个方面。

二、护理学的范畴

护理学的范畴包括理论与实践两大体系。

(一)护理学的理论范畴

1.护理学研究的对象 随着护理学的发展,其研究的对象也在不断地变化,从研究生物人向研究整体的、社会的人转化。

2.护理专业知识体系与理论架构 自 20 世纪 60 年代后,护理界致力于发展护理理论与概念模式,如奥瑞姆(Orem)的自理理论、罗伊(Roy)的适应理论、纽曼(Neuman)的保健系统模式等,并将这些理论运用于护理临床实践,对提高护理质量、改善护理服务起到积极的推动作用。

3.护理学与社会发展的关系 研究护理学在社会中的作用、地位和价值,研究社会对护理学的影响及社会发展对护理学的要求等,如老年人口增多、慢性病人增加使得社区护理迅速发展;健康教育和与他人有效合作也成为护士的基本技能要求;信息高速公路的建成使护理工作效率得到提高,也使护理专业向着网络化、信息化迈出了坚实的步伐。

4.护理交叉学科和分支学科 随着现代科学的高度分化与广泛综合,护理学与自然科

学、社会科学、人文科学等学科相互渗透,在理论上相互促进,在方法上相互启迪,在技术上相互借鉴,形成了许多新的综合型、边缘型的交叉学科和分支学科,从而在更大范围内促进了护理学科的发展。

（二）护理学的实践范畴

1.临床护理　其内容包括基础护理和专科护理。

（1）基础护理:专科护理的基础。以护理学的基本理论和基本技能为基础,结合各病人生理、心理、治疗和康复的要求,满足其基本需要,如饮食护理、病情观察、排泄护理、临终关怀等基本护理技术操作。

（2）专科护理:以护理学及相关学科理论为基础,结合各专科病人的特点及诊疗要求,提供身心整体护理,如急救护理、康复护理等。

2.社区保健　其对象是一定范围的居民和社会群体。以临床护理理论知识和技能为基础,整体观为指导,结合社区的特点,通过健康促进、健康维护、健康教育、管理协调和连续性照顾,直接对社区内个体、家庭和群体进行护理。

3.护理教育　以护理学和教育学理论为基础,贯彻教育方针和卫生工作方针,培养护理人才,适应医疗卫生服务和医学科学技术发展的需要。护理教育一般分为基本护理教育、毕业后护理教育和继续护理教育三大类。

4.护理管理　运用管理学的理论和方法,对护理工作中的各要素包括人员、技术、设备、信息、时间等,进行科学的计划、组织、指挥、协调和控制等系统管理,以确保护理工作场所能提供正确、及时、安全、有效、完善的护理服务,提高护理质量。

5.护理科研　运用观察、科学实验、调查分析等方法揭示护理学的内在规律,促进护理理论、护理知识、护理技能的更新。

随着社会的发展及医学模式的转变,使护理学的范畴不断丰富和完善。

三、护理学的工作方式

（一）个案护理

个案护理由一名护士护理一名病人,即专人负责实施个体化护理。这种护理方式,护士责任明确,负责完成全部护理内容,满足各种护理需要;同时,显示护士的个人才能,满足其成就感。但护士只能做到在班负责,无法达到连续性的护理,且耗费人力。

（二）功能制护理

功能制护理以完成各项医嘱和常规的基础护理为主要内容,根据工作性质机械地分配给护理人员。护士被分为"巡回护士""药疗护士""办公室护士"等。这是一种流水作业的工作方法,护士分工明确,易于组织管理,节省人力;但工作机械,护士缺少与病人交流的机会,较少考虑病人的心理及社会需求。

（三）小组制护理

小组制护理以分组的形式对病人进行护理。小组成员由不同级别的护理人员组成,在组长计划、指导下,各司其职,共同完成护理任务。一般一个小组护理10~15位病人。这种护理方式能发挥各级护士的作用,较好地了解病人需要。但护士个人责任感相对减弱,且小组成员之间需要花较多的时间互相交流。

（四）责任制护理

责任制护理由责任护士和辅助护士按护理程序对病人进行全面、系统的整体护理。其特点是病人从入院到出院期间的所有护理始终由一名责任护士实行 8 h 在岗，24 h 负责制。由责任护士评估病人的情况，作出护理诊断，制订护理计划和实施护理措施，并评价护理效果。责任护士不在岗时，由其他护士按责任护士的计划实施护理。这种护理方式，护士责任明确，能全面了解病人的情况，为病人提供连续、整体、个别化的护理。但对责任护士能力水平要求较高，对护理人力资源需求量较大，而且要求 24 h 对病人全面负责难以实现。

（五）系统化整体护理

系统化整体护理是在责任制护理基础上的丰富和完善。它是以现代护理观为指导，以护理程序为核心，将临床护理与护理管理的各个环节系统化的护理方式。这种护理方式提出了新型护理管理观，强调所有管理手段与护理行为均应以增进病人健康为目的，增强了护士的责任感。

各种护理工作方式是有承继性的，各有利弊，在护理学的发展历程中都起着重要的作用，新的工作方法应通过临床护理实践不断地改进和提高。

第二章
护理学的基本概念

任何一门学科的形成都是建立在一定的理论基础之上，而理论则是由相关的概念来表达的。人、环境、健康和护理构成了现代护理的框架概念，它的形成反映了护理知识体系的发展和完善，使护理工作朝自主性、科学性、独立性的方向发展，并为护理实践、护理管理、护理教育和护理科研提供了科学依据。

第一节　关于人的概念

护理学研究和服务的对象是人，人是护理学范畴中最核心的概念。对人的认识是护理理论和实践的核心和基础，它影响护理理论的发展，并决定护理工作的任务和性质。对护士而言，正确认识和理解人的概念及内涵对提供专业的护理服务是非常重要的。

一、人是一个整体

所谓整体，是指按照一定方式、目的有秩序排列的各个要素（个体）的有机集合体。整体的概念主要强调两点：①组成整体的各要素相互作用、相互影响。任何一个要素发生变化都将引起其他要素的相应变化。②整体的功能大于各个要素功能的简单相加，整体功能的发挥依赖于各要素功能的正常运转。

根据整体的概念，对人是一个整体可理解为如下两个方面：①人是由生理、心理、社会、文化、精神等方面组成的统一整体。人首先是由器官、系统组成的受生物学规律控制的生物体，但人又不同于动物，是一个有思维、有情感、能从事创造性劳动、过着社会生活的社会人。因此，人具有生物和社会的双重属性，是由生理、心理、社会、文化、精神等方面组成的统一整体。组成整体的人各要素之间相互作用、相互影响，任何一方面的功能失调都会在一定程度上引起其他方面的功能变化，而对整体的人造成影响，如生理的疾患会影响人的情绪和社会活动，心理压力和精神抑郁也会造成生理的不适，因此，只有各方面功能的正常运转，才能促进人体整体功能的发挥，从而使人获得最佳的健康状态。因而护理的对象不是"疾病"，而是一个整体的人。护士在护理实践中应着眼于病人的整体，从病人的生理、心理、社会、文化、精神等方面评估病人存在的健康问题，给予帮助和指导。②护理中的人包括个人、家庭、社区和社会4个层面。随着护理学科的发展，其服务范畴与服务内容都在不断深化和扩展，护理的服务对象也从单纯的病人扩大到健康的人。由于人是家庭的组成部分,而家庭又是社区和社会的组成部分。因此,护理的最终目标不仅是要维持和促进个人高水平的健康,而且还要面向家庭、面向社区,提高整个人类社会的健康水平。

二、人是一个开放系统

系统分为开放系统和封闭系统。开放系统是指与周围环境不断进行物质、能量和信息交换的系统。封闭系统是指不与周围环境相互作用的系统。人作为自然系统中的一个子系统,不仅内部各系统之间不断地进行着物质、能量和信息的交换,同时人作为一个整体还要不断地与周围环境进行物质、能量和信息的交换。例如,人不断地从外界摄入食物和向外排泄废物,不断地从外界获取信息形成自己的思想并向外界表达自己的观点、立场和态度,因此,人是一个开放系统。

人生命活动的基本目标是保持机体的平衡,这种平衡包括机体内部各子系统之间的平衡以及机体与环境之间的平衡。强调人是一个开放系统,提示在护理工作中不仅要关心机体各系统或各器官功能的协调平衡,还要注意环境对机体的影响,这样才能使人的整体功能更好地发挥和运转。

三、人有基本需要

需要是人的一种需求,它一旦得以满足,可即刻消除或减轻其不安和痛苦,维持良好的自我感觉。作为社会生物体,人在生命过程中有着各种各样的需要。尽管每个人的需要都具有独特性,但有些需要却是人所共有的,是维持生存和健康所必需的,如对空气、食物、休息、活动、情感等的需要。这些需要被称为人的基本需要。美国心理学家马斯洛(Maslow A H)将人类的基本需要归纳为 5 个层次,即生理的需要、安全的需要、爱和归属的需要、尊重的需要和自我实现的需要。

为了生存、成长和发展,人的基本需要必须得到满足。需要的满足程度与个体的健康水平密切相关。只有当需要得到满足时,人才能保持身心平衡,维持健康;反之,当需要得不到满足时,人可能会出现焦虑、紧张、愤怒等负面情绪,甚至威胁其生命。

通常,一个健康的成人能够独立地满足自身需要,但是当人患病时,情况就发生了变化,一方面疾病可导致人的某些需要增加;另一方面人满足自身需要的能力会遭到削弱,这样便出现了需求和能力间的不平衡状态,因此需要护士的介入。

护士应充分认识人的基本需要,能够预测病人未被满足的基本需要,并能运用不同的方法予以满足,以维持和促进其健康。

四、人有对自身健康的追求

每个人都希望自己拥有健康的身体和健全的心理状态,同时,每个人都有责任维持和促进自己的健康,这种权利和责任是不能由医护人员代替的。

人有不同程度的自我护理能力,以及学习、思考、判断和调适能力,能通过调节机体的内外环境以适应环境的变化;同时人又有自我决定的权利,这就决定了人具有通过不同方式维护健康的潜能。因此,人不是被动地等待治疗和护理,而是主动寻求有关的健康信息,积极参与维护健康的过程。

护士应充分认识并调动人的主观能动性,挖掘其潜能,通过健康教育等方式帮助病人恢复或增强自理能力,这对预防疾病、促进健康十分重要。

第二节　关于环境的概念

人类从长期的实践活动中得出结论,环境污染危害人的健康,人类需要清洁、舒适、安静、优美的生活和工作环境。而且随着经济发展和生活水平的提高,人对环境质量的要求也越来越高。作为人类健康的卫士,护士有责任和义务学习和掌握有关环境的知识,了解环境与健康的关系,并运用所学知识开展健康教育以保护和改善人类生活的环境。

一、人的内、外环境

护理理论家罗伊把环境定义为"围绕和影响个人或集体行为与发展的所有因素的总和"。世界卫生组织认为,环境是"在特定时刻由物理、化学、生物和社会各种因素构成的整体状态,可能对生命机体或人类的活动直接或间接地产生现实或远期的影响"。由此可见,环境是影响人类生存和发展的各种自然因素与社会因素的总和。环境与人类的健康有着非常密切的关系。

人是自然的、开放的系统,所有有生命的系统都有一个内环境和围绕在其周围的外环境。

(一)内环境

人的内环境由生理环境和心理环境两部分组成。第一个描述人的内环境的人是法国生理学家伯纳德。他认为,一个生物体要生存,就必须努力保持其内环境处于相对稳定的状态,其后有许多科学家致力于人体内环境的研究。

1.生理环境　人的生理状态,如人体内的呼吸系统、循环系统、消化系统、泌尿系统、神经系统等都属于内环境中的生理方面。为了使内环境保持一种动态的相对稳定状态,机体的循环、呼吸、消化、排泄等生理功能之间必须不断地进行调节。大量研究表明这种调节是在人体无意识状态下,依靠机体的各种调节机制,如神经系统和内分泌系统的功能来控制和维持,从而使内环境处于一种相对稳定的状态。

2.心理环境　人的心理状态,如情绪、情感、思维和思想等。通常来说,一方面疾病会对人的心理活动产生影响;另一方面一些心理因素也是许多疾病(如溃疡、高血压等)的致病因素和促发因素,导致器官产生一系列的病理生理变化。此外,心理因素对疾病的进程、治疗效果、病人配合治疗的程度、疾病的预后以及病人和家属的生活质量等都会产生不同程度的影响。

(二)外环境

人的外环境由自然环境和社会环境两部分组成。外环境包括一切对生物体有影响的外界事物。此外,与护理有关的环境还包括治疗性环境。

1.自然环境　即生态环境,指存在于人类周围自然界中各种因素的总称,它是人类及其他一切生物赖以生存和发展的物质基础。自然环境包括物理环境(如空气、阳光、水、土壤等)和生物环境(如动物、植物、微生物等)。在我国,随着经济快速增长,人们的物质生活水平得到迅速的改善和提高,但同时也承受着环境污染的困扰。由于环境和人类的健康息息相关,这就使得护士有责任和义务通过各种渠道和运用各种方式去宣传和影响个体与群体,使他们意识到保护环境的重要性。

2.社会环境　人们为了提高物质和文化生活而创造的环境。它包括政治制度、经济水平、文化、宗教和社会安全等方面。一个社会的政治、经济及文化的发展状况,人们生活水平及文化素养等因素会对社会环境产生影响。另外,物理环境也会在一定程度上影响社会环境。社会环境中同样也存在许多危害健康的因素,如人口过度增加、文化教育落后、人际关系不协调、医疗保健体系不完善等,都会直接或间接地影响人类的健康。良好的社会环境是保障人类健康的决定性因素。

3.治疗性环境　专业人员在以治疗为目的的前提下创造的一个适合病人恢复身心健康的环境。它包括良好的人际关系和安静、整洁、舒适、安全的物理环境等。人在生命过程中都有机会接触医疗环境,是否强调在医疗环境中为病人提供治疗性环境,不仅会影响病人在就医期间的心理感受,还会影响疾病恢复的进程和程度。因此,为病人提供一个安全、舒适的治疗性环境是十分必要的。

人生活在各种环境中,人的生理环境、心理环境、自然环境和社会环境相互影响、相互制约,任何一方面出现问题,都会影响人的健康,因此要充分考虑环境因素对人的影响。

二、人与环境相互依存

人的一切活动都离不开环境,任何人都无法脱离环境而生存和发展。人与环境关系密切还体现在人与环境相互作用、相互依存。从生物圈这个大的生态系统来看,人只是其中的一个组成部分,与其他生物之间互为环境,并相互作用、相互依存。如植物光合作用需要的二氧化碳来自人和动物呼出的废气,而光合作用释放的氧气是人和动物呼吸所必需的。由于环境是动态和持续变化的,人必须不断地调整机体内环境,以适应外环境的变化;同时,人又可以通过自身力量来改变环境以利于生存。

三、环境与人的健康有着密切关系

环境与人的健康息息相关。环境质量的优劣影响着人的健康,良好的环境能够帮助病人康复,促进人的健康;不良的环境则对人的健康造成危害。如气温过高易导致中暑,气温过低易发生冻伤和呼吸道疾病;污染的空气会影响肺功能并增加慢性支气管炎、支气管哮喘及肺癌的发病率。

人为的生产活动造成的环境破坏对人类健康的威胁比自然环境因素更为严重,这就要求人们在改造自然的同时,要有环境保护意识,自觉地保护生存环境,使人类与环境和谐发展,维持一个动态平衡状态,使环境朝着有利于人类健康的方向发展。

护理的基本任务是"促进健康、预防疾病、恢复健康、减轻痛苦",而环境作为影响人类健康的一个重要因素越来越被人们所重视,因此,护士应掌握有关环境与健康的知识,为保护环境、维护和促进健康发挥应有的作用。

第三节　关于健康的概念

健康与疾病是医学科学中两个最基本的概念,是人类生命活动的本质和质量的一种反映。护理是为个人、家庭和各种社会团体提供保健服务的专业,其主要宗旨是帮助人们预防疾病,恢复、维持和促进健康,从而使每个人都尽可能地保持最佳的健康状态。

一、健康是个体生理、心理、社会等方面的完好状态

健康是一个复杂、多维、综合且不断变化的概念。在古代英语中,有强壮、结实和完整的意思。对健康的理解受年龄、社会经济地位、教育程度、经验、自我照顾能力、风俗习惯、价值观等因素的影响。有人认为健康就是没有疾病;有人认为健康是人们感到身体舒适;也有人提出健康是人体正常的生理和心理活动。

1948 年,世界卫生组织提出了健康的定义,即"健康不仅是没有疾病和身体缺陷,还要有完整的生理、心理状态和良好的社会适应能力"。此定义把健康与人类充实而富有创造性的生活联系起来,揭示了健康的本质,指出健康所涉及的各个方面,强调了人的心理状态和社会适应能力,得到了人们的普遍认可。

1978 年,世界卫生组织又在《阿拉木图宣言》中重申"健康不仅是疾病与羸弱的匿迹,而且是身心健康和社会幸福的完美状态",并再次提出了"健康是基本人权,达到尽可能地健康水平是世界范围内的一项重要的社会性目标"。

1989 年,世界卫生组织又提出了"道德健康"的概念,即"健康不仅是没有疾病,而且还包括躯体健康、心理健康、社会适应良好和道德健康"。此概念重点强调从社会公共道德出发维护人类的健康,要求每个社会成员不仅要对自己的健康负责,而且还要履行应尽的对他人、对社会的义务,不以损害他人的利益来满足自己的需要,以道德健康促进整个身心健康。世界卫生组织的健康定义把健康的内涵扩展到一个新的认识境界,对健康认识的深化起到了积极的指导作用。

从世界卫生组织的健康定义可以看出,健康是反映整体状态的概念,人的健康包括生理、心理和社会等方面,任何一方面不正常均会影响整体的健康。例如,有些人虽然没有生理疾患,但精神不愉快、抑郁、沮丧、人际关系紧张,同样是处于不健康的状态。护士应根据每个服务对象不同的健康状态,通过正确评估以实施全方位的整体护理。

二、健康和疾病是动态、连续的过程

健康和疾病都是人生命过程中最令人关注的现象,对于健康和疾病的关系,有以下几种观点:

1.过去大多认为两者各自独立且相互对立,即为一种"非此即彼"的关系。

2.20 世纪 70 年代,有人提出健康与疾病是连续统一体的观点。如果将人的健康与疾病

比作一根轴(图2.1),轴上的任何一点都是个体生理、心理、社会等诸多方面的综合表现,轴的一端是最佳健康,另一端是死亡,健康和疾病是一个连续的过程。一个人的健康状况在健康与疾病轴上的位置不是静止不动的,而是在不断的动态变化之中。如某人某日感觉身心舒畅,精力充沛,其健康状况偏向于最佳健康;另一日因熬夜出现头晕目眩、注意力不集中等情况,则其健康状况为健康不良;经过休息和调整,不适症状消除,精力恢复,则为健康良好。

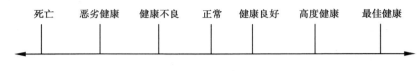

图2.1 健康与疾病轴示意图

3.现在大多认为健康与疾病可在同一个体身上同时并存,即一个人可能在生理、心理、社会某个方面处于低水平的健康甚至疾病状态,但在其他方面却是健康的,如某些残疾人,经过康复治疗和护理,充分发挥其尚存的功能,成为残而不废的有用之人,仍能达到他们最高的健康水平。另外,健康和疾病之间有时很难找到明显的界限,存在过渡形式。因此,对健康状况进行评估时只能使用相对性的词语,没有绝对的健康或疾病状态。

护理的工作范围包括健康的全过程,即从维护最佳健康状态到帮助濒临死亡的人平静、安宁、有尊严地死去。

三、健康受多方面因素的影响

每个人对健康都会有自己的看法和信念,社会背景、经济水平、文化观念等会影响人们对健康的理解和认识,并进一步影响其维持和促进健康所采取的行动及所采用的生活方式,因此影响健康的因素是多方面的。为了有效地维护和促进人类的健康,护士应正确认识影响健康的各种因素,帮助人们建立现代健康观,采取健康的生活方式以及科学的促进健康的行为。

影响健康的因素归纳起来主要有以下3个方面:

(一)生物因素

作为具有生物属性的人,其全部生命活动都依附在生物躯体上。因此,生物因素是影响人类健康的主要因素,包括生物性致病因素和遗传因素。

1.生物性致病因素 如各种病原微生物可引起传染病、寄生虫病和感染性疾病。虽然现代医学已经找到了某些控制生物性疾病的方法,如预防接种、合理使用抗生素等,但病原微生物的危害依然存在,在某些发展中国家甚至还相当严重。而且,新型病原微生物,如H_1N_1型病毒、SARS病毒、艾滋病病毒等的不断出现,给人类健康提出了新的挑战。

2.遗传因素 如生物遗传因素可导致人体发育畸形、内分泌失调、代谢障碍和免疫功能异常等。遗传因素是影响人类健康的生物因素中最重要的一种。遗传性疾病种类多,发病率高,而且许多疾病目前尚无有效的治愈方法,给社会、家庭、伦理、法制和医疗带来很多难题。目前主要在提倡科学婚配、婚前体检、优生优育等方面运用法律手段和宣传教育等方式加以控制,以减少遗传病的发生。

(二)心理因素

人的心理活动是在生理活动的基础上产生的,反过来,由心理活动产生的情绪、情感变化能够通过神经系统引起机体产生生理、生化方面的变化。

1.积极良好的心理状态能够有效地促进健康　良好的情绪有助于保持心态的平衡,提高机体免疫力,促进健康,延缓衰老。我国很多养生长寿的箴言中把"淡泊、宁静"放在保持健康的首位。有些疑难杂症只要病人保持良好的心态,采取积极的应对方式,有时能起到药物难以达到的效果。

2.消极不良的心理状态损害健康　不良的情绪情感长期作用会引起激素分泌失调,免疫功能下降,机体的代谢和生理功能发生变化,导致疾病的发生或增加疾病的发病概率。《黄帝内经》中提到"怒伤肝,喜伤心,思伤脾,忧伤肺,恐伤肾",认为由心理因素导致的情绪紊乱可引发多种疾病,如焦虑、忧郁、恐惧等情绪因素可引起人体各系统功能的失常,导致失眠、血压升高、食欲下降、心率加快、月经失调等症状并进一步影响疾病的发生、发展和转归。现代人生活在一个充满竞争,充满压力的社会中,如何保持一个良好的心态,以维护和促进自身的健康是人们每个人都要认真思索的问题。

（三）环境因素

人类在不断变化的环境中生存和发展,环境对人类健康影响很大,除一些遗传性疾病外,几乎所有的疾病和人类的健康问题都与环境因素有关。影响健康的环境因素包括自然环境和社会环境。

1.自然环境　人通过摄取自然环境中有益于健康的物质来维持生命活动,同时,自然环境中也存在着许多危害人类健康的因素,如水质污染,空气中的一氧化碳、二氧化硫浓度过高,水土流失、洪涝灾害、厄尔尼诺现象,粮食、蔬菜中残留的农药,等等。有些地方性疾病已经被证实与当地的水质、气候和土壤成分有关。

2.社会环境　人生活的社会环境同样会直接或间接地影响着人的健康,并在很多方面对健康起着决定性的作用,良好的社会环境能促进人的健康,而不良的社会环境则可导致人患病。与健康有关的社会环境包括下述内容。

(1)社会政治制度:一个国家或政府的政治制度,对公民的健康会产生很大的影响,它包括社会支持系统、立法、资源分配制度、劳动制度、劳动强度等。社会政治制度决定一个国家的卫生保障制度是否完善,政府是否将公民的健康权放在重要位置,是否积极采取措施促进公民健康。

(2)社会经济因素:社会经济状况与个人经济条件的好坏直接影响人们的健康水平。经济因素是通过一些与健康有关的其他社会因素,如生活条件、工作条件和卫生保健设施等影响人们的健康。社会经济水平的提高,卫生经费投入的增加,卫生保健设施的改善等都将促使公民整体健康水平的提高,同样个人经济条件的改善也会使得投向预防保健的费用相应增加。

(3)社会文化因素:包括人们的文化素质、价值观念、受教育程度、风俗习惯、宗教信仰,也包括文化娱乐、新闻、出版、影视等大众媒介。文化因素是通过影响人的健康意识间接影响人的健康,与健康相关的文化因素包括对健康价值的认知,对疾病症状的感知、治疗方式的偏爱,对卫生服务的反应等。

(4)生活方式:人们因长期受一定文化、经济、社会、风俗、规范,尤其是家庭影响而形成的一系列生活习惯、生活制度和生活意识。每个人都会根据环境及个人意愿选择自己的生活方式,包括饮食、作息及减压方式等。良好的生活习惯和行为对健康有促进作用;不良的生活习惯和嗜好会给健康带来危害。研究表明,许多疾病与不良的生活方式和生活习惯有关,如暴饮暴食、吸烟、酗酒、吸毒、药物依赖、体育锻炼和体力活动过少、工作紧张、娱乐活动安排不当等。

（5）医疗卫生服务体系:社会医疗卫生制度和设施的完善状况。社会应有良好的医疗服务和卫生保障体系,有必需的药物供应、健全的疫苗供应系统,有充足的医疗卫生人员等。医疗卫生服务系统的主要工作是面向个人和社会提供广泛的疾病预防、促进健康的医疗和康复服务,提高居民的健康水平。当医疗卫生服务系统中存在一些不利于维护、增进健康的因素,如医疗资源布局的不合理,初级卫生保健网络的不健全,重治疗轻预防的错误倾向和医疗保健制度的不完善等,加上健康观念落后、医疗质量低劣、误诊漏诊、交叉感染、服务质量差等都会直接危害人们的健康。

第四节　护　理

护士只有对护理有一定的认识和理解,才能不断地培养自己的专业素质,并在健康照护体系中发挥好自己的角色功能。

一、概述

（一）护理的定义

护理的英文为"nursing",源于拉丁文"nutricius",原意为抚育、扶助、保护、照顾幼小等。随着护理专业的形成和发展,护理概念的内涵和外延都发生了深刻的变化,这种变化可从不同年代、不同学者(或组织)对护理的解释中反映出来。

1.1859 年,南丁格尔提出:"护理的独特功能在于协助病人置身于自然而良好的环境下,恢复身心健康。"

2.1970 年,美国护理学家罗杰斯(Rogers)指出:"护理是一种人文方面的艺术和科学,它直接服务于整体的人。护理要适应、支持或改革人的生命过程,促进个体适应内外环境,使人的生命潜能得到发挥。"

3.1980 年,美国护士学会(ANA)将护理定义为:"护理是诊断和处理人类对现存的和潜在的健康问题的反应。"该定义指出:①护理的服务对象不仅是单纯的疾病,而是整体的人,包括病人和健康人,以及由人所组成的家庭、社区和社会。护理的最终目标是提高整个人类的健康水平。②护理处理的是人对健康问题的反应,即人在生理、心理、社会等方面的健康反应。③此定义和护理程序紧密联系,护士通过评估、诊断、计划、实施和评价的科学工作方法实施护理。这一定义较好地体现了护理学的科学性和独立性,目前被大多数国家的护理界认同和采用。

（二）护理的内涵

护理的内涵即护理的核心。近百年来护理发展迅猛,变化很大,然而它所具有的一些基

本内涵却始终未变,主要包括:

1.照顾　照顾是护理永恒的主题。纵观护理的发展历史,无论是在什么年代,无论是以什么样的方式提供护理,照顾永远是护理的核心。

2.人道　护士是人道主义忠实的执行者。在护理工作中实行人道主义,首先要求护士视每一位服务对象为具有人性特征的个体和具有各种需求的人,从而尊重个体,注重人性。提倡人道还要求护士对待服务对象要一视同仁,不分高低贵贱,不论贫富与种族,积极救死扶伤,为人类的健康服务。

3.帮助性关系　护士与病人之间是一种帮助与被帮助的关系,这种关系是一种专业性的互动关系,也是一种相互依赖的关系。在这种关系中,要求护士利用自己特有的专业知识、技能与技巧提供帮助与服务,满足病人的需要,与服务对象建立良好的帮助性关系。

二、护理是科学、艺术与爱心的结合

南丁格尔曾说过:"护理不仅是一门科学,还是一门艺术。"现代护理专家们更认为护理是科学、艺术和爱心的结合。

护理工作关系着人的生命安危,必须严格遵循科学规律;护士必须经过严格的专业训练并在科学指导下进行专业活动。而且随着生命科学的发展和社会对健康服务的需求不断提高,高质量的护理不仅仅是看护,还需要在科学理论的指导下不断进行探索和创新。

同时,护理工作又是充满创造性的艺术,艺术需要想象力和独特性。由于护理对象千差万别,其健康问题、需要等各不相同,这就需要护士动用自己的想象力,灵活地应用科学知识,尊重病人的独特性,因人而异地分析和解决问题,满足病人的需要,创造性地为病人提供高品质的护理服务。正如护理专业的奠基人南丁格尔指出:"护理使千差万别的人都能达到治疗和康复需要的最佳身心状态,这本身就是一项最精细的艺术。"

护理的服务对象不论职位高低、财富多寡、容貌美丑、年龄大小、人种肤色等有多大差别,都是需要帮助和关爱的。护理要以人为本,护士需要付出心血与情感来实施护理。护士的爱心可以使病人感到亲切、安全,为其消除焦虑、悲观、恐惧等负性情绪,从而使其处于接受治疗和护理的最佳身心状态。

护理是科学、艺术和爱心的结合,意味着护理是一种具有特殊意义的职业。

三、护理是助人的活动

美国当代著名护理理论家奥瑞姆在她的自护理论中指出:"护理是一种服务,是预防自护缺陷发展并为不能自护的人提供治疗性自护的活动,是帮助人的一种方式。"

护理是助人的活动也体现在护理学者(或组织)对护理概念的描述上。1859年,护理学创始人南丁格尔提出"护理是帮助病人利用环境获得康复的行为"。1966年,美国护理学家韩德森提出:"护士的独特功能是帮助病人或健康人进行保持或恢复健康(或安宁地死去)的活动,如果个体有必要的意愿、能力和知识,则帮助他尽可能快地独立照顾自己。"1970年,美国护理学家罗杰斯提出:"护理是帮助人们达到最佳的健康潜能的状态,护理所关心的是人——无论健康或患病、贫穷或富有、年轻或年老,只要是有人的地方,就有护理服务。"1973年,国际护士会将护理定义为:"护理是帮助健康的人或患病的人保持或恢复健康。"

护理是助人的活动还体现在护理学的任务上。1965年6月修订的《护士伦理国际法》中规定："护士的权利与义务是保护生命,减轻痛苦,促进健康;护士的唯一任务是帮助病人恢复健康,帮助健康人提高健康水平。"1978年,世界卫生组织也指出:"护士作为护理的专业工作者,其唯一的任务就是帮助病人恢复健康,帮助健康人促进健康。"

同时护理的内涵也指出护士和服务对象的关系是一种帮助者与被帮助者的关系,这就要求护士运用专业的知识和技能帮助服务对象达到生理、心理、社会等方面的最佳健康状况。

四、护理是一个过程

护理过程由一系列的步骤组成,称为护理程序,它包括护理评估、护理诊断、护理计划、护理实施和护理评价。护理程序的学说认为,护理是一个完整的过程,是一个综合的、动态的、具有决策和反馈功能的过程。所谓综合的,因为护理是综合多方面的相关知识,如应用系统观察的方法,解决问题的方法来处理病人的疾病和健康问题;所谓动态的,因为护理工作是根据病人病程各阶段的不同反应而变动的;所谓决策,因为护理措施是针对病人存在的护理问题而决定的;所谓反馈,是指采取护理措施后的结果又反过来影响和决定下一步的决策和措施。护理程序使护士能有针对性地收集病人资料,分析其存在的健康问题,提出个性化的护理方案,从而可以最大限度地避免治疗和护理的风险。因此,它是一种有逻辑性、合乎科学原理的工作方法和思想方法。

人、环境、健康和护理4个基本概念相互关联、相互作用。这4个概念的核心是人,人是护理的服务对象,护理实践是以人的健康为中心的活动,而人总是存在于环境之中并与环境相互影响,健康即为人处于内外环境平衡,多层次需要得到满足的状态。护理的任务是创造良好的环境并帮助人适应环境,从而达到最佳的健康状态。

第三章
护理相关理论

护理理论在其发展过程中,引用了许多其他相关学科的理论,如一般系统理论、人的基本需要层次理论、压力与适应理论等,丰富和完善了护理理论的知识体系,使护理理论作为护理实践的基础和指导,从而促进了护理专业的发展。

第一节　一般系统论

系统论的观点由美籍奥地利理论生物学家贝塔朗菲于 20 世纪 20 年代提出。1937 年,他又进一步提出了一般系统理论。一般系统理论主要解释了事物整体及其各组成部分间的关系,以及这些组成部分在整体中的相互作用。

一、系统的概念

系统是指由若干相互联系、相互作用的要素所组成的具有一定结构和功能的整体。系统是按复杂程度依次排列的。简单、低层次的系统称为次系统;复杂、高层次的系统称为超系统。对于某一个系统而言,既可分为许多较简单的、相互联系、相互作用的次系统,同时,每一个系统又是其上一层系统即超系统的一部分。如人作为一个系统,由神经、肌肉、骨骼等次系统组成,人又是家庭这一超系统的次系统,而家庭又是社区的次系统。一个系统属次系统还是超系统是相对而言的(图 3.1)。

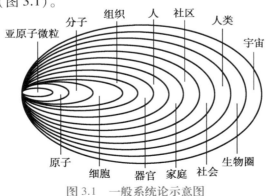

图 3.1　一般系统论示意图

系统按照它与环境的关系分为开放系统和封闭系统。开放系统是指与周围环境不断进行物质、能量和信息交换的系统,如人体系统、医院系统。开放系统和环境的联系是通过输入、输出和反馈来完成的(图3.2)。物质、能量和信息由环境流入系统的过程称为输入,反之,称为输出。系统的输出反过来又进入系统并影响系统的功能称系统的反馈。开放系统正是通过输入、输出及反馈与环境保持协调和平衡并维持自身的稳定。封闭系统是指不与周围环境进行物质、能量和信息交换的系统。绝对的封闭系统是不存在的,只有相对的、暂时的封闭系统。

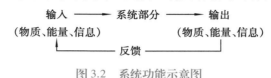

图3.2　系统功能示意图

系统广泛存在于自然界、人类社会和人类思维中。每一个系统的组成千差万别,但系统的目标都是维持内部诸要素的稳定与平衡,同时持续不断地与环境相互作用,并适应环境。

二、一般系统论在护理中的应用

(一)系统理论促进了整体护理思想的产生和发展

人是一个由无数次系统组成的自然系统,每个次系统的变化都会影响其他次系统和整个系统的运作。因此,对待护理对象时,既要注意某一器官、系统的病变,又要考虑对其他系统的影响,还要分析由此给护理对象心理社会方面带来的影响。应把护理对象看作一个整体,不但要了解其身体状况,还要关心他的心理、社会、文化、精神等情况,促进其整体功能的恢复和发挥。

(二)系统理论是护理程序的理论基础

护理程序是一种建立在开放系统中的科学的工作方法,包含评估、诊断、计划、实施和评价5个步骤。护理程序的发展基于许多理论基础,其中一个重要的理论即一般系统论。护理程序可以看成一个开放系统。输入的信息是护士经过评估后的病人基本健康状况、护理人员的知识水平与技能、医疗设施条件等,经诊断、计划和实施后,输出的信息为经护理后病人的健康状况;反馈则是对护理效果的评价,以决定护理活动终止或修订后继续执行(图3.3)。

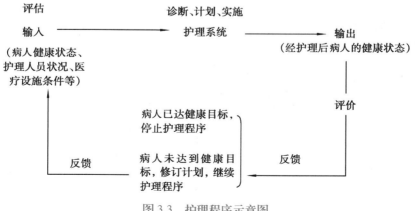

图3.3　护理程序示意图

第二节　需要理论

人的需要是多种多样的,包括生理的、心理的和社会的。人的基本需要具有共性,美国著名心理学家马斯洛认为,人的基本需要可归纳为 5 个层次(图 3.4),即人的基本需要层次论。这一理论在许多领域得到广泛应用。

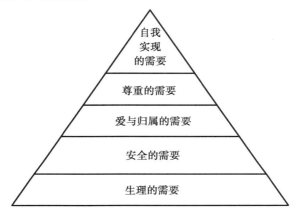

图 3.4　人的基本需要层次论

一、人类基本需要层次论

(一)基本需要理论的内容

1.生理的需要　是人类最基本的需要,包括食物、空气、水、适宜的温度、清洁、休息、睡眠、排泄、避免疼痛等。

2.安全的需要　人需要安全感、生活稳定、有保障、受保护、避免危险与恐惧。安全的需要普遍存在于各个年龄阶段,尤以婴幼儿期更突出。

3.爱与归属的需要　是指个体对家庭和友伴的需要,包括爱他人、被爱和有所归属,免受孤独、空虚、被遗弃等痛苦。

4.尊重的需要　是个人对尊严和价值的追求,包括自尊、被尊重和尊重他人。尊重需要的满足使人感到有价值、有力量,使人自信。否则会使人产生自卑、软弱、无能等感觉。

5.自我实现的需要　是指一个人的能力和潜能得到充分发挥,实现自己的理想与抱负,是人类最高层次的需要。

(二)需要层次论中人类需要的一般规律

1.这些需要是人类普遍存在的。

2.一般情况下生理需要是最重要的,只有它得到满足之后,人才得以生存,然后才考虑其他的需要。

3.有些需要须立即和持续给以满足(如空气),而有些需要可以暂缓(如食物、睡眠),但它始终存在并最终需要满足。

4.通常是在一个层次的需要被满足之后，更高一个层次的需要才出现，并逐渐明显。

5.各层次需要间可相互影响，如有些高层次需求并非生存所必须，但它可促进生理功能更加旺盛。

6.随着需要层次的向上移动，各种需要满足的意义对每个人来说越具有差异性，它受个人愿望、社会文化背景及身心发展所影响。

7.层次越高的需要，满足的方式越有差异，如对空气、水的满足方式人人相同，而自我实现的满足方式却人各有异。

(三)影响需要满足的因素

1.**生理病理因素**　疾病、疲劳、疼痛、损伤、活动受限等可导致若干需要不能满足，如脑出血的病人常出现头痛、恶心、呕吐、偏瘫、失语等，影响了氧气、营养、休息、安全、活动、沟通等基本需要的满足，长期治疗又会进一步影响其自尊和自我实现需要的满足。

2.**心理因素**　人处于焦虑、恐惧、愤怒、兴奋或抑郁等状态时会影响基本需要的满足。如过度的焦虑会引起食欲下降、失眠、注意力不集中，进一步又会影响营养的摄入、工作学习效率等，使其基本需要得不到充分满足。

3.**认知障碍和知识缺乏**　知识和信息的缺乏会影响人们正确地认识和识别自我需要，以及选择满足需要的途径和手段。个人的认知水平较低时会影响有关信息的接受、理解和应用；同时，如果卫生保健工作者未能提供充足、有效的信息和知识，也会使护理对象处于知识缺乏的状态，从而影响其基本需要的满足。例如，一个营养知识缺乏的人难以正确选择有利于自身健康的食品。

4.**个人因素**　个人的习惯、文化背景、生活经历等使其在寻求需要满足时各有不同。例如，安于现状、不思进取会影响人的自我实现需要的满足。

5.**环境因素**　环境陌生、温度和湿度不适宜、通风不良、噪声等都会影响需要的满足。例如，住在重症监护室的病人，会由于不适应病房的通宵照明、各种仪器的声音、治疗和操作的干扰等而无法很好地休息。

6.**社会因素**　社会不安定，以及个人缺乏有效的沟通技巧、社交能力差、人际关系紧张等都将影响需要的满足。

7.**文化因素**　不同的价值观、信仰、风俗习惯、教育水平等也影响需要的满足。

二、基本需要层次论在护理中的应用

护理的功能是满足病人的需要，基本需要理论已被护理工作者广泛地应用于护理工作的各个领域。

(一)指导护士系统地收集病人的基本资料

以人的基本需要层次论为框架指导护士系统地、有条理地收集和整理资料，避免资料的遗漏。

(二)帮助护士识别病人未被满足的需要

人在健康状态下能够由自己满足各类需要，但患病时就会有许多需要不能自行满足。护士应能判断病人有哪些需要未被满足,并了解其对病人造成的影响,以制订和实施相应的护理措施帮助病人满足需要,恢复机体的平衡与稳定。患病时可能出现的未被满足的需要如下:

1.生理的需要

(1)氧气:缺氧、呼吸道感染、呼吸道阻塞。

(2)水:脱水、水肿、电解质紊乱、酸碱平衡失调。

(3)营养:肥胖、消瘦、各种营养缺乏、不同疾病的特殊饮食要求。

(4)体温:体温过高、体温过低、体温失调。

(5)排泄:便秘、腹泻、大小便失禁、胃肠手术后的调整。

(6)休息和睡眠:疲劳、各种睡眠型态紊乱。

(7)避免疼痛:各种急、慢性疼痛。

2.安全的需要 人在患病时安全感会降低,感到健康没有保障,孤独无助,担心得不到良好的治疗、护理,对各种治疗和检查有疑虑,对医护人员不信任,担心经济问题等。病人安全的需要包括:

(1)避免身体损伤:应防止各种意外发生,如避免由于地板过滑、没有床档导致摔伤;严格无菌操作以防止感染;预防各种并发症等。

(2)避免心理威胁:作好入院介绍和健康教育,讲解疾病的发展、康复和预防措施、预后等,增强病人的信心和安全感,取得病人信任。

3.爱与归属的需要 人在患病后常常会产生孤独感,因此,爱与归属的需要也就变得更加强烈。病人希望得到亲人、朋友、周围人的关心、理解和支持。因此,应建立良好的护患关系,允许家属探视并鼓励其参与病人的护理,帮助病人之间沟通和建立友谊。病人只有在获得安全感和归属感后,才能真正接受护理。

4.尊重的需要 人在爱与归属的需要得到满足后,也会感到受重视和尊敬,这两种需要是相关的。患病会影响自尊需要的满足,病人会因某些方面的能力下降而影响对自身价值的判断,担心失去价值或成为别人的负担。护士应帮助病人,让其感到自己是重要的、被别人接受的。护士在与病人的交往中要主动介绍自己、礼貌地称呼病人并重视听取病人的意见,让病人做力所能及的事情,使病人感到自身价值的存在。同时尊重病人的隐私,为病人保密;进行检查或操作时应遮盖病人身体的隐私部位;尊重病人的习惯、价值观、信仰等。

5.自我实现的需要 自我实现的需要产生和满足程度是因人而异的。护理的功能是切实保证低层次需要的满足,为自我实现需要的满足创造条件。护士应鼓励病人表达自己的个性和追求,帮助病人认识自己的能力和条件,战胜疾病,为达到自我实现而努力。

(三)有助于确定护理计划的优先顺序

需要层次理论是按照其对人的生存和发展的重要程度排列的,护士可以据此识别问题的轻、重、缓、急,以便在制订护理计划时准确排列护理诊断的先后顺序。一般来讲,护士应首先满足病人生理的需要,如保持呼吸道通畅、止血、维持有效的循环血量等。病情稳定后,应为病人采取适当的体位、给予止痛剂,减轻疼痛;严格无菌技术,防止感染,避免并发症,以满足病人安全的需要。鼓励病人家属和朋友探视,介绍病人与其他病友相识,应用沟通技巧和病人建立积极的护患关系,满足病人爱与归属的需要。同时,护士进行各种操作时应尊重病人隐私,某些情况下让病人作出自己的选择,满足病人自尊与被尊重的需要。引导病人正确看待疾病,帮助其尽快恢复健康,为自我实现需要的满足创造条件。

(四)指导护士满足护理对象的基本需要

护士主要采取以下 3 种形式来帮助护理对象满足需要:

1.直接满足病人的需要　对于完全无法自行满足基本需要的护理对象,护士应采取措施满足其需要,如昏迷者、瘫痪者、新生儿等,需要护士提供全面的帮助。

2.协助病人满足需要　对于只能部分自行满足基本需要的护理对象,护士应鼓励病人完成力所能及的自理活动,帮助其发挥最大潜能,早日康复,如协助卧床病人进食、功能锻炼等。

3.进行健康教育　对于基本能满足需要,但还存在某些因素影响需要得到满足的护理对象,应通过卫生宣教、科普讲座、健康咨询等多种形式,为护理对象提供卫生保健知识,消除影响需要满足的因素,避免健康问题的发生和恶化,如对孕、产妇进行保健和育儿指导,协助糖尿病病人制订饮食计划等。

无论护士通过哪种方式满足护理对象的需要,其最终目的都是希望他们能独立地满足其自我需要。

第三节　压力与适应理论

压力可使人产生一系列生理上或心理上的反应,导致人体内环境不平衡或内外环境之间的稳定关系被破坏,从而引起疾病的发生。因此,护士须掌握压力和适应的理论,观察和预测病人的生理及心理反应,以避免和减轻压力对病人的影响,提高病人的适应能力,从而协助病人维持身心平衡。

一、压力

(一)压力的概念

压力有应激、紧张、困苦的意思,在不同的时期和不同的学科中有不同的含义。20 世纪"压力之父"汉斯·塞里(Hans Selye)对压力作了如下的定义:"压力,在生理学上,是指人体对任何加诸于它的需求所作出的非特异性反应。"

每个人的一生中随时会受到各种压力的影响,压力可降低个体的抵抗力、判断力和决策力,长期处于压力状态下会引起心身疾病。但压力的挑战不总是有害的,一定的压力使个体处于适当的紧张状态,有利于提高适应能力,如某人为了适应工作需要而努力学习,这种压力将促进个人的成长。

(二)压力源

压力源又称应激源,是指任何能使个体产生压力反应的内外环境中的刺激。压力源存在于生活的各个方面,它既可来自个体的内部,也可来自外部;既可以是躯体的,也可以是心理社会的。常见的压力源可分为以下 3 类:

1.一般性的

（1）物理性的：温度、光、声、电、气体、放射线、外力等。

（2）化学性的：酸、碱、化学药品等。

（3）生物性的：各种细菌、病毒、寄生虫等。

2.生理病理性的

（1）正常生理功能变化：如青春期、妊娠期、更年期改变等，或基本需要未满足，如饥渴、活动等。

（2）病理性改变：如缺氧、脱水、电解质紊乱、疼痛或手术、外伤等。

3.心理社会性的

（1）一般性社会因素：如丧失亲人、搬迁、旅行、人际关系紧张或角色改变（结婚、生育和毕业）等。

（2）灾难性社会事件：如地震、水灾、战争等。

（3）心理因素：如参加考试、竞赛、理想自我与现实自我的冲突等。

压力源可引起人的生理和心理反应，但并非所有的压力源对人体均产生同样程度的反应。压力源的大小取决于同一时期内压力源的数量、强度、持续时间、个体的感知和以往的经历等。压力源的挑战在某些情况下是有利的，缺少压力源的刺激会导致个体成长发展的停滞。

（三）压力反应

压力反应是指压力源作用于个体时，个体产生的一系列身心反应。压力反应不是孤立地发生于某一局部器官系统，而是全身心的、系统的综合变化，主要表现为4种类型：

1.生理反应　表现为心跳加快、血压升高、呼吸加深加快、血糖增加、胃肠蠕动减慢、肌张力增加、敏感性增强等。

2.心理反应　常见焦虑、忧郁、否认、怀疑、依赖、自卑、孤独、悲哀、恐惧、愤怒等。

3.认知反应　个体在应激状态反应过程中，内稳态失衡，处于紧张状态，可以干扰和影响注意力、记忆力、智力、逻辑思维和对外界的判断能力，降低认知能力，又促使个体产生动机冲突，挫折增多，激发不良情绪，形成负性情绪与认知功能下降的恶性循环。

4.行为反应　压力反应中的外显行为常与情绪反应同时出现，这是个体为缓冲压力对自身的影响，摆脱心身紧张状态而采取的应对行为策略。如逃避与回避、敌对与攻击、退化与依赖、固着与僵化、物质滥用等。

压力反应一般有以下规律：①多种压力源可以引起同一种压力反应，如大多数疾病虽各有特征，但都会出现疲乏、失眠、食欲不振、体重下降等共同表现。②人们对同一压力源的反应可以是各种各样的。③大多数人都能设法避免外伤、疼痛、温度过高或过低等一般性的压力源。④对极端的压力源，如灾难性事件，大部分人的反应方式是类似的。⑤压力反应的强度和持续时间取决于既往的经历、社会交往、该情景对个体的意义等。

二、适应

（一）适应的概念

适应是生物体促使自己更能适合生存的过程，是应对行为的最终目标，是所有生物的特征。适应是生命最卓越的特性,是个体维持内外环境平衡和对抗压力的基础。

（二）适应的层次

1.生理适应

(1)代偿性适应:当外界对人体的需求增加或改变时,在人体内所作出的反应。如长跑锻炼时,最初会感到心跳加快、呼吸急促、肌肉酸痛,若长期坚持下去,人体的肌肉、心、肺等会逐渐适应运动的需要,就不再感到压力的存在。

(2)感觉适应:人体对某种固定情况的连续刺激而引起的感觉强度的减弱。如持续闻某种气味,感觉强度逐渐降低,人们会很快适应这种气味。

2.心理适应　人们感到有心理压力时,调整自己的态度去认识压力源,摆脱或消除压力,恢复心理平衡的过程。一般可通过学习新的行为(如松弛术)或运用心理防卫机制来适应。

3.社会文化适应

(1)社会适应:调整个体的行为举止,以符合社会规范、习惯、信仰,应对各种团体与家庭的压力。如刚参加工作的护士除了学习专业知识,掌握有关技能外,还应尽快熟悉医院的环境,遵守医院的规章制度。

(2)文化适应:调整个体的行为以符合文化的观念、传统、理想和各项规定。如护理不同国籍、不同民族的病人时,应注意尊重其本国文化和民族习俗。

4.技术适应　通过技术的掌握,改造自然环境,控制压力源。

（三）适应的特征

1.适应是包括生理、心理、社会文化、技术等多层次的、全身性的反应　如护生进入临床实习时,首先要有充沛的体力以适应紧张的临床工作,并且能承担各种责任和随时面对各种问题;其次要遵守医院和病区的规章制度,与医生、护士、病人等有效地沟通和保持良好的人际关系;另外还应掌握专业知识和操作技能,才能逐步适应临床工作。

2.适应是有限度的　一般来讲,生理阶段的适应范围较窄,如体温、心跳、血糖浓度等的适应范围都较局限;而心理阶段的适应范围较广,个人使用的应对方法和适应水平差异很大。

3.适应与个人的应对资源、时间等有关　每个人的生理状况和心理状况、个性、经历不同,适应能力也有所不同;同时,时间充足有利于人体调动更多的资源对抗压力源,适应也就更容易。如慢性失血时,虽然血红蛋白含量降低,但并不会引起休克。

4.适应机能本身也具有应激性　如药物在治疗疾病的同时也会带来不良反应。

三、压力与适应理论在护理中的应用

疾病作为一种压力源在人的生命过程中是很难避免的,病人可能因此面临更多的压力源,适应不良时会加重病情。因此,护士应帮助病人处理因疾病和住院造成的压力,提高其适应能力,以恢复和维持身心平衡。

1.病人常面对的压力源

(1)环境陌生:住院病人对病室环境不熟悉,对主管医生和责任护士不了解,对医院的饮食不习惯,对医院的作息制度不适应等。

(2)疾病威胁:突然生病住院没有心理准备,或病人得知自己可能患了难治或不治之症,或即将进行的手术可能致残或影响身体的功能、形象等。

（3）缺少信息：病人对自己所患疾病的诊断、治疗及即将采取的护理措施等不了解，对手术和药物疗效存在疑虑，对医护人员所说的专业术语不明白，或者是病人所提的问题没能得到满意的答复等。

（4）丧失自尊：病人因患病而失去自我照顾的能力，必须由他人帮助进食、如厕、洗澡、穿衣或必须卧床休息，不能保护自己的隐私，不能按照自己的意志行事。

（5）与外界隔离：住院病人与家人、亲友、同事分离，和外界中断联系等。

（6）不被重视：医护人员没有能及时地协助病人满足基本需要，忽视了与病人及其家属的沟通等。

2.协助病人适应压力

（1）协助病人适应医院环境：护士应为病人创造一个安静、整洁、舒适、安全的病室环境，热情主动地接待病人，介绍医院的环境、有关规章制度及负责的医生、护士，使病人消除由于环境陌生和孤独带来的心理压力。

（2）协助病人适应病人角色：护士对病人要表示接纳、尊重、关心和爱护。应主动了解不同病情、来自不同生活背景的病人的心理、生理感受，给予恰当的心理疏导；让病人参与治疗和护理，以减轻顾虑，主动配合；对康复期的病人，要避免病人角色行为强化，启发其对生活和工作的兴趣，逐渐适应自立的需要。

（3）协助病人保持良好的自我形象：住院后，病人的衣着、饮食、活动都受到医院的限制，常常会感到失去了自我；同时由于疾病导致自理能力的下降，又会使病人感到自卑。护士应尊重病人，协助病人保持整洁的外表，改善病人的自我形象，尽量满足病人原来的生活习惯和爱好，使其获得自尊和自信。

（4）协助病人建立良好的人际关系：鼓励病人与医护人员、同室病友融洽相处，并动员家庭及社会支持体系的关心和帮助，使病人感受到周围人的关怀，促进身心健康的恢复。

第四章
护理程序

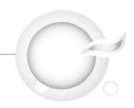

护理程序是护士在为护理服务对象提供护理照顾时所应用的工作程序,是通过护理实践验证的科学地确认问题和解决问题的工作方法。它是护士通过一系列有目的、有计划、有步骤的行动,对护理对象的生理、心理、社会文化及精神等多个层面进行护理服务的过程。护理程序是以病人为中心、护理工作科学化的重要标志。因此,应学习和掌握护理程序的基本内容,以便在护理实践中灵活运用护理程序,为护理服务对象提供高质量的护理。

第一节　概　述

一、护理程序的概念与理论基础

(一)护理程序的概念

"程序"是指一系列朝向某个特定目标的步骤或行动。

护理程序是以促进和恢复护理对象的健康为目标所进行的一系列有目的、有计划的护理活动,是一种系统地解决问题的方法。

(二)护理程序的理论基础

在运用护理程序的过程中会涉及很多理论,如一般系统理论、人类基本需要层次论、压力与适应理论、沟通理论及解决问题论等。

1.一般系统理论　护理程序的结构框架。

2.人类基本需要层次论　主要用于收集和整理病人的健康资料,以及确定护理诊断的优先顺序。

3.压力与适应理论　可帮助护士观察和预测病人的生理、情绪(情感)、认知和行为反应,并采取措施帮助病人尽可能地适应。

4.沟通理论　有助于护士获取病人的健康资料,以及维持良好的护患关系。

5.解决问题论　指导护士确认病人的健康问题,寻求解决问题的最佳方案。

二、护理程序的发展简史

1955 年,美国护理学者莉迪亚·霍尔(Lydia Hall)首先提出"护理程序"一词,认为护理工作是"按程序进行的工作"。

1960 年,约翰逊(Johnson)、奥兰多(Orlando)等专家提出"护理程序是由一系列步骤组成的",包括评估、计划和评价 3 个步骤。

1967 年,尤拉(Yura)和渥斯(Walsh)完成了第一本《护理程序》教科书,确定护理程序为 4 个步骤,即评估、计划、实施和评价。其中"评估"的步骤中包含了"护理诊断"的内容。

1973 年,北美护理诊断协会(NANDA)第一次会议之后,许多护理专家提出应将护理诊断作为护理程序中一个独立的步骤。自此,护理程序发展为 5 个步骤,即评估、诊断、计划、实施、评价。

第二节　护理程序的基本步骤

护理程序由 5 个基本步骤组成,即评估病人的健康状况、列出护理诊断、制订护理计划、实施护理计划、评价护理目标。

一、评估

评估是指有目的、系统地收集资料。此步骤是护理程序的最初阶段,在护理程序中很关键,是顺利进行护理工作的基础和制订护理计划的重要依据。评估在与病人第一次见面时就已开始,直到病人出院或护理照顾结束时才终止,它贯穿护理程序的全过程。评估阶段包括资料的收集、资料的组织及资料的记录等。

(一)资料的收集

1.收集资料的目的

(1)为作出正确的护理诊断提供依据。

(2)为制订护理计划提供依据。

(3)为评价护理效果提供依据。

(4)为护理教学、科研积累资料。

2.资料的内容

(1)一般资料:如姓名、性别、年龄、职业、民族、婚姻、文化程度、联系方式、入院时间、入院方式、入院医疗诊断及原因,以及既往史、过敏史、家族史等。

(2)生活状况及自理程度:如饮食、睡眠或休息、排泄、烟酒嗜好、活动及清洁卫生等。

(3)护理体检:主要项目包括生命体征、身高、体重、皮肤黏膜、认知或感觉,以及神经、呼吸、循环、消化、生殖等系统的状况。

(4)心理社会方面:如情绪状态、对疾病和健康的认识和态度、康复的信心、宗教信仰、价值观、就业状态、经济状况及家庭关系等。

3.资料的来源

（1）病人本人:病人是资料的主要来源。

（2）与病人有关人员:如亲属、朋友、邻居、同事、保姆等。

（3）其他医务人员:如医师、营养师、心理医师及其他护理人员等。

（4）病案记录及实验室检查报告。

（5）有关文献资料。

4.资料的种类

（1）主观资料:病人的主诉。它是病人对其所经历、感觉、担心以及所听到、看到、想到的有关健康状况的诉说。如"我感到心慌、难受""我头晕""打了这个针我感到口发麻"等。

（2）客观资料:通过观察、体格检查或借助医疗仪器和实验室检查而获得的资料。如"口唇发绀""心律不齐""氧分压为 5.2 kPa"等。

5.收集资料的方法　在护理评估阶段,收集资料的方法包括交谈、观察、护理体检及查阅等。

（1）交谈:护理评估中的交谈是指护士与病人之间有计划、有目的的交流和谈话。通过交谈可获得有关病人的资料和信息,有助于建立良好的护患关系,同时也为病人提供相关的信息。交谈时应注意安排合适的环境,向病人说明交谈的目的及需要的时间,引导病人抓住交谈的主题,以及注意沟通的技巧等。

（2）观察:护士运用感官(视觉、听觉、嗅觉和触觉)或借助一些辅助器具(血压计、听诊器、体温计等),有目的地收集病人有关资料的方法。观察是一个连续的过程,从病人入院后护士与病人第一次见面就意味着观察的开始。除了观察病人的症状、体征及精神状态外,还须注意观察病人的心理反应和所处环境的状况,以便获取病人生理、心理、精神、社会及文化等各方面的资料。

（3）护理体检:护士运用观察的技能、望、触、扣、听等方法系统收集资料的过程。其目的是收集病人身体状况方面的客观资料,为确定护理诊断、制订护理计划提供依据。因此,护理体检应有别于医生的体格检查,应以护理为重点。

（4）查阅:包括查阅病人的医疗病历、护理相关记录、实验室及其他检查结果等。

（二）资料的组织

在收集资料后,需要对资料进行组织或分类,以便能迅速地发现病人的健康问题。

将资料进行分类的方法有很多,如按字母顺序排列法分类、按戈登(Gordon)的 11 个功能性健康型态分类,以及按 NANDA 的护理诊断分类法Ⅱ分类等,但目前临床应用较多的是按功能性健康型态分类。

（三）资料的记录

记录资料的表格可根据资料分类的方法,并结合各医院、各病区的特点由护士自行设计。

记录资料时应注意:主观资料应记录病人的原话,并加上引号;客观资料应使用医学术语;尽量避免使用无法衡量的词语,如佳、尚可、增加、减少等。

二、诊断

列出护理诊断是护理程序的第二步。它是根据收集到的资料确定护理对象健康问题的过程。

（一）护理诊断的概念

北美护理诊断协会在 1990 年第九次会议上提出并通过的定义为:护理诊断是关于个人、家庭、社区对现存的或潜在的健康问题及生命过程中问题的反应的一种临床判断。它是护士为达到预期结果选择护理措施的基础,这些预期结果是应由护士负责的。

在护理诊断的发展历史中,NANDA 起到了非常重要的作用,它一直致力于护理诊断的确定、修订、分类和发展工作。在我国,卫生部护理中心于 1995 年 9 月在黄山召开了全国第一次护理诊断研讨会,建议在我国医院中使用被 NANDA 认可的护理诊断名称。

（二）护理诊断的组成

护理诊断由名称、定义、诊断依据和相关因素 4 个部分组成。

1.名称　对护理对象健康问题的概括性描述。从对护理诊断名称的判断上,可将护理诊断分为以下 3 类。

（1）现存的护理诊断:对护理对象已经出现的健康问题的描述,如"尿潴留""社交障碍""疲乏"等。

（2）有……危险的护理诊断:对护理对象可能出现的健康问题的描述。此类护理诊断虽然目前尚未出现,但有发生的危险,如"有感染的危险""有外伤的危险""有孤独的危险"等。

（3）健康的护理诊断:对个人、家庭或社区具有保持或进一步加强健康水平潜能的描述,如"寻求健康行为""潜在的社区应对增强""母乳喂养有效"等。此类护理诊断在 1994 年才被 NANDA 认可,其应用目前仍在探索之中。

2.定义　对护理诊断名称的一种清晰、正确的解释,并以此与其他护理诊断相区别。

3.诊断依据　作出该护理诊断时的临床判断标准,常常是病人所具有的一组症状、体征以及有关病史。诊断依据分为主要依据和次要依据。主要依据是指作出某一护理诊断时必须存在的症状和体征;次要依据是指可能出现的症状和体征。

4.相关因素　影响个体健康状况的直接因素。它包括病理生理、治疗、情境、年龄等方面。

【护理诊断举例】

名称:体温过高

定义:个体体温高于正常范围的状态。

诊断依据:

主要依据:体温在正常范围以上。

次要依据:

1.皮肤潮红、触摸发热。

2.心率、呼吸增快。

3.可有抽搐或惊厥发生。

相关因素:

1.病理生理因素　各种感染性疾病及非感染性致热疾病。

2.治疗因素　药物或麻醉影响散热过程,体温升高。

3.情境因素　在高温环境暴露过久;剧烈运动,衣着不当等。

4.年龄因素　未成熟儿。

（三）护理诊断的陈述

1.护理诊断的陈述方式　护理诊断的书写格式有 3 种。

（1）三部分陈述：PSE 公式。

P——问题（护理诊断的名称）

S——症状与体征

E——相关因素（原因）

例如，清理呼吸道无效：咳嗽无力；肺部有啰音；与痰液黏稠有关。

三部分陈述常用于现存的护理诊断。当能较熟练使用时可省略其中的 S 部分。

（2）二部分陈述：PE 公式。

例如，有体液不足的危险：与腹泻有关。

二部分陈述常用于有……危险的护理诊断。因问题尚未发生，故没有 S 部分，只有 P 和 E 两部分。

（3）一部分陈述：只有 P 这一部分。常用于健康的护理诊断。

例如，执行治疗方案有效；潜在的精神健康增强。

2.书写护理诊断的注意事项

（1）问题（P）这部分应尽量使用 NANDA 认可的护理诊断名称。

（2）原因的陈述，应用"与……有关"来连接。

（3）"知识缺乏"这个护理诊断的陈述方式应为"知识缺乏：缺乏……方面的知识"。如"知识缺乏：缺乏胰岛素自我注射的知识"。而不正确的陈述为："知识缺乏：缺乏糖尿病的知识"；"知识缺乏：与胰岛素自我注射的知识不足有关"。

（4）一项护理诊断只针对一个问题。

（5）以收集的主、客观资料为依据。

（6）所列护理诊断应是护理职责范畴内能够予以解决或部分解决的。

（7）在书写原因时，应避免易引起法律纠纷的陈述。

（四）合作性问题——潜在并发症

合作性问题是指护士与其他健康保健人员尤其是医生共同合作才能解决的问题，多指因脏器的病理生理改变所致的潜在并发症。

值得注意的是，并非所有的潜在并发症都属于合作性问题，有些可以通过护理措施得以预防或处理的，则属于护理诊断，只有那些护士不能预防和独立处理的并发症才是合作性问题。

合作性问题的陈述方式为"潜在并发症（potential complications）：××××"或简写为"PC：××××"。例如，"潜在并发症：心律失常"或简写为"PC：心律失常"。在书写合作性问题时，应注意不要漏掉"潜在并发症"，否则就无法与医疗诊断相区别。

（五）护理诊断与医疗诊断的区别

护理诊断与医疗诊断的区别，见表4.1。

表 4.1　护理诊断与医疗诊断的区别

项　目	护理诊断	医疗诊断
临床判断的对象	对个人、家庭、社区现存的或潜在的健康问题/生命过程反应的一种临床判断	对个体健康状态及疾病本质的一种临床判断
侧重点	疾病的反应	疾病的本质
决策者	护理人员	医疗人员
职责范围	在护理职责范围内进行	在医疗职责范围内进行
变化情况	随病情变化而改变	相对稳定
数　目	可存在多个	一般情况下只有一个

三、计划

护理计划是护理程序的第三步,是一个系统地拟订护理方法的过程,即对解决护理对象的健康问题作出决策的过程。

（一）排列护理诊断的顺序

将所确定的护理诊断(包括合作性问题)按轻、重、缓、急进行排序,以确定解决问题的先后顺序。

1.排列顺序

（1）按首优、中优、次优问题排序

1）首优问题:直接威胁病人的生命,需要立即采取行动予以解决的问题。

2）中优问题:虽然不直接威胁病人的生命,但给病人身心造成极大的痛苦,严重影响其健康的问题。

3）次优问题:与此次发病关系不大,不属于此次发病的反应问题。在安排护理工作时可以稍后考虑。

（2）按马斯洛需要层次论排序

先将所确定的护理诊断(包括合作性问题)分别归入 5 个需要层次中,然后根据层次由低到高列出护理诊断的先后顺序。

2.排序原则

（1）优先解决危及病人生命的问题。

（2）按需要层次理论先解决低层次需要问题,后解决高层次需要问题,适当调整。

（3）在与治疗、护理原则无冲突的情况下,排序时应考虑病人的需求,将其希望立即解决的问题予以优先考虑。

（4）在排列首优问题时,应考虑有……危险的护理诊断和潜在并发症。

值得注意的是,护理诊断的先后顺序并不是固定不变的,可随着疾病的进展、病情及病人反应的变化而发生改变。当首优问题解决后,中优或次优问题可以上升为"首优问题"。同时,护理诊断的排序并不意味着只有前一个护理诊断完全解决之后,才能开始解决下一个护理诊断,在临床工作中,护士可以同时解决几个问题,但其护理重点和主要精力应放在解决首优问题上。

（二）制订护理目标

护理目标是指病人在接受护理后,期望其能够达到的健康状态。它是护理工作的方向,也是评价护理效果的标准。

1.目标的陈述方式　目标的陈述包括主语、谓语、行为标准、条件状语及时间状语(评价时间)。

(1)主语:护理对象。有时在目标中可省略主语,但句子的逻辑主语一定是护理对象。

(2)谓语:护理对象将要完成的行动,是能够被观察到的。

(3)行为标准:行动所要达到的程度或水平。

(4)条件状语:主语在完成某行动时所处的条件状况,即在何种情况下完成该行动。它不一定在每个目标中都出现。

(5)时间状语(评价时间):护理对象应在何时达到目标中陈述的结果,即何时对目标进行评价。

例1　<u>3 天后</u>　<u>病人</u>　<u>在护士的搀扶下</u>　<u>行走</u>　<u>100 m</u>
　　　　评价时间　　主语　　条件状语　　　　谓语　　行为标准

例2　<u>出院前</u>　<u>病人</u>　<u>学会</u>　<u>胰岛素的自我注射技术</u>
　　　　评价时间　　主语　　谓语　　　行为标准

2.目标的种类

(1)短期目标:在较短的时间内(一般少于 7 天)能够达到的目标。

(2)长期目标:在相对较长的时间内(一般数周或数月)才能实现的目标。长期目标常需通过若干个短期目标才能逐步实现。

3.制订目标的注意事项

(1)目标应针对护理诊断制订。但一个护理诊断可制订多个目标。

(2)目标应在护理范畴内,通过护理措施可以达到。

(3)目标应切实可行,在病人能力可及的范围内。

(4)一个目标中只能出现一个行为动词。

(5)目标必须具体,可观察、可测量。避免使用含糊、不明确的词句,如了解、增加、正常、好转、尚可等。

(6)关于潜在并发症的目标,可以这样叙述:护士能及时发现并发症的发生并积极配合处理。

（三）制订护理措施

护理措施是护士帮助护理对象达到护理目标的具体方法。

1.护理措施的类型

(1)独立性护理措施:护士能够独立提出和完成的护理活动。它包括帮助病人完成日常生活活动;治疗性的护理措施;危险问题的预防;病情的监测和观察;为病人提供心理支持;为病人和家属提供健康教育和咨询等。

(2)合作性护理措施:护士与其他健康保健人员商议制订和完成的护理活动。

(3)依赖性护理措施:护士遵照医嘱执行的护理活动。

2.制订护理措施的注意事项

（1）护理措施应针对护理目标制订。但一个护理目标可通过多项护理措施来实现。

（2）护理措施应与其他医务人员的措施相一致。意见不统一时应一起协商，达成共识。

（3）护理措施应切实可行。需考虑病人的具体情况、护士的构成情况以及医院的设施、设备等。

（4）护理措施应明确、具体、有指导性。

（5）护理措施应以科学的理论为依据。

（四）护理计划成文

护理计划成文是指将护理诊断、护理目标、护理措施以一定的格式记录下来。护理计划在病人入院时开始书写，并随着病人健康问题的改变而不断修订，其记录格式各医院不尽相同。

四、实施

实施是为了达到护理目标而将计划中的各项措施付诸行动的过程。实施通常发生在护理计划之后，但对急诊病人或危重病人则应先采取紧急救护措施，再书写完整的计划。

（一）实施步骤

1.准备　包括进一步熟悉和理解计划，分析实施所需要的护理知识和技术，预测可能发生的并发症及其预防措施，合理安排实施计划的人力、物力与时间等。

2.执行　具体落实每一项护理措施，并指导病人及家属共同参与护理计划的实施活动。同时也要对病人的病情及病人对疾病的反应进行评估，并对护理照顾的效果进行评价，以便随时进行调整。

3.记录　实施各项护理措施后，应及时准确地进行记录，包括病人的健康问题、所采取的护理措施、实施护理措施后病人的反应及护士观察到的效果等。

（二）实施方法

1.分管护士直接为病人提供护理。

2.与其他医务人员之间合作完成护理措施。

3.指导病人及家属共同参与护理。

五、评价

评价是将护理对象目前的健康状态与护理计划中预期的目标进行比较，以判断护理效果的过程。评价虽然是护理程序的最后一个步骤，但实际上它贯穿于护理程序的始终。

（一）评价方式

1.护士进行自我评价。

2.护士长、护理教师、护理专家的检查评定。

3.护理查房。

（二）评价内容

1.护理过程的评价　评价护士在进行护理活动中的行为是否符合护理程序的要求。

2.护理效果的评价　评价中最重要的方面，确定病人健康状况是否达到预期目标。

3.评价目标实现程度　护理目标实现的程度一般分为3种：

（1）目标完全实现。

（2）目标部分实现。

（3）目标未实现。

例如，预定目标为"病人一个月体重减少3 kg"，一个月后的评价结果为：

病人体重减少了3 kg——目标实现。

病人体重减少了2 kg——目标部分实现。

病人体重增加了1 kg——目标未实现。

（三）评价步骤

1.收集资料　收集病人各方面的资料进行分析。

2.判断护理效果　将病人的反应与预期目标比较，衡量目标实现情况。

3.分析原因　分析目标未完全实现的原因。

4.修订计划　对已经完全实现的目标及解决的问题，可以停止原来的护理措施；对仍旧存在的护理问题，修正不适当的护理诊断、预期目标或护理措施；对病人新出现的问题，重新收集资料、作出护理诊断、制订预期目标及护理措施，进行新的护理活动，使病人达到最佳的健康状态。

护理诊断是随病人的身心变化而变化的，因此护理计划也是动态的，需要随时在对病人评估的基础上，增加新的内容。

第三节　护理病案

护理程序在应用过程中，病人的有关资料、护理诊断、预期目标、护理措施、效果评价，均应以书面形式进行记录，就构成了护理病案。目前各医院护理病案的格式尚无统一标准，主要包括以下几个部分。

一、病人入院护理评估单

病人入院护理评估单即首页（表4.2），是病人入院后初次进行的系统而全面的评估记录，其主要内容包括病人的一般资料、生活状况及自理程度、护理体检及心理社会方面等。一般要求于病人入院后24 h内完成。

表4.2　病人入院护理评估单

姓名_____科别_____病室_____床号_____住院号_____

（一）一般资料

姓名_____性别　男　女　年龄_____职业_____

民族_____籍贯_____婚姻_____文化程度_____

联系地址_____联系人_____电话_____

主管医师_____责任护士_____收集资料时间_____

入院时间_____入院方式:步行 扶行 轮椅 平车 担架 背入

入院医疗诊断_____

入院原因(主诉和简要病史)_____

_____

既往史:

过敏史: 无　　有(药物_____食物_____其他_____)

家族史:高血压病、冠心病、糖尿病、肿瘤_____癫痫、精神病、_____传染病、_____遗传病、其他_____

(二)生活状况及自理程度

1.营养/代谢型态

基本膳食:普食　软食　半流质　流质　禁食

特别饮食/补充:_____

食欲:正常 增加 亢进_____天/周/月　下降/厌食_____天/周/月

吞咽困难:无　固体　液体

近6个月体重变化:无　增加/下降_____kg/_____月(原因_____)

其他:_____

2.睡眠/休息型态

习惯:_____小时/每晚　上午小睡　下午小睡　睡眠后感觉精神恢复:是　否

休息后体力是否容易恢复:是　　否(原因_____)

睡眠:正常　入睡困难　　易醒　　早醒　　多梦　　噩梦　　失眠

辅助睡眠:无　药物　催眠术　其他方法_____

其他:_____

3.排泄型态

排便:____次/天　性状_____正常/便秘/腹泻/便失禁　　造瘘:类型_____能否自理_____应用缓泻剂:无　口服_____灌肠

栓剂　其他_____

排尿:____次/天　颜色_____性状_____尿量_____mL/24 h

尿失禁　尿潴留　排尿时间延长　尿路中断　尿路感染　尿频　尿急　尿痛　留置导尿

膀胱造瘘　其他:_____

4.健康感知/健康管理型态

吸烟:无　偶尔吸烟　经常吸烟　____年____支/天　已戒____年

饮酒/酗酒:无　偶尔饮酒　经常饮酒　____年　____mL/天　已戒____年

5.活动/运动型态

自理:全部　　障碍(进食　沐浴/卫生　穿着/修饰　如厕)

活动能力:下床活动　　卧床(自行翻身/不能自行翻身)

步态:稳　不稳(原因_____)

活动耐力:正常　　容易疲劳(描述_____)

医疗/疾病限制:医嘱卧床　持续静滴　石膏固定　牵引　瘫痪(类型_____)

6.其他:_____

(三)体格检查

T_____℃ P_____次/min R_____次/min BP_____mmHg

身高_____cm 体重_____kg

1.神经系统

意识状态:清醒 谵妄 嗜睡 意识模糊 昏睡 浅昏迷 深昏迷

语言表达:清楚 含糊 语言困难 失语 其他_____

定向能力:准确 障碍(自我 时间 地点 人物)

2.皮肤黏膜

皮肤颜色:正常 潮红 苍白 发绀 黄染 其他_____

皮肤温度:温 凉 热

皮肤湿度:正常 干燥 潮湿 多汗

完整性:完整 皮疹 出血点 其他_____

　　　　压疮(Ⅰ/Ⅱ/Ⅲ期)(部位/范围_____)

口腔黏膜:正常 充血 出血点 糜烂 溃疡 疱疹 白斑

其他:_____

3.呼吸系统

呼吸方式:自主呼吸 机械呼吸

节律:规则 异常 频率____次/min 深浅度:正常 深 浅

呼吸困难:无 轻度 中度 重度(表现_____)

吸氧:无 有(方式_____) 氧流量_____L/min 氧浓度_____%

咳嗽:无 有

痰:无 容易咳出 不易咳出 吸痰(颜色_____量_____黏稠度_____)

其他:_____

4.循环系统

心律:规则 心律不齐(性质:_____)

心率:_____次/min

水肿:无 有(部位/程度_____)

其他:_____

5.消化系统

胃肠道症状:恶心 呕吐(颜色_____性质_____次数_____总量_____)

　　　　　　嗳气 反酸 烧灼感 腹胀 腹痛(部位/性质_____)

腹部:软 肌紧张 压痛/反跳痛 可触及包块(部位/性质_____)

　　　腹水(腹围_____cm)

其他:_____

6.性/生殖型态

月经:正常 紊乱 痛经 月经量过多 绝经

外阴:正常 红肿 脓肿 毛囊炎 瘙痒

女性:乳房改变_____阴道分泌物过多 怀孕

与疾病相关的性焦虑:

其他:_____

7.认知/感知型态

疼痛:无　有　部位/性质_____

视力:正常　远/近视　夜盲　白内障　青光眼　失明(左/右/双侧)

听力:正常　耳鸣　重听　耳聋(左/右/双侧)　辅助设备:助听器

触觉:正常　障碍(部位_____)

嗅觉:正常　减弱　缺失

眩晕:无　有(原因/表现_____)

感觉异常:无　有_____

思维过程:正常　注意力分散　远/近期记忆力下降　思维混乱　精神恍惚

其他:_____

(四)心理社会方面

1.自我感知型态

对自我(形象、角色、能力)的看法:积极　否定　紊乱

(描述_____)

对目前健康的认识:焦虑　恐惧　悲哀　绝望　乐观　镇静　被动　无反应

(描述_____)

2.角色/关系型态

就业状态:固定职业　丧失劳动力　失业　待业

紧张程度:_____

家庭情况:成员_____

　　　　　与亲友关系:和谐　冷淡　紧张

　　　　　遇到困难最愿向谁倾诉:父母、子女、其他_____

　　　　　经济情况_____居住条件_____

　　　　　医疗费用来源:自费　劳保　公费　医疗保险　其他_____

社交:孤独感　希望与更多的人交往　语言交流障碍　不愿与人交往

3.压力/应激耐受型态

对疾病和住院的反应:否认　适应　依赖

近期重要生活事件:无　经济问题　自理能力　生活方式改变　其他_____

适应能力:能独立解决问题　寻求别人的帮助　依赖别人解决问题

(描述_____)

家庭对病人的健康需要:忽视　不能满足　能满足　寻求帮助　过于关心

(描述_____)

4.价值/信念型态

宗教信仰:无　有_____

信仰困惑:无　有_____

其他_____

二、护理计划单

1.护理计划单　将护理诊断、护理目标、护理措施在一个表格中列出(表4.3)。应用时,根据收集的病人资料,制订出个体化的方案。

表 4.3　护理计划单

姓名_____　科别_____　病室_____　床号_____　住院号_____

开始日期	护理诊断	护理目标	护理措施	签　名	效果评价	停止日期	签　名

2.标准护理计划单　事先制订出本病区病人的常见病、多发病的护理计划,包括护理诊断、护理目标和护理措施。在护理具体病人时,以此为标准,从中挑选出适合该病人的部分,标准护理计划中未包括的内容,则在相应的位置上进行补充。

3.护理诊断表　护理诊断表的设计和出现,是随着护士对标准护理计划单使用的日益熟练,甚至有经验的护士可以不参考任何资料就可以提供给病人高质量的护理,因此已没有必要将护理计划写出来并放在护理病历中。为适应这种局面,临床护士制订出了"护理诊断表"(表 4.4)来代替"护理计划单"。但每个病区都保存着各种常见病的标准护理计划单,以提供给没有经验的护士或对特殊护理诊断不熟悉的护士在必要时作为参考。

表 4.4　护理诊断表

姓名_____　科别_____　病室_____　床号_____　住院号_____

开始日期时间	护理诊断	停止日期时间	签　名

三、健康教育计划单

对病人和家属进行健康教育,是促进病人康复、恢复其最佳健康水平的重要手段。因此,在评估病人、制订护理计划的同时,应制订相应的健康教育计划(标准的健康教育计划),把病人的健康教育贯穿护理的全过程中。健康教育的内容可涉及与恢复和促进病人健康有关的各方面的知识与技能(表 4.5)。

表 4.5　健康教育计划单

姓名_____　科别_____　病室_____　床号_____　住院号_____

健康教育项目	日　期 时　间	教育对象		教育方式		效果评价					签名
		病人	家属	讲解	示范	能复述	能解释	能模仿	能操作	行为改变	

四、护理记录单

护理记录是护士运用护理程序的方法,为病人解决问题的记录。记录要求及时、准确、真实、重点突出。护理记录的方法有叙述式记录法、PIO 记录法及 SOAPE 记录法等,目前多采用 PIO 记录格式(表 4.6)。

P(problem)——问题:病人的健康问题,用护理诊断陈述。

I(intervention)——措施:针对病人的健康问题所实行的干预措施。

O(outcome)——结果:护理措施实施后的结果,其内容是护理程序中“评价”的部分。

表 4.6　护理记录单

姓名_____　科别_____　病室_____　床号_____　住院号_____

日　期	时　间	护理动态记录(PIO)	护士签名
6 月 8 日	4:00 pm	P.体温过高:39.6 ℃,面色潮红,皮肤触摸发热:与肺部感染有关	胡××
		I.1.乙醇拭浴 st	
		2.头枕冰袋	
		3.遵医嘱静脉点滴红霉素 1 g Bid	
		4.每 4 h 测体温一次	
		5.用生理盐水口腔护理每日 2 次	
		6.卧床休息	
	4:30 pm	O.体温降至 38.9 ℃	胡××

五、病人出院护理评估单

病人出院护理评估单由出院教育、护理小结及护理评价 3 个部分组成(表 4.7)。

1.出院教育　对病人出院后休息、功能锻炼、饮食、服药及随访等方面进行的健康指导。必要时可为病人或家属提供有关的书面资料。

2.护理小结　将病人在住院期间,护士按护理程序对其开展护理活动的全过程进行概括性总结。它包括主要的护理诊断、实施的护理措施、护理效果;目前还存在哪些健康问题没有解决、需要继续治疗和护理的问题、期望能达到的预期结果等。

　　3.护理评价　对专业护士(责任护士)按护理程序对病人开展护理活动的全过程进行总体评价。由专业组长或护士长负责评价。

表4.7　病人出院护理评估单

姓名_____科别_____病室_____床号_____住院号_____住院天数_____出院日期_____

(一)出院教育

　　1.病人对所患疾病的防治知识:　　　　　　　　有　　　　　无

　　　卫生习惯和科学的饮食起居知识:　　　　　　有　　　　　无

　　　病人对现存或潜在的健康问题的认识:　　　　有　　　　　无

　　2.出院指导

　　(1)休息和功能锻炼:_____

　　(2)营养:

　　　应遵循的膳食:_____

　　　限制饮食:_____

　　(3)药物(名称　剂量　时间　用法　注意事项):_____

　　　_____

　　　_____

　　　_____

　　(4)自我监测和护理(药物治疗、伤口处理、病理观察等):_____

　　(5)特别指导:

　　　如出现下列症状,需及时就医:_____

　　　仍存在的护理问题/诊断及应采取的措施:_____

　　　_____

　　(6)复查_____

　　(7)其他_____

(二)护理小结(住院期间护理程序实施情况与存在问题)

　　_____

　　_____

　　_____

　　_____

(三)护理评价(由专业组长/护士长负责评价)

　　1.入(住)院评估与病人状况符合率:　　　　　　%

　　2.护理诊断符合率:　　　　　%

　　3.护理措施符合率:　　　　　%

　　4.护理宣教计划覆盖率:　　　　　　%

　　5.护理文书书写与护理过程符合率:　　　　　　%

　　6.病人评价:　　　　优　　良　　中　　差

　　7.整体护理效果评价:　　优　　良　　中　　差

专业组长/护士长签名_____护士签名_____
年　　月　　日

附一 护理诊断(按功能性健康型态分类)

(一)健康感知——健康管理型态

1.生长发育异常
2.成人缺乏生命活力
3.有生长异常的危险
4.有发育异常的危险
5.健康维护能力改变
6.外科手术后恢复延迟
7.寻求健康行为(特定的)
8.有受伤的危险
9.有窒息的危险
10.有中毒的危险
11.有外伤的危险
12.有围手术期体位性损伤的危险
13.个人处理治疗计划有效
14.处理治疗计划不当/无效
15.社区处理治疗计划不当/无效
16.家庭处理治疗计划不当/无效
17.不合作

(二)营养/代谢型态

1.颅内适应能力下降
2.有体温改变的危险
3.体温过低
4.体温过高
5.体温调节无效
6.体液不足
7.体液过多
8.有体液失衡的危险
9.营养失调:低于机体需要量
10.牙齿异常
11.婴幼儿喂养不当/无效
12.吞咽能力受损
13.营养失调:高于机体需要量
14.营养失调:潜在的高于机体需要量
15.母乳喂养有效
16.母乳喂养不当/无效
17.母乳喂养中断
18.有感染的危险
19.有传播感染的危险
20.乳胶过敏反应
21.有乳胶过敏反应的危险
22.保护能力改变
23.组织完整性受损
24.口腔黏膜改变
25.皮肤完整性受损
26.有皮肤完整性受损的危险

(三)排泄型态

1.便秘
2.有便秘的危险
3.感知性便秘
4.腹泻
5.排便失禁
6.排尿型态异常
7.尿潴留
8.完全性尿失禁
9.功能性尿失禁
10.反射性尿失禁
11.急迫性尿失禁
12.有急迫性尿失禁的危险
13.压力性尿失禁
14.成熟性遗尿

(四)活动——运动型态

1.活动无耐力
2.心排出量减少
3.废用综合征
4.娱乐活动缺乏
5.持家能力障碍
6.婴儿行为紊乱
7.婴幼儿有行为紊乱的危险
8.婴幼儿有行为能力增强的潜力
9.躯体移动障碍
10.床上活动障碍

11.行走障碍   12.借助轮椅活动障碍

13.轮椅转移能力障碍   14.有周围神经血管功能障碍的危险

15.有呼吸功能异常的危险   16.功能障碍性脱离呼吸机反应

17.清理呼吸道无效   18.低效性呼吸型态

19.气体交换受损   20.不能维持自主呼吸

21.自理能力缺陷:特定的(进食、沐浴/卫生、穿衣/修饰、如厕、使用器具)

22.组织灌注量改变:特定的

(五)睡眠—休息型态

1.睡眠型态紊乱   2.睡眠剥夺

(六)认知—感知型态

1.不舒适   2.急性疼痛

3.慢性疼痛   4.恶心

5.意识模糊/混乱   6.急性意识模糊/混乱

7.慢性意识模糊/混乱   8.决策冲突

9.反射失调   10.有反射失调的危险

11.环境解析障碍综合征   12.知识缺乏

13.有误吸的危险   14.感知改变(特定的):(视、听、味、嗅、触、动觉)

15.思维过程异常   16.记忆受损

17.忽略单侧身体   18.能量场紊乱

(七)自我感知型态

1.焦虑   2.对死亡的焦虑

3.疲乏   4.恐惧

5.绝望   6.无能为力感

7.自我概念紊乱   8.自我形象紊乱

9.自我认同紊乱   10.自尊紊乱

11.长期自尊低下   12.情境性自尊低下

(八)角色/关系型态

1.沟通障碍   2.语言沟通障碍

3.家庭运作改变   4.家庭运作改变:酗酒

5.悲伤   6.预期性悲伤

7.功能障碍性悲伤   8.长期悲伤

9.有孤独的危险   10.有亲子依附关系改变的危险

11.父母不称职   12.父母角色冲突

13.角色紊乱   14.社交障碍

15.社交隔离

(九)性/生殖型态

1.性功能障碍   2.性生活型态改变

(十)压力/应激耐受型态

1.调节障碍   2.照顾者角色紧张

3.个人应对能力失调   4.防御性应付

5.无效性否认   6.家庭失能性应对能力失调

7.家庭妥协性应对能力失调   8.家庭有应对能力增强的潜力

9.社区应对能力失调   10.社区有应对能力增强的潜力

11.创伤后反应   12.有创伤后反应的危险

13.强暴创伤综合征   14.迁移压力(综合征)

15.有自我伤害的危险   16.有自虐的危险

17.有自残的危险   18.有自杀的危险

19.有暴力行为的危险

(十一)价值—信念型态

1.精神困扰   2.有精神困扰的危险

3.有精神健康增强的潜力

注:按功能性健康型态分类,未能将155项护理诊断全部涵盖。

附二　各系统常见的合作性问题

(一)心血管系统常见潜在并发症

PC:心排出量减少   PC:心律失常

PC:心绞痛   PC:心源性休克

PC:心内膜炎   PC:循环血量不足

PC:周围血管灌注不足   PC:深层静脉血栓形成

PC:肺水肿   PC:肺栓塞

PC:高血压   PC:脊髓性休克

PC:播散性毛细血管内凝血(DIC)

(二)呼吸系统常见潜在并发症

PC:低氧血症   PC:氧中毒

PC:喉头水肿   PC:气胸

PC:肺不张/肺炎   PC:支气管狭窄

PC:渗出性胸膜炎   PC:呼吸机依赖

PC:呼吸衰竭   PC:肺性脑病

(三)消化系统(肝脏、胆道)常见潜在并发症

PC:消化道出血   PC:消化道穿孔

PC:腹水   PC:肝功能衰竭

PC:高胆红素血症   PC:脏器切除术

PC:肝脾肿大   PC:胆囊穿孔

PC:麻痹性肠梗阻/小肠梗阻

(四)泌尿系统常见潜在并发症

PC:急性尿潴留   PC:肾功能衰竭

PC:膀胱穿孔   PC:肾脏结石

PC:肾性高血压

(五)神经系统(感觉)常见潜在并发症

PC:颅内压增高   PC:中风

PC:抽搐　　　　　　　　　　　　　　　PC:脊髓神经受压

PC:脑膜炎　　　　　　　　　　　　　　PC:颅神经损伤（特定的）

PC:瘫痪　　　　　　　　　　　　　　　PC:周围神经损伤

PC:眼内压增高　　　　　　　　　　　　PC:角膜溃疡

PC:神经病

（六）生殖系统常见潜在并发症

PC:产前出血　　　　　　　　　　　　　PC:早产

PC:妊娠高血压　　　　　　　　　　　　PC:胎儿窘迫

PC:产后出血　　　　　　　　　　　　　PC:月经过多

PC:月经次数过多　　　　　　　　　　　PC:梅毒

（七）肌肉/骨骼系统常见潜在并发症

PC:骨质疏松　　　　　　　　　　　　　PC:病理性骨折

PC:关节脱位　　　　　　　　　　　　　PC:压迫综合征

（八）血液系统常见潜在并发症

PC:贫血　　　　　　　　　　　　　　　PC:血小板减少症

PC:条件性感染　　　　　　　　　　　　PC:红细胞增多症

PC:镰状细胞性危象

（九）内分泌/代谢/免疫系统常见潜在并发症

PC:低血糖症/高血糖症　　　　　　　　　PC:负氮平衡

PC:电解质紊乱　　　　　　　　　　　　PC:甲状腺功能紊乱

PC:甲低/甲亢　　　　　　　　　　　　　PC:甲亢危象

PC:过高热（重度）　　　　　　　　　　PC:过低热（重度）

PC:酸中毒（代谢性、呼吸性）　　　　　PC:碱中毒（代谢性、呼吸性）

PC:败血症　　　　　　　　　　　　　　PC:变态反应

PC:组织移植排斥反应　　　　　　　　　PC:肾上腺功能不足

（十）药物治疗的常见潜在并发症

PC:药物治疗的不良反应　　　　　　　　PC:肾上腺皮质类固醇治疗不良反应

PC:抗焦虑药物治疗不良反应　　　　　　PC:抗心律失常药物治疗不良反应

PC:抗凝血药物治疗不良反应　　　　　　PC:抗惊厥药物治疗不良反应

PC:抗忧郁药物治疗不良反应　　　　　　PC:抗高血压药物治疗不良反应

PC:β-受体阻滞剂治疗不良反应　　　　　PC:钙离子通道阻断剂治疗不良反应

PC:血管紧张素转移酶抑制剂治疗不良反应　　PC:抗肿瘤药物治疗不良反应

PC:抗精神病药物治疗不良反应

第五章
护士的素质与行为规范

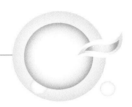

护士一词是由我国护理界前辈钟茂芳女士将英文 Nurse 创译而来。她认为,从事护理工作的人是具有学识的人,"学而优则仕",所以应该称护理工作者为"护士",并在 1914 年"中华护士会"第一次代表大会上正式宣布并沿用至今。护士是从事护理工作的科技工作者,护士素质的高低,直接涉及护理工作质量的优劣以及千家万户的悲欢离合,因此,要求护士必须有较高的素质。

第一节　护士的素质

一、素质的概念

素质是指人在先天的基础上,通过后天的教育、环境的影响以及自身的社会实践,形成的比较稳定的基本品质。从心理学的角度来讲,素质是指人的一种比较稳定的心理特征。素质既有先天自然性的一面,也有后天社会性的一面。先天自然性是指机体的结构形态、感知器官、神经系统及大脑的结构功能等;后天社会性是指通过后天的培养、教育、自我修养和磨炼而获得的一系列知识技能、行为习惯、文化涵养及品质特点的综合。其中,后天社会性的一面是主要的。

素质的形成是一个长期反复的过程,是人在成长过程中逐渐拥有的一种实力。只有具有良好素质的人,才能成功地应对社会的各种需求,充分实现个人价值和创造力。因此,良好的素质是护士从事护理工作的基本条件。护士应在实践中努力培养各方面的素质,以适应护理工作、适应社会和护理学科发展的需要。

二、护士素质的基本内容

（一）思想品德素质

1.政治思想素质　热爱祖国、热爱人民、热爱本职工作,忠于党的护理事业,具有为人类健康服务的奉献精神。

2.职业道德素质　具有高尚的道德品质、较高的慎独修养和正确的道德行为,具有高度的责任感和同情心,忠于职守、廉洁奉公、救死扶伤、实行人道主义。

（二）科学文化素质

1.基础文化知识　现代护理学的发展要求护士具备一定的基础文化知识,如数学、化学、物理、计算机、外语等,尤其是计算机和外语应用能力,以便更好地接受现代科学发展的新理论、新知识和新技术。

2.人文及社会科学知识　现代护理学已发展到以人的健康为中心的护理阶段,护理工作的对象是人。因此,要求护士具备一定的人文科学、社会科学知识,如语文、哲学、心理学、美学、伦理学、政治经济学、社会学、统计学等。

（三）专业素质

1.整体护理观念　认为人是生理、心理、社会、精神、文化的统一整体,人具有生物和社会的双重属性。人的生理、心理、社会、精神、文化等各个方面不能相互割裂而独立存在,而是相互联系、相互依赖、相互作用。因此,护士应树立整体护理观念,以现代护理观为指导,以人的健康为中心,为病人提供最佳的护理。

2.护士的专业知识　构建科学的知识体系对护士来说是十分重要的。作为现代护理工作者,除应具备扎实的基础文化知识及人文社会科学知识外,还应掌握坚实的医学基础知识、临床医学知识、护理专业知识和护理实践技能,只有这样才能为病人提供良好的身心健康服务。

3.护士的能力

（1）规范的操作技能:护理技术操作是临床护理工作中十分重要的组成部分,护理操作通常是直接或间接作用于人体,因而各种操作不得有丝毫的马虎,应做到规范、熟练。

（2）敏锐的观察能力:护理实践中,病人的病情及心理状态是复杂而多变的,有时病人身体或心理微小的变化,却是某些严重疾病的先兆。护士只有具备了敏锐的观察能力,才能首先发现这些变化,做到"防患于未然"。

（3）较强的综合分析问题及评判性思维能力:护理学是一门应用性很强的科学,在护理实践中十分注重应用护理程序的工作方法,解决护理对象现存或潜在的健康问题,这就要求护士依据自己的专业知识,根据护理对象的具体情况分析问题,以创造性地解决护理对象的问题。

（4）机智灵活的应变能力:护理的服务对象是人,而人的心理活动与个性特征是千差万别的,同样的护理方法、护理语言与态度,不一定适合所有的病人。因此,护理工作中护士应做到灵活机智、针对性强,以最大限度地满足病人的需要。

（5）获取新知识的意识和科研创新能力:为适应现代医学模式的转变,护士应具有终身学习的意识,要不断关注学科新的发展和变化,及时补充自己知识体系中的欠缺与不足。善于发现工作中的问题并能设法解决这些问题,使自己不仅能跟上学科发展的步伐,同时也有所创新。

除此之外,护士还应具有良好的沟通、咨询及教育能力;独立学习的能力;坚强的意志力;自我反省及完善的能力等。

(四)形象素质

护士的仪表、行为和语言是重要的治疗和安慰剂。护士端庄整洁的仪表和良好的精神面貌能唤起病人乐观饱满的情绪,增加病人治疗的信心。当病人来院就诊时,护士面带微笑,热情、友好、主动地接待,能使病人感到亲切,消除陌生感。

(五)身体心理素质

健康的身体和心理是护士工作的前提。护士应具备健康的体魄,充沛的精力,乐观而稳定的情绪,通过自己积极向上、乐观自信的内心情感鼓舞病人,以增进护患之间的情感交流,取得病人主动积极的配合。护士要善于控制自己的情绪,保持健康的心理,开朗稳定的情绪,宽容豁达的胸怀,才能胜任护理工作,完成各项护理任务。

第二节　护士的行为规范

护士作为医院的重要群体,其行为规范直接关系着护理队伍和医院的形象,以及医院的护理质量。护士行为规范是护士在岗位上为了能更好地完成本职工作,更好地服务于病人应遵循的准则。一名合格的护士,在遵循人们公认的规范和行为准则的同时,其语言、行为、举止、仪容等更应具有职业角色的特点,符合职业角色的需要,以体现自身良好的基本素质,更好地为病人服务。

一、护士的语言行为

语言是人类沟通思想、交流感情的工具,受文化背景、教育水平、逻辑思维和情绪等多种因素的影响,能反映一个人的行为规范、修养和职业素质。在护理实践中,语言既能治病,也能致病。在护患交往中,由于各自的立场和对疾病感受的不同,即便是一句普通的话,一个微不足道的动作,在不同的场地与情景中,很容易在心理上对病人造成伤害,引起护患纠纷。如果护士能针对病人的不同心理特点,通过语言给病人启发、开导、劝说、鼓励,解除其精神负担和顾虑,就能发挥语言的治疗作用,收到药物所不能及的效果。

(一)护士用语的要求

1.规范性　语言规范的前提是语言标准,即讲普通话。我国地域辽阔,方言多,护士的服务对象更是来自五湖四海、各行各业,为了保证护患交流的效果,护士不仅要会讲普通话,而且能运用自如。语言内容应做到言简意赅、严谨高雅、科学规范,符合伦理道德原则,具有教育意义;语言措辞要精练、清楚,准确达意,尽量避免使用生僻、难以理解的医学术语;语气应温和、婉转、自然,语调要适中,交代护理意图要简洁、通俗、易懂。

2.情感性 语言是沟通护患之间情感的"桥梁",护士一旦进入工作环境,就应进入护士角色。如在晨间护理时,向病人说:"早上好!""昨晚休息得好吗?"查房时针对病人不同情况说:"您今天气色好多了。""您伤口还疼吗?"等,这些虽说是简单询问,却包含着护士对病人的关心和关注,是护患之间的一种情感交流。

3.科学性 护士语言的科学性体现在两个方面:一是在护患交往中引用的例证或其他资料都应有可靠的科学依据,而不是道听途说,不能把民间传闻或效果不确定的内容纳入健康指导。二是在护患交往中坚持实事求是,客观辩证,不要任意夸大或歪曲事实,不要把治疗效果扩大化,也不要为了引起病人的高度重视而危言耸听。

4.保密性 护理工作中使用保密性语言包括3个含义:一是注意保护病人的隐私,不主动打听与治疗护理无关的病人隐私,病人不愿陈述的内容也不要过多追问,对已经了解的病人隐私不擅自泄漏给无关人员。二是要注意保守医疗秘密,如对癌症的诊断、突变的化验结果、重大诊治措施的决定等,在没有得到允许的情况下,护士应做到守口如瓶。三是保护工作人员的隐私,既不要与病人谈论医护人员的私生活,也不要非议他人。

5.准确性 护士在语言沟通中应注意表意准确而不含糊,如果护士的语言表述含糊,定义不准确,将会影响信息传递的准确性或增加病人的心理负担,甚至影响治疗效果。

(二)护士日常用语

1.招呼用语 首先应做到称呼得体、热情自然、把握分寸,得体的称呼语是护患交往的起点,会给病人留下良好的第一印象,为以后的交往打下互相尊重、互相信任的基础。可视病人的性别、年龄、职业等选择不同的称呼,如"爷爷""奶奶""叔叔""阿姨""老师""老伯""小朋友"等,可令人感到亲切、融洽。不可用床号代替称呼,否则给人无礼的印象。避免直呼其名,尤其是初次见面呼名唤姓不礼貌。与病人谈及其配偶或家属时,适当用敬称如"您夫人""您先生""您母亲",以示尊重。

2.问候用语 如"您好""早上好""午安""晚安"等。

3.介绍用语 护士主动自我介绍,使病人入院时,减轻面对陌生环境时而产生的孤独感和不安全感,让病人有归属感。如"您好!我是您的主管护士,我叫×××,负责您的日常护理,住院期间有事可随时找我。"

4.电话用语 在护理工作中,打电话和接电话也应注意文明用语。

(1)打电话:发话人在通话时,首先应向受话人问声"您好",然后自我介绍,注意语言规范,音量适中,通话结束时应说"再见"。

(2)接电话:拿起电话后,应先向发话人问好并介绍自己的单位、科室等;当通话结束时,应说"再见";若接到误打来的电话,应礼貌地告诉对方"对不起,您是不是打错电话了。"

5.安慰用语 在他人遇到困难、不幸时对其进行安慰的语言。使用安慰用语,声音应温和、真诚,要使病人听后获得依附感和希望感。常用的安慰用语如"您请稍候,不要着急""请别担心""请保持冷静,问题一定会解决的""请保重""请节哀顺变,保重身体要紧""我也很难过,我能帮你什么忙吗?"等。

6.感谢用语　护士在病区应用感谢语的主要场合有获得病人帮助时、得到病人配合时、受到病人赞扬时均需运用感谢语,如"谢谢您的合作""感谢您的支持与理解"。

7.道歉用语　当护理工作给人带来不便及妨碍时,不妨恰到好处地使用一句道歉语,如"请多包涵""真对不起,让您受疼了""打扰了"等,不仅能得到病人的理解、包涵与配合,也可显示护士良好的个人修养。

8.征询用语　在询问病人是否需要帮助或是否同意时使用。如"请问我可以帮助您吗?""我可以看一下手术切口吗?"主动征询,及时帮助,使病人感受到护士真诚温馨的关怀。

9.迎送用语　新病人入院时,护士要热情迎接,陪送病人到已安排好的床旁,介绍主管医护人员、环境、作息时间、探视制度、陪住制度、安全制度等。病人出院前主动征求意见,做好出院指导,告之复诊日期,提供咨询电话。病人出院时,护士应送至病区门口,用送别的语言与病人道别,如"请按时服药""请多珍重""请定期复诊"等,避免使用"再见""欢迎下次再来"。

(三)护理操作用语

在临床护理实践中,护士应尊重病人的知情权,在为病人进行输液、口腔护理、灌肠等各项护理技术操作时,都应清楚地向病人解释,让病人明白进行的是什么操作,其目的是什么,操作过程中怎样配合等。通过护士的讲解,病人理解后,才能更好地配合。护理操作用语分3个部分,即操作前解释、操作中指导、操作后嘱咐。

1.操作前解释

(1)本次操作的目的:如为便秘病人灌肠时,应告之病人通过灌肠可刺激肠蠕动,软化肠道的粪便,能解除便秘;慢性细菌性痢疾病人进行保留灌肠时,应告之病人通过灌肠,可将药物直接送到病变部位,通过肠黏膜吸收,达到治疗的目的等。

(2)病人的准备工作:如进行保留灌肠前病人应先排便排尿,可以使药物在肠道内保留的时间更长;病人要进行血生化检查时,应空腹,以避免食物对检查结果的影响等。

(3)讲解操作的简要方法及在操作过程中可能产生的感觉:如鼻饲法是将胃管通过鼻腔插入胃内,在插管过程中,当胃管到咽部时可能会出现恶心,甚至呕吐;做药物过敏试验时,是将小量药液注入在表皮与真皮之间,由于注射表浅,推药时较痛。让病人对操作有一定了解,并作好心理准备。

2.操作中指导

(1)向病人交代在操作中配合的方法:如插鼻饲管到咽部时应尽量作吞咽动作,出现恶心时应作深呼吸等。

(2)操作中应多使用安慰性和鼓励性语言:既体现了护士对病人的关怀,又可稳定病人的情绪,转移其注意力,增强其信心,使护理操作顺利进行。

3.操作后嘱咐

(1)必要的注意事项:如大量不保留灌肠后病人可尽量忍耐5~10 min再排便,这样可以使粪便软化,以利排出;灌肠后药物尽量在肠道内保留1 h以上,以利于药物吸收;做药物过敏试验后,告之病人可能出现的反应,皮试结果观察的时间,如出现不良反应及时通知护士等。

(2)询问病人此次操作后的感觉及是否已达到预期效果:如口腔护理完毕后,询问病人是否感觉舒适;便秘病人灌肠解便后,腹胀是否减轻;术后病人注射止痛药后切口疼痛是否减轻等。

二、护士的非语言行为

人与人之间除了借助语言进行信息交流外,还存在着大量的非语言沟通形式,许多不能用语言来表达的思想感情,都可用非语言沟通形式来表达,如倾听、面部表情、目光接触、专业性触摸、沉默、人际距离等。

(一)倾听

倾听是指全神贯注地接收和感受对方在交谈时发出的全部信息,并作出全面的理解。倾听在护患沟通中占有很重要的地位,认真倾听是对病人的关注和尊重。倾听并不是只听对方所说的词句,还应注意其说话的音调、语速、选择用词、面部表情、身体姿势和动作等各种非语言行为。

为保证交谈的顺利进行,应提供一个安静舒适的环境,将外界干扰降至最低。同时,交谈时护士要面向病人,与其保持合适的距离和身体姿势,身体稍向病人倾斜,切勿使病人处于仰视位。在倾听过程中应与病人保持眼神交流,用30%～60%的时间注视对方的面部,并给予病人适时适度的反馈,如轻声地说"嗯""是"或微微点头等,以表示自己在注意听。

倾听时应注意:①避免作出分散注意力的举动,如东张西望等。②不随便打断对方的诉说。③对病人的诉说内容,不要急于作出个人判断和评论。④仔细体会"弦外之音""话中之话"的含义,以了解病人的真实想法。

(二)面部表情

见本章护士仪容仪表。

(三)目光接触

目光接触即眼神的交流,它是面部表情中非常重要的部分。美国作家爱默生说:"人的眼睛和舌头所说的话一样多,不需要字典,也能够从眼睛的语言中了解整个世界。"在交流期间,保持目光的接触,可以表示尊重对方并愿意听对方的讲述;还可以密切地观察对方的一些非语言行为,尤其是对一些失语的病人,目光接触可产生有效的交流。交流中如果缺乏目光的接触,则表示厌倦、焦虑、缺乏信心或有戒心。

在护患沟通过程中,护士应注意正确应用目光交流的技巧,即把握好注视角度、部位和时间:①注视角度:护士注视病人时,最好是平视,以显示护士对病人的尊重和护患之间的平等关系。与患儿交流时,护士可采取蹲式、半蹲式或坐位;与卧床病人交谈时,可采取坐位或身体尽量前倾,以降低身高等。②注视部位:护患沟通时,护士注视病人的部位宜采用社交凝视区域,即以双眼为上线、唇心为下顶角所形成的倒三角区内,使病人产生一种恰当、有礼貌的感觉。

③注视时间:在护患沟通过程中,护士与病人目光接触的时间应不少于全部交谈时间的 30%,也不超过全部谈话时间的 60%;如果是异性病人,每次目光对视时间应不超过 10 s。

(四)专业性触摸

触摸是人体各部位之间或人与人之间通过接触抚摸的动作来表达情感和传递信息的一种行为语言。在不适于用语言表示关怀的情况下,可用轻轻的触摸来代替。触摸不仅可以减轻因焦虑和紧张引起的疼痛,还可以增强人体免疫系统的功能,此外,对听力或视力不佳者,抚摸可引起对方注意。

触摸在护理工作中的应用主要体现在:①健康评估:护士在对病人进行健康评估时,经常采用触摸方式,如触摸腹痛病人的腹部,了解是否有压痛、反跳痛、肌紧张等。②给予心理支持:触摸是一种无声的安慰和重要的心理支持方式,可以传递关心、理解、体贴、安慰等,如当产妇分娩疼痛时,护士通过抚摸腹部或握住产妇的手,可以使产妇感到安全,减轻紧张情绪,有利于分娩。③辅助疗法:根据有关研究发现,触摸可以激发人体免疫系统、使人的精神兴奋,减轻因焦虑、紧张而加重的疼痛,有时还能缓解心动过速、心律不齐等症状,具有一定的保健和辅助治疗的作用。

(五)沉默

在护患交往中,沉默是一种超越语言力量的沟通方式。作为一种常用的非语言行为,它能起到此时无声胜有声的作用。例如,当病人悲伤、哭泣时,护士应保持沉默,给病人一定的时间让其宣泄;当护士提出的问题,病人一时不知道该怎么回答或忘记怎么回答时,护士应给予时间让其思考或回忆。护士对病人的某些意见或建议有异议时,也可运用沉默表示对病人意见的不认同。

护士适当的运用沉默技巧,可以起到以下作用:①给病人提供思考和回忆的时间,给病人诉说或宣泄的机会。②能弱化病人过激的情绪、语言及行为,缓解紧张气氛。③表达对病人的同情和支持。④表示对病人意见的默许、保留、不认可。⑤给护士提供思考、冷静和观察的时间。

(六)人际距离

人际距离是指人与人之间的空间距离。在人际交往中,合适的距离能使沟通双方感到自然、舒适,若距离不适宜,会给对方造成心理压力而影响沟通。在医院环境中,护士在不同的场合,面对不同年龄、性别、病情的病人,选择不同的空间距离。美国人类学家爱德华·霍尔将人际沟通中的距离分为以下 4 种:

(1)亲密距离:15 cm 左右,是一种允许存在身体接触的距离,一般情况下,存在于最亲密的人之间,彼此能感受到对方的气味、呼吸,甚至体温。在护理工作中,主要用于护理人员进行某些操作时,如查体、治疗、安慰等。

(2)个人距离(人际距离):50 cm 左右,此距离很少有直接的身体接触,双方能够友好交谈。一般来说,只有熟人和朋友才能进入这个距离。在护理工作中,护士与病人进行非正式交流时常保持此距离。

（3）社交距离（社会距离）：1.2~3.7 m，在护理工作中，通知病人做检查、吃饭等，常采用此距离。

（4）公共距离（公众距离）：3.7 m以上，在医院工作中，集体健康宣教、病区的专题讲座、学术演讲、讲课时属于此距离。

一般来说，公开演讲时演说者与听众之间的标准距离就是公众距离。在医院工作中，集体健康宣教、病区的专题讲座、学术演讲时属于此距离。

人际交往的空间距离不是固定不变的，它可依赖具体情景、交谈双方的关系、社会地位、性格特征等而有一定的伸缩性。

三、护士的仪表与举止

（一）护士的仪表

仪表是一种文化和修养，也是一种无声的语言，护士仪表是护士职业对护士外部形象的具体要求，包括护士的仪容、衣着服饰等。它虽然不能代替高尚的医德，娴熟、准确的技术，但宜人的仪表在一定程度上又可以反映内心世界和情趣，在护士的工作、生活中是不可缺少的。

1.仪容　它指人的容貌，是自我形象中的重点，是护士行为规范的重要组成部分。护士良好的仪容可以为自身带来信心，同时也带给护理对象美的享受。

（1）面部仪容：护士在护理过程中，所应有的由面容、发式构成的外观容貌。面部仪容基本要求：

1）注意个人卫生与修饰。不留长指甲，禁止涂指甲油，不涂抹过浓的香水；上班期间不吃葱、蒜、韭菜等有异味的食品。保持面容清洁，化妆得体，不浓妆艳抹。

2）注重整体效应，强调整体和谐。

3）注意外在美和内在美的统一。

（2）面部表情：一种十分重要的非语言交流手段。面部表情是沟通交流中最丰富的语言，其他的身体语言无法与之相比。护士真诚、亲切的面部表情体现了护士对病人的关心、爱心、同情及理解。护士面部表情的基本要求：

1）目光：在接待病人或与病人长时间交谈时，可以注视整个面部，避免聚集一处，以散点柔视为宜。注视时间一般是听的一方应多注视说的一方。

2）微笑：护士的微笑是礼貌的象征，是爱心的体现，可以缩短护患间的心理距离；可以给病人留下美好的第一印象；可以为病人创造出和谐、轻松、安全和可依赖的氛围。护士在微笑时，应放松面部肌肉，嘴角微微向上翘起，唇略呈弧形。发自内心的微笑是自然、真诚的。

作为人类美化自身的一种重要手段，在物质文明和精神文明高度发展的今天，已引起人们的注意和重视。护士淡妆上班能展示良好的精神风貌，体现对病人和对自身职业的尊重。化妆应遵循自然真实、扬长避短、适宜得体、整体协调的原则。

2.衣着服饰　在医疗卫生行业中，护士服装是职业的标志，反映了护士自身的职业形象。护士着装应遵循端庄大方、干净整齐、搭配协调的原则。护士工作装包括帽子、口罩、护士服、长裤、袜子、鞋子、胸牌等。

（1）帽子：护士的帽子有燕帽和圆帽两种。燕帽戴在护士头上，显得高雅、圣洁，适合病房和门诊的护士。戴燕帽时，如果是短发，要求前不遮眉、后不过肩、侧不掩耳；如果是长发，应将头发梳理整齐盘于脑后梳成发髻，用发卡或头花固定，也可直接戴发网。燕帽应平整无折，戴正戴稳，前后适宜，距前发际 4～5 cm，用发卡固定于帽后，以低头或仰头时不脱落为宜，发卡不得显露于帽的外面。圆帽要把头发全部罩住，可防止头皮屑脱落造成的污染，适合手术室、传染科及特殊科室的护士。戴圆帽时，缝线在后，边缘平整，严禁头发外露。

（2）口罩：根据护士的工作场景选择合适的口罩。佩戴口罩应完全遮盖口鼻，戴至鼻翼上，口罩带高低松紧要适宜。工作时，口罩应经常清洗更换，保持洁净；不用时，应取下折叠放于清洁的上衣口袋内。戴口罩或取口罩前都应先洗手。

（3）护士服：护士的职业装，它代表着护士的外在形象，是白衣天使的象征。护理人员应以端庄的仪表、整洁的服饰，给病人留下良好的第一印象和美好记忆。其总体设计应以大方适体、便于护理操作为原则。色彩根据不同科室或场景有所差别。女装一般为裙装，男装一般为白大衣或分体式工作服。

护士服的大小、长短应适宜，以衣长刚好过膝，袖长在腕部为宜。腰带平整，松紧适度。护士服应平整、干净，无皱折、油渍、尘污等。扣子要全部扣上，如有脱落要及时补齐，不可用胶布粘、大头针别。工作服内面衣服的领边、袖边、裙边不得露出。避免口袋内塞满物品和着装季节不分。

（4）长裤：多为冬季着装，但在一些特殊科室（如手术室、传染科或 ICU 室）工作的护士最好穿长裤。长裤可与裙式护士服或中长护士服搭配。要求长短适宜，以站立起来裤脚能碰到鞋面，后面能垂直遮住 1 cm 鞋跟为宜，裤脚不能接触地面。

（5）袜子：以肉色或浅色为宜，长度要高过裙摆或裤脚边。夏季应避免光脚穿鞋而裸露出腿部皮肤及汗毛，避免穿挑丝、有洞或用线自己补过的袜子。

（6）鞋子：以白色或乳白色为主，要求样式简洁，以平跟或坡跟、软底防滑、穿着舒适为宜。护士鞋应保持干净整洁，不穿高跟鞋和走路发出声响的鞋。

（7）胸牌：向人表明自己身份的标志，上贴有照片，标明其姓名、职称、职务。佩戴胸牌的目的一方面利于护士约束自己的言行，更主动地为病人提供服务；另一方面利于病人的辨认、问询和监督。护士胸牌要佩戴在护士服编号的下方，固定胸牌的别针不宜外露，胸牌内容要填全，照片要粘贴牢固，以防掉落。胸牌表面要保持干净，避免水迹、药液的沾染。

此外，还要求护士在上班期间不能佩戴饰品，如戒指、手链、手镯、耳坠、耳环等，禁止梳扮怪异的发型。

（二）护士的举止

举止是人们在活动或人际交往中所表现出的各种姿态，也称动作或仪态。举止是一种无声的语言，可表达人的思想与感情。护士在护理工作中的一举一动、一颦一笑都可以带给病人一定的信息，护士优美的举止能给病人美的享受，有利于病人疾病的康复。护士在护理工作中常见的举止包括站姿、坐姿、行姿、蹲姿、端治疗盘、持病历夹、推治疗车等。

1.站姿　它又称立姿或站相，是人在站立时所呈现的姿态，是一种静态美，是所有姿态的基础。正确的站姿不仅给人以美感,而且对人体发育及内脏的正常生理功能都有直接影响。护士站立时不能依靠在病人床边或墙壁,更不能扶肩搭背、身体摇晃、手叉着腰或放于衣袋内。

(1)基本站姿:要求头正颈直,挺胸收腹,立腰提臀。具体做法:站立时,双眼平视前方,下颌微向后收,表情自然。双肩自然打开下沉,肩胛略向后收,两臂自然下垂,两腿并拢,两脚跟靠拢,脚尖稍分开。男女护士的站姿应有所区别。

(2)女护士站姿:站立时,双脚可呈"V"字形、"丁"字形或两脚稍分开前后错步,双手相握,右手四指在上轻握左手,双手拇指自然弯曲向内,被握手的指尖不能外露,应放于小腹前(图5.1)。

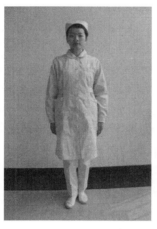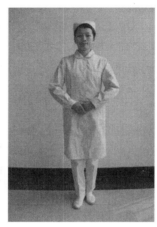

图5.1 女护士站姿

(3)男护士站姿:站立时,双脚呈"V"字形、"丁"字形或两脚平行分开不超过肩宽,右手握住左手腕上方,自然贴于腹前;也可将双手相握于身后(图5.2)。

2.坐姿 人在就座和坐定之后所呈现出的姿势。护士良好的坐姿不仅有利于身体健康,减轻疲劳,还能体现护士认真负责的工作态度。

护士在就座时应轻、缓、稳,先侧身从座椅左侧走进,背对座椅站立,将右脚后移半步接触座椅边缘,双手放于身后顺势从腰间向下将平工作服,轻坐于椅子上,臀部位于椅子前1/2或2/3处。女护士坐定后上身自然挺拔,双脚并齐,双膝靠拢,肩臂放松,双手自然交叉或相握置于腹前(图5.3);也可视情况采用双腿斜放式,前伸后屈式或双脚内收式。男护士坐定后上身自然挺拔,双腿可略分开,双脚跟距离约一拳,双手放在两腿接近膝盖的部位。

3.行姿 它也称为走姿或步态,即人在行走过程中形成的姿势,是一种动态美,轻盈敏捷的行姿能体现一个人的精神风貌和风度气质。正确而优美的走姿,不仅给人以干练愉悦的感受,还能节省体力,提高工作效率。

护士良好的行姿要求是从容、轻松、直线、优美、匀速。在站姿的基础上起步,重心前移,以大腿带动小腿,膝关节放松,两脚尖朝前迈步,取自然步幅,呈直线行走。两臂以身体为中心,前后自然摆动,幅度以30°为宜。但当病人呼唤或抢救病人时,护士需要快步急行,步伐有力,频率加快。使工作紧张有序,忙而不乱,给人以镇静敏捷、充满自信之感。

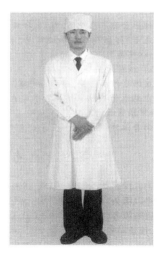

图 5.2　男护士站姿

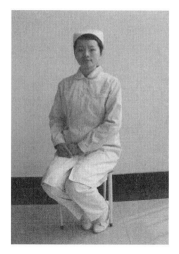

图 5.3　女护士坐姿

4.蹲姿　人在比较特殊的情况下采用的一种暂时性的体态,是相对静止的姿势。下蹲时一只脚在前,一只脚稍后,在前的一只脚应完全着地,小腿与地面垂直;在后的一只脚则脚掌着地,脚跟提起,膝部降低,膝内侧靠于另一小腿内侧(图 5.4)。女性两腿应靠紧,男性则可适度分开,头略低,上身挺直前倾,臀部向下。护士穿裙装时,应双手从腰间向下捋平工作服后再下蹲,避免工作服接触地面。

5.端治疗盘　在站姿或行姿的基础上,上臂靠近躯干,肘关节弯曲成 90°,拇指置于两侧盘缘中部,四指和手掌托住盘底,四指自然分开,与手臂同时用力,躯干与盘缘相距 2~3 cm(图 5.5)。

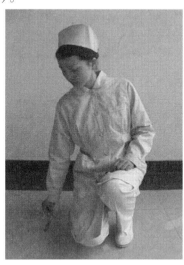

图 5.4　护士蹲姿

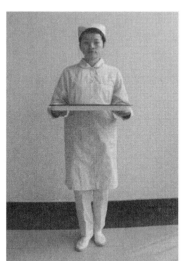

图 5.5　端治疗盘

6.持病历夹　持病历夹时,肩部自然放松,上臂贴近躯干,病历夹正面向内,一手握住夹的前 1/3,病历夹前部略上抬,另一手自然下垂,或一手握住病历夹中部放于侧腰,肘关节稍弯曲,另一手轻托病历夹右下角(图 5.6)。

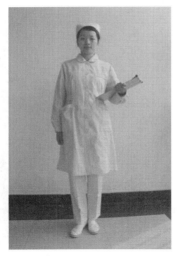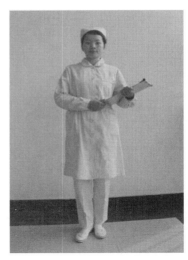

图 5.6　持病历夹

　　书写或阅读时,一手持病历夹顶部,将夹放于前臂上,手臂稍外展,持夹靠近躯干,另一手可翻阅或书写。

　　7.推治疗车　护士位于车后,面对治疗车上物品,双肩保持平稳,两手扶住治疗车的两侧,躯干略向前倾,重心集中于前臂,抬头,挺胸收腹,腰背挺直避免弯曲,步伐均匀行进(图 5.7)。禁止单手拉治疗车行走及用治疗车撞门。

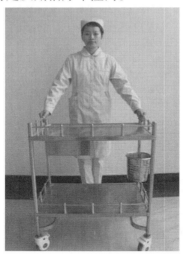

图 5.7　推治疗车

第六章
护理安全与职业防护

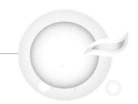

　　随着社会和医疗事业的发展,人们对护理服务、健康保健的需求不断提高,自我保护意识也日益增强。在医患关系紧张和医疗纠纷事件增多的背景下,越来越多的护理人员开始关注护理安全问题。护理安全不仅涉及护理工作中病人的安全问题,也涉及在医院这样复杂、潜伏着诸多危险因素的环境中护士的安全问题。因此,医疗机构应通过一系列专门的安全管理活动来实现增进病人健康与安全,并同时控制护理职业损伤的危险因素,为护理人员创建一个和谐、安全的工作环境,最终达到提高护理服务质量的目的。

第一节　护理安全控制

　　护理安全是护理质量的基础,是优质护理服务的关键,直接影响医疗质量、病人安危及医院声誉。因此,应作好护理安全管理,增强安全防范意识,采取有效措施消除或控制不安全因素,以保证病人身心健康及用药安全,防范和减少护理差错和事故的发生。

一、护理安全的相关概念及意义

(一)护理安全的相关概念

　　1.护理安全　在实施护理的全过程中,病人不发生法律和法定的规章制度允许范围以外的心理、机体结构或功能上的损害、障碍、缺陷或死亡。

　　2.护理差错　在护理工作中,因责任心不强、工作疏忽、不严格执行规章制度或违反技术操作规程等原因,给病人造成精神及肉体的痛苦,或影响医疗护理工作的正常进行,但未造成严重后果和构成事故。

　　3.护理事故　在护理工作中,由于护理人员的过失,直接造成病人死亡、残疾、组织器官损伤,导致功能障碍或造成病人明显人身损害的其他后果。

　　护理差错和护理事故均是护理安全缺陷的表现,护理差错是发展成为护理事故的前身,护理事故是护理差错的恶性发展和转化,两者互为因果,相互联系。

（二）护理安全的意义

1.有利于提高护理质量　临床护理工作中的不安全因素不仅直接或间接地影响护理质量,同时使病人的病情加重,延缓病人恢复健康的进程,甚至还可能给病人造成器官功能的障碍,从而导致残疾或死亡。由此可见,护理安全影响护理质量,护理质量可体现护理安全的水平,护理安全措施的落实,有利于提高护理质量。

2.创造和谐医疗环境　护理不安全因素容易引发护患之间的矛盾和争执,甚至导致医疗护理纠纷、法律诉讼。因此,在护理工作中,监督检查护理安全制度的落实及安全措施的执行,不仅可以有效地减少差错和事故的发生,为病人提供安全可靠的护理服务,还可赢得病人的认同,增强病人的信任感,从而创造和谐的医疗环境。

3.保护护理人员自身安全　护理安全措施的有效实施,不仅可以为病人提供高质量的护理服务,保护病人的合法权益不受到侵害,同时通过不断强化护理人员的安全意识,对职业行为中的有害因素进行科学性的有效防护,还可以减少职业暴露机会,避免职业伤害,保护护理人员自身安全。

二、护理安全的影响因素

（一）人员因素

护理人员是护理措施的实施者,因此,其素质水平的高低是关系到护理安全与否的首要因素。它包括护理人员的安全意识、法律意识、专业能力以及人员配备等因素。

病人由于患病致使身体虚弱、自理能力受限、感知觉及意识障碍、抵抗力下降、心理压力过大等容易发生各种各样的伤害。同时病人的不遵医行为如擅自改变输液滴数、不按医嘱服药、不遵医嘱控制饮食、不定期复查、不配合护理操作等,更是形成护理安全隐患。

（二）管理因素

护理管理制度不健全,检查及监督不得力或职责不明确,对护理工作各个不安全环节缺乏预见性,未及时主动采取相应的措施或采取的措施不当等,都潜藏着护理安全隐患,成为护理不安全的因素;教育培训不重视,知识更新与实际需要存在差距;人力资源不足,致使临床护理人员排班不合理,长时间超负荷工作,使其身心疲惫、身体素质下降,易导致护理安全问题的发生。

（三）环境因素

1.医院的基础设施不健全、病区物品配备不完善、仪器设备品种不全、性能不良、缺乏维护与定期保养;药品及护理用物存在质量缺陷或失效、变质等;此外,地面过滑可导致病人跌倒、摔伤、骨折;病床无床档可造成病人坠床等。

2.环境的污染,如消毒隔离不严密所致的院内交叉感染;昆虫叮咬导致的过敏性伤害,以及引发的传染性疾病等。

3.医用危险品管理使用不当也是潜在的不安全因素,如氧气、乙醇、汽油等可导致烧伤;各种电器如烤灯、高频电刀等可导致灼伤;高压氧舱治疗不当可致气压伤;放射性治疗可导致放射性皮炎、皮肤溃疡坏死,甚至导致死亡等。

4.病区治安管理不严,发生偷盗失窃、犯罪活动等威胁医疗机构公共安全事件时,给病人造成经济上的损失和精神上的不安全感。

(四)技术因素

随着医疗护理技术的革新,大量的新技术不断引进,由于复杂程度高、技术要求严格,不仅加大了护理人员的工作压力和工作量,还增加了护理工作中技术方面的风险,影响护理安全。

三、护理安全的控制

(一)加强护理职业安全教育

重视护理安全教育,提高全体护理人员的安全意识,是保证护理安全的基础。通过经常性的安全教育,树立"安全第一"的观念。增强风险意识,增强护理安全工作的自觉性,使护理人员明确良好的职业道德,严格执行规章制度是护理安全的重要保证。

(二)强化法制观念、增强法律意识

护理人员要加强法律知识的学习,增强法律意识、强化法制观念,自觉遵守法律、法规,以防范由于法制观念不强所造成的护理差错和事故,并学会运用法律武器保护病人及维护自身的合法权益。

(三)加强专业理论和技术培训

为了从根本上防止技术性护理差错和事故的发生,应对护理人员进行定期、系统的专业培训,以提高护理人员的业务素质,夯实理论知识,提高护理行为的可靠性,促进各项护理安全工作的落实,保证病人的安全及健康。

(四)提高护理系统安全性和有效性

在临床护理工作中,应从护理系统运行的安全性和应对的有效性入手,实行科学、严谨的护理管理,建立、健全各项安全管理制度和科学的临床工作程序,使各级护理人员做到有章可循,确保安全护理的实施。同时作好宏观的人力资源监控,实现护理人员按需流动和配置,最大限度地减少由于护理人力资源短缺、安全管理滞后、运行机制陈旧而造成的安全隐患,将护理事故发生的可能性最小化。

(五)建立连续监测的安全网络

医院应实行"护理部—科护士长—病区护士长"三级目标管理责任制,监督检查护理物品的质量、性能等是否符合安全要求。对有可能影响全局或最容易出现问题的环节应重点监控,如手术室、急诊科、ICU、供应室等。

第二节　护理职业防护

护理人员因工作性质、工作环境的特殊性,常常暴露于各种现存的或潜在的职业危险因素中,成为职业暴露中的高危群体,容易造成突发性职业危害或慢性职业损伤,严重威胁着护理人员的身心健康。因此,护士应能辨别职业损伤的危险因素,并采取积极、科学的防范措施,自觉作好职业防护,保障自身职业安全。

一、护理职业防护的相关概念及意义

(一)护理职业防护的相关概念

1.护理职业防护　在护理工作中采取多种有效措施,保护护理人员免受职业损伤因素的侵袭或将其伤害降到最低程度。

2.护理职业暴露　护理人员在为病人提供护理服务时,经常处于感染病人的血液、体液及排泄物等的环境中,有感染某种疾病的危险,称为护理职业暴露。它也包括各种理化因素及工作压力对护理人员所造成的影响。

3.标准预防　假定所有人的血液、体液、分泌物等体内物质都有潜在的传染性,接触时均应采取防护措施,防止因职业感染传播疾病的策略。

(二)护理职业防护的意义

1.提高护理人员职业生命质量　护理职业防护措施的有效实施,不仅可以避免由职业卫生和职业安全对护士造成的机体损害,还可以控制由环境和行为引发的不安全因素。通过职业防护可以维护护士的身体健康,减轻工作过程中的心理压力,增强社会适应能力,提高职业生命质量。

2.科学规避护理职业风险　护理人员通过对职业防护知识的学习和技能的强化,可以提高职业防护的安全意识,严格遵守护理操作规程,自觉履行职业规范要求,有效控制职业危险因素,科学有效地规避护理职业风险。

3.营造轻松和谐的工作氛围　良好安全的职业环境,不仅可以使护理人员产生愉悦的身心效应,还可以增加职业满意度,促进健康的护患沟通交流,获得职业选择的积极认同感。同时轻松愉快的工作氛围,可以缓解护士的工作压力,激发职业工作的激情,提高职业适应能力。

二、职业损伤的危险因素

护理工作场所是一个特殊的高危环境,护理人员面临着多种威胁健康与安全的因素,其中主要的危险因素包括生物性因素、化学性因素、物理性因素和心理社会性因素。

（一）生物性因素

生物性因素是指细菌、病毒、支原体等微生物,通过飞沫、唾液、血液、体液、排泄物及其污染物等方式传播给护理人员,使其被动地获得相关传染病感染的因素。常见的是细菌和病毒。具体如下:

1.细菌　常见的致病菌有葡萄球菌、链球菌、肺炎球菌、大肠杆菌等,主要通过呼吸道、消化道、血液、皮肤等途径感染护理人员,导致疾病的发生。

2.病毒　常见的病毒有肝炎病毒、艾滋病病毒、冠状病毒等,主要通过呼吸道和血液传播给护理人员。其中,最危险、最常见的是艾滋病病毒(HIV)、乙型肝炎病毒(HBV)和丙型肝炎病毒(HCV)。

（二）化学性因素

化学性因素是指医院内的药物、溶液和气体等不同形式的化学物质,导致人体系统的毒性损害或刺激性损伤。

1.化学消毒剂　在日常护理工作中,护理人员经常接触的化学消毒剂有甲醛、含氯消毒剂、过氧乙酸、戊二醛等。这些化学消毒剂可通过皮肤、眼睛及呼吸道等途径对护士造成损伤。轻者会引起皮肤过敏、流泪、恶心、呕吐、气喘等症状,重者还会引起眼结膜灼伤、上呼吸道炎症、喉头水肿、化学性气管炎或肺炎等,甚至造成肝脏和中枢神经系统的损害。

2.化疗药物　化疗多指对于恶性肿瘤的化学药物治疗。化疗药物不仅使接受化疗的病人出现毒性反应,还会给接触化疗药物的护士带来一定的潜在危害。护士在配药、注射及废弃物丢弃过程中,化疗药物均有可能通过皮肤、呼吸道、消化道等途径侵入护士体内。长期接触化疗药物的护士,受其影响的概率更大,会造成身体不同程度的伤害,常表现为白细胞数量减少、流产率增高,甚至导致畸形、肿瘤及脏器损伤等。

（三）物理性因素

物理性因素是指能够引起人体组织创伤的工作环境因素。

1.锐器伤　它是较为常见的职业损伤因素,是一种由医疗锐器(如注射针头、安瓿、手术刀、剪刀、各种穿刺针等)造成的意外伤害,造成皮肤深部足以使受伤者出血的皮肤损伤。锐器伤以针刺伤为主,是导致血源性传播疾病的最主要因素。目前已证实有20多种病原体可经过锐器伤直接传播,其中较为常见、危害性最大的是乙型肝炎病毒、丙型肝炎病毒和艾滋病病毒。锐器伤另一方面的危害是对受伤者的心理影响,使其产生焦虑、恐惧,并且引发中度或重度的悲观情绪,甚至导致放弃护理职业。

导致锐器伤的常见原因包括:①准备物品过程中被误伤,如掰安瓿、抽吸药物时被划伤;②双手回套针帽时被刺伤;③注射、拔针时病人不配合造成误伤;④手术过程中传递锐器时造成误伤;⑤使用后的注射器、输液器毁形时被刺伤;⑥分离、浸泡、清洗用过的锐器被误伤;⑦整理治疗盘、治疗室台面时被裸露的针头或碎玻璃刺伤;⑧处理医疗污物时导致误伤。

2.机械性损伤　常见的机械性损伤有跌倒、扭伤、撞伤等。特别是负重伤(腰椎间盘突出症、颈椎病、下肢静脉曲张)对护士造成的危害不容忽视。究其原因,主要是临床护士在工作中,体力劳动较多,并且劳动强度较大,负重过度,特别是 ICU、骨科、精神科、急诊等,需要搬运病人的机会较多,用力不当、不正确的弯腰等,容易扭伤腰部,引发腰椎间盘突出。此外,长时间的伏案书写、记录、超时站立和走动还可引起颈椎病及静脉曲张等。

3.温度性损伤　常见的温度性损伤有热水瓶、热水袋所致的烫伤;氧气、乙醇等易燃易爆物品所致的烧伤;烤灯、高频电刀操作使用不当所致的灼伤等。

4.放射性损伤　在为病人进行放射性诊断和治疗的过程中,因自我保护不当或发生泄漏,会导致放射性皮炎、皮肤溃疡坏死,甚至引起皮肤癌。在用紫外线消毒病室、治疗室时,因防护不当,造成不同程度的皮肤红斑、紫外线性眼炎等。

5.噪声　主要来源于监护仪、呼吸机的机械声、报警声、电话铃声、物品及机器移动的声音、病人的呻吟声、小孩的哭闹声等。研究发现,长期处于声音强度超过 40 dB 的环境中,大脑会处于一种极度疲乏与精神紧张的状态,工作效率与质量都会受到不同程度的负面影响,严重者还可导致听力、神经系统等的损害。

(四)心理社会性因素

心理社会性因素是指可以造成或加重护理人员的精神紧张、情感焦虑或人际冲突的危险因素。它主要包括工作负荷过重引起的精神压力过大,防范差错事故引起的心理高度紧张,倒班打破生理节律和生活规律,面对病人痛苦、死亡时的负性刺激、护患纠纷时面临的潜在暴力损害等。这些危险因素不仅影响护士的心理健康,也影响其身体健康,甚至影响社会群体对护士职业的选择,导致职业疲溃感。

三、护理职业损伤的防护措施

(一)生物性损伤的防护

1.切断传播途径,执行标准预防

(1)洗手:①在接触血液、体液、分泌物、排泄物及污染物品后无论是否戴手套,必须洗手;取下手套及接触另一位病人前,必须洗手,以避免微生物转移给其他病人或传播到其他地方。②常规洗手应使用肥皂(保持干燥)或洗手液。在特殊情况下,如感染或传染病流行期间,应使用消毒液洗手。

(2)防护用物的使用:为了避免直接接触血液或体液,护士操作前应常规实施职业性防护。常用的防护措施包括口罩、护目镜或面罩、手套、隔离衣等。

1)戴口罩、护目镜或面罩:在进行可能出现血液、体液、分泌物及排泄物溅出的操作时,应戴口罩、护目镜或面罩,以保护眼、鼻及口部的黏膜。

2)戴手套:在接触病人血液或体液、有创伤的皮肤黏膜、进行侵入性治疗、接触和处理被病人血液或体液污染的物品和锐器时,均应戴手套操作。护士手上有伤口时更应戴手套操作。手套使用后,应立即脱掉并彻底洗手。

3)穿隔离衣:在身体有可能被血液、体液、分泌物和排泄物污染时,或进行特殊手术时应穿隔离衣。隔离衣污染后,应尽快脱下,立即洗手。

2.安全处理锐利器具　严格按照操作规程处理针头、安瓿、手术刀及剪刀等锐器,防止锐器伤的发生。

3.医疗废物及排泄物的处理　严格按照《医疗废物管理条例》中的规定,将使用过的一次性医疗用品及其他固体废弃物放入双层防水污物袋内,存放在指定地点,并做好危险物标识,严密封口,由专人进行集中焚烧处理。排泄物及分泌物等污物倒入专用密闭容器内,经消毒后排放。

4.预防性用药　接种乙型肝炎疫苗是预防乙型肝炎病毒的最有效措施,可避免和减少医护人员感染乙型肝炎病毒。

(二)物理性损伤的防护

1.锐器伤的防护

(1)防护措施:锐器伤防护的关键是建立锐器伤防护制度,树立标准预防理念,增强自我防护意识,规范操作行为。

1)在进行侵袭性(有创性)操作过程中,要保证环境光线充足,并严格按规程操作,防止被针头、刀片、破裂安瓿等锐器刺伤或划伤。

2)使用安瓿制剂时,可先用砂轮划痕,然后再垫棉球或纱布掰安瓿,以防损伤皮肤。

3)抽吸药液时严格使用无菌针头,抽吸后必须立即单手操作套上针帽。

4)静脉加药时,须去除针头经三通装置给予。

5)制订完善的手术器械(如刀、剪、针等)摆放及传递的规定,规范器械护士的基本操作。

6)手持针头或锐器时勿将针尖或锐器面对他人,以免刺伤。

7)纠正损伤的危险行为:①禁止用手直接接触使用后的针头、刀片等锐器;②禁止直接用手传递锐器,手术中的锐器用弯盘或小托盘传递;③禁止将使用后的针头重新套上针帽(但排除抽动脉血作血气分析);④禁止用双手分离污染的针头和注射器;⑤禁止用手折弯或弄直针头;⑥禁止双手回套针头帽;⑦禁止直接接触医疗废物。

8)严格执行医疗废物分类标准。使用后的锐器不与其他医疗垃圾混放,须及时并直接放入耐刺、防渗漏的锐器盒内,以防被刺破。锐器盒要有明显的标志。

9)为躁动、意识不清或不合作的病人做治疗、护理时,须有他人的协助,尽量减少锐器误伤自己或病人。

10)选用有安全装置、性能好的护理器材,如选用真空采血用品采集血液标本;使用自动毁形的安全注射器、带保护性针头护套的注射器;安全型静脉留置针等。

11)加强职业安全教育与健康管理。加强护士职业安全教育,增强自我防护意识,一旦发生锐器伤,应立即作好局部的处理。建立护理人员健康档案,定期进行体检,并接种相应的疫苗。建立损伤后登记上报制度;建立锐器伤处理流程;建立受伤护士监控体系,追踪伤者健康状况;并作好心理疏导,采取有效的预防补救措施。

(2)紧急处理方法:临床护理工作中一旦发生锐器伤,应迅速采取下列紧急处理措施:

1)立即用健侧手从伤口的近心端向远心端挤压,尽可能地挤出伤口部位的血液,禁止在伤口局部来回挤压或按压,以免产生虹吸现象,将污染血液回吸入血管,增加感染机会。

2)用肥皂水彻底清洗伤口,并在流动水下反复冲洗,用等渗盐水冲洗黏膜。

3)用0.5%碘附或75%乙醇消毒伤口,并包扎。

4)向主管部门报告,并及时填写锐器伤登记表(表6.1)。抽取针刺伤人员血样标本送检。

5)请有关专家评估锐器伤并指导处理。根据病人血液中含病毒、细菌的多少和伤口的深度、暴露时间、范围等进行评估,作相应的处理。

表 6.1　医务人员锐器伤登记表

编号＿＿＿＿＿＿

暴露者情况	伤者姓名		职　称		参加工作时间	
	所在科室		证明人			
	暴露时间		部　位		方　式	
	详细过程					
	病人姓名		住院号		诊　断	
	病原检测	HBV（　）	HCV（　）		HIV（　）	梅毒（　）
	其他情况					
伤口处理						
填报者		填报日期				
科　室 意　见	主任(护士长)：　　　　　　　　　　年　　月　　日					

以上由暴露者和所在科室负责填写

医务处 批　示	负责人：　　　　　　　　　　年　　月　　日

以下由医院感染管理科负责填写

相关科室 风险度评估	科室：　　　负责人：　　　　　　年　　月　　日
监测周期 记录	HBV（　）　　　　HCV（　）　　　　HIV（　） 受伤当日（　年　月　日）＿＿＿＿＿＿＿　＿＿＿＿＿＿＿　＿＿＿＿＿＿＿ 第　个月（　年　月　日）＿＿＿＿＿＿＿　＿＿＿＿＿＿＿　＿＿＿＿＿＿＿ 第　个月（　年　月　日）＿＿＿＿＿＿＿　＿＿＿＿＿＿＿　＿＿＿＿＿＿＿ 第　个月（　年　月　日）＿＿＿＿＿＿＿　＿＿＿＿＿＿＿　＿＿＿＿＿＿＿ 第　个月（　年　月　日）＿＿＿＿＿＿＿　＿＿＿＿＿＿＿　＿＿＿＿＿＿＿ 预防接种情况(第 1 次检测 HBV 阴性者建议进行)： (检验报告单附后)
备　注	

2.负重伤的防护

（1）加强锻炼、提高身体素质：如健美操、广播体操、太极拳、慢跑、游泳、瑜伽等，通过锻炼可增加肌肉的柔韧性、关节的灵活性、降低骨关节损伤概率，并预防下肢静脉曲张；还可提高机体免疫力，使全身各个脏器系统功能增强，改善局部血液循环，预防椎间盘退变。

（2）保持正确的工作姿势：①站立时，取"稍息"姿势，可让双下肢轮流支撑体重，或适当做踮脚动作，促进小腿肌肉的收缩及静脉血回流；②站立或坐位时，尽量保持腰椎伸直，使脊柱支撑力增大，避免因过度屈曲造成腰部韧带劳损；③搬运重物时，两脚分开，扩大支撑面，膝盖微屈，腰背尽量保持挺直，做重心转移时，不要扭转腰背。

（3）避免长时间维持一种体位：工作间隙应适当变换体位或姿势，缓解肌肉、关节、骨骼疲劳，减轻脊柱负荷。应避免保持同一固定的工作姿势而引发腰肌劳损，增大发生椎间盘突出的概率。同时要避免过于剧烈的活动，防止拉伤腰部肌肉，损伤椎间盘。

（4）应用搬运病人的设备：随着科技的发展，各种护理器械的应用为减轻护理工作量提供了保证，当搬移病人或重物时可借助翻身床、对接车、机械提举架、移动椅等协助完成。

（5）使用劳动保护用具：①工作中可以佩戴腰围以加强腰部的稳定性，保护腰肌和椎间盘不受损伤，但休息时必须解下，以免长时间使用造成腰肌废用性萎缩；②穿弹力袜套或绑弹力绷带，减轻肢体沉重感或疲劳感，促进下肢血液回流；③穿软底鞋。

（6）养成良好的生活习惯：①选用硬板床或硬度、厚度适宜的床垫；②从事家务劳动及活动时，避免长时间弯腰或尽量减少弯腰次数，并以正确的方式弯腰搬运重物；③尽量减少持重物的时间及质量，减轻腰部负荷；④注意营养的科学调配，多食富含钙、铁、锌的食物，如牛奶、菠菜等；适当增加蛋白质的摄入，因其是形成骨骼、肌肉、韧带不可缺少的成分之一；多食富含维生素 B、维生素 E 的食物，以营养神经，促进血流，改善血液循环。

（三）化疗药物损伤的防护

1.配制化疗药物的环境要求　条件允许应设立专门化疗药物配置室，配有空气净化装置，在专用层流生物安全柜内配药，以保持洁净的配置环境，并防止药液对配置人员产生危害。操作台面应覆盖一次性防渗透性防护垫，以吸附溅出的药液，减少药液污染台面。有条件的医院应设置化疗药物配置中心。

2.配制化疗药物的准备要求

（1）人员准备：配制前用流动水洗手；戴帽子、口罩、护目镜，穿防渗透隔离衣，戴聚氯乙烯手套（如需戴双层手套，则在外面再加戴一副乳胶手套）。由于操作过程中从呼吸道吸入化疗药物的危险性较大，因此，必须戴有效的一次性防护口罩。

（2）物品准备：割锯安瓿前轻弹颈部，使附着的药粉、药液降落至瓶底。掰安瓿时应垫纱布，避免药粉、药液、玻璃碎片飞溅，并防止划破手套。

3.执行化疗药物的操作要求

（1）溶解药物时，溶媒应沿瓶壁缓慢注入瓶底，待药粉浸透后再搅动，防止药粉溢出。

（2）密封瓶药物稀释后，立即抽出瓶内气体，以防瓶内压力过高药液从针眼处溢出。

（3）抽取药液结束，在瓶内排空气后再拔针，不得将药液排入空气中。

（4）抽取药液时，以不超过注射器容量的 3/4 为宜，防止溢出。

（5）操作结束后擦洗操作台，脱去手套后按照六步洗手法彻底洗手并行沐浴，以减轻药物的毒副作用。

（6）静脉给药时戴手套，并防止药液外漏。

4.化疗药物外漏和人员暴露时的处理要求

（1）操作过程中一旦出现化疗药物外漏，应立即标明污染范围，避免其他人员接触。

（2）药液溢到桌面或地上，应用吸水毛巾或纱布吸附（粉剂则用湿纱布轻轻擦抹，以防药粉飞扬污染空气），再用肥皂水擦洗，配药后要拖地面。

（3）药液溅到皮肤上，应立即用肥皂水和清水彻底清洗。

（4）药液溅到眼睛里，应立即用清水或生理盐水反复冲洗。

（5）药液溅到工作服或口罩上，应立即更换。

（6）记录接触情况，必要时就医治疗。

5.污染废弃物的处置要求

（1）处理污物时，护理人员要戴帽子、口罩及手套，处理完毕后应按照六步洗手法彻底洗手。

（2）与化疗药物接触过的废安瓿及药瓶、一次性注射器、输液器、棉球、棉签等，须放置在专用的密闭垃圾桶及有特殊标记的防刺破、防漏的专用容器中，由专人封闭处理，避免污染空气。

（3）所有污染物、一次性防护衣、帽等须焚烧处理；非一次性物品，如隔离衣等，应与其他物品分开放置、标记、高温处理。

（4）处理48 h内接受过化疗的病人的分泌物、排泄物、血液等时，须穿隔离衣、戴手套；被化疗药物或病人体液污染的床单等应单独洗涤。

（5）病人使用过的洗手池、马桶等，应用清洁剂清洗。

（6）混有化疗药物的污水，应在医院污水处理系统中专门处理后再排入城市污水系统。

（四）心理社会性损伤的防护

1.减轻工作压力　合理安排人力资源，增加护士编制，减轻工作负荷；优化人员组合，合理分工，科学的工作安排可以降低夜班劳动带来的负面效应；学会时间管理，劳逸结合，延长高效的工作时间，减轻护理人员的职业紧张。

2.改善工作环境　良好的职业环境可以缓解工作和思想压力。医院应尽量创造舒适、安全的工作环境，提供必要的防护保障，加强对可能发生安全隐患的关键环节的控制；护理人员应学会与他人有效沟通，减少由于误解造成的冲突，培养团队合作的精神，改善组织内部的人际关系，增加相互支持，营造和谐的工作环境；并学习应对工作场所突发情况的知识和技巧，创造安全健康的职业环境。

3.提供培训机会　通过学习，充实专业知识，提高专业技能，增加对学科发展前沿和国内外护理专业情况的了解，以带来工作变革的方向和动力，拓展专业领域的视野，提高职业竞争力，增强应对工作压力的能力。

4.提高心理素质　加强护士心理素质的培养，提高护士对压力的积极应对能力；合理宣泄消极情绪，保持积极、稳定的良好情绪；培养轻松的业余爱好，并进行有规律的运动等，有助于摆脱焦虑、烦恼，恢复体力和精力，克服职业疲溃感。

5.争取家庭支持　护理管理者应制订家庭支持政策，争取获得护士的家庭支持，当护士因家庭原因需要请假或家庭需要帮助时，护理管理者应表示理解和关心，并伸出援手；另外，还应加大对护士的正面宣传与培养，积极提高护士的社会地位，努力创造出一个尊重护理职业的社会环境，这些都有助于提高护士自我工作价值感，增强应对工作疲溃的动力。

第七章
医院和住院环境

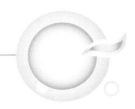

第一节 医　　院

一、医院的概念和任务

医院是对病人或特定人群进行治病防病的场所,应备有一定数量的病床、必要的设备,以及具有救死扶伤精神、精湛的医学知识和技能的医务人员。

医院的任务是"以医疗为中心,在提高医疗质量的基础上,保证教学和科研任务的完成,并不断提高教学质量和科研水平。同时做好扩大预防,指导基层和计划生育的技术工作"。

二、医院的种类

(一)按分级管理划分

根据原卫生部提出的《医院分级管理标准》,医院按功能与任务的不同,以及技术质量水平和管理水平、设施条件的不同,可划分为一、二、三级。每级又分为甲、乙、丙等,三级医院增设特等,共分为三级十等。

1.一级医院　它是指直接向一定人口的社区提供医疗卫生服务的基层医院,如农村乡、镇卫生院,城市街道卫生院等。

2.二级医院　它是指向多个社区提供医疗卫生服务并承担一定教学、科研任务的地区性医院,如一般市、县医院,省、直辖市的区级医院和一定规模的厂矿、企事业单位的职工医院。

3.三级医院　它是指向几个地区甚至全国范围提供医疗卫生服务的医院,指导一、二级医院业务工作与相互合作,如国家、省、市直属的市级大医院及医学院的附属医院。

(二)按收治范围划分

1.综合性医院　在各类医院中占较大比例,是指设一定数量的病床、各类临床专科(如内科、外科、儿科、妇产科、眼科、耳鼻喉科、皮肤科等)、医技部门(如药剂、检验、影像等)以及相应人员与设备的医院。

2.专科医院　为诊治各类专科疾病而设置的医院,如妇产医院、儿童医院、口腔医院、传染病医院等。

（三）按特定任务划分

该类划分是指有特定任务和特定服务对象的医院,如军队医院、企业医院等。

（四）按所有制划分

该类划分可分为全民、集体、个体所有制医院,中外合资医院,股份制医院等。

（五）按经营目的划分

该类划分可分为非营利性医院和营利性医院。

三、医院的组织结构

当前医院的组织结构,按我国的现状大致分为三大系统,即诊疗部门、诊疗辅助部门和行政后勤部门(图7.1)。

1.诊疗部门　包括内科、外科、妇产科、儿科、五官科、皮肤科、急诊科和预防保健科等,是医院的主要业务部门。

2.诊疗辅助部门　包括药剂科、检验科、营养科、麻醉科、手术室、供应室及病理科等,以其专门的技术和设备辅助诊疗部门工作。

3.行政后勤部门　包括医院的各职能部门,是进行人、财、物保障的辅助部门,是医院的主要组成部门。

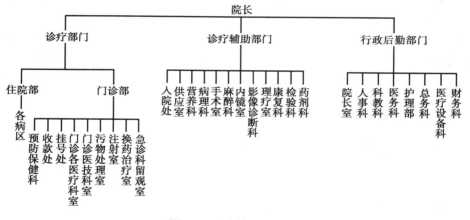

图 7.1　医院的组织结构

第二节　门诊部

一、门诊

门诊是医院面向社会的窗口,是医疗工作的第一线,是直接对人民群众进行诊断、治疗和预防保健的场所。

（一）门诊的设置和布局

门诊设有挂号处、收费处、化验室、药房、综合治疗室与分科诊察室等。门诊的候诊、就诊环境,要求光线明亮、空气流通、整洁安静、布局合理、标志和路标醒目,既方便病人候诊、就诊,又使病人感到亲切,对医院产生信任感。

诊察室内应备有诊察床,床前有遮隔设备,室内设有洗手池。桌面整洁,各种检查用具及化验单、检查申请单、处方等放置有序。

综合治疗室内除备有治疗用物外,还应配备必要的急救设备,如氧气、急救药品等。

（二）门诊的护理工作

1.预检分诊　即扼要询问病史,观察病情后作出初步判断,给予合理分诊指导和传染病管理。就诊顺序应做到先预检分诊,后挂号诊疗。预检分诊工作需由有经验的护理人员担任。

2.安排候诊与就诊　病人挂号后,分别到各科候诊室依次就诊。护士应做好就诊病人的护理工作。

（1）开诊前准备好各种检查器械和用物,检查诊疗及候诊环境。

（2）分理初诊和复诊病案,收集整理化验单及检验报告等。

（3）根据病情测量体温、脉搏、呼吸、血压等,并记录在门诊病案上。

（4）按先后次序叫号就诊,必要时护士应协助医生进行检查工作。

（5）随时观察候诊病人的病情,遇到剧痛、高热、呼吸困难、出血、休克等病人,应立即安排提前就诊或送急诊室处理;对病情较重或年老体弱者,应适当调整就诊顺序。

3.健康教育　利用候诊的时间,采用电视录像、口头、图片、黑板报或赠送宣传小册子等形式开展健康教育。对病人提出的询问应耐心、热情地予以解答。

4.治疗　需在门诊进行的治疗,如注射、导尿、灌肠、换药、穿刺等,必须严格执行操作规程,认真执行查对制度,确保治疗安全、有效。

5.消毒隔离　门诊人群流量大,病人集中,易发生交叉感染,因此,必须做好消毒隔离工作,传染病或疑似传染病病人应分诊到隔离门诊就诊,并做好疫情报告。门诊空间、墙壁、地面、桌椅、诊察床、推车、担架等,应定期进行清洁、消毒处理。各种治疗后的用品应立即进行清洁、消毒处理。

6.保健门诊　经过培训的护理人员可直接参与各类保健门诊的咨询或诊疗工作。

二、急诊

急诊科是医院诊疗急诊病人的场所,是抢救病人生命的第一线。对危及生命和意外灾害事件,应立即组织人力、物力,按照急救程序进行抢救。急诊科的护士要求责任心强,有良好的素质,具有一定的急诊抢救知识和经验,技术熟练,动作敏捷。急诊科护理的组织管理和技术管理应最优化,达到标准化、程序化、制度化。

（一）急诊科的设置和布局

一般设有预检处、诊疗室、抢救室、治疗室、监护室、观察室、扩创室等。此外,还设有挂号室、收费室、化验室、X线室、心电图室及药房等,形成独立的单元。

急诊科布局应环境宽敞,要有专用通道和宽畅的出入口,标志和路标醒目,夜间有明显的灯光。室内光线明亮,空气流畅,安静整洁,物品放置有序。以方便急诊病人就诊和争取抢救时间为原则,以最大限度地缩短就诊前的时间。

（二）急诊护理工作

1.预检分诊　应有专人负责接待急诊病人,预检护士要做到一问、二看、三检查、四分诊。遇有危重病人应立即通知值班医生及抢救室护士;遇意外灾害事件应立即通知护士长和有关科室;遇有法律纠纷、刑事案件、交通事故等事件,应迅速与医院保卫部门或公安部门取得联系,并请家属或陪送者留下。

2.抢救工作

（1）物品准备:要备好各种急救药品和抢救设备。一切抢救物品要做到"五定",即定数量品种、定点安置、定人保管、定期消毒灭菌和定期检查维修,使抢救物品完好率达100%。

（2）配合抢救:

1）严格按操作规程实施抢救措施:在医生未到达之前,护士应根据病情作出直觉判断给予紧急处理,如测血压、给氧、吸痰、止血、配血、输液、进行人工呼吸及胸外心脏按压等;医生到达后,护士应立即汇报处理情况,积极配合抢救,正确处理医嘱,密切观察病人病情变化。

2）做好抢救记录和查对工作:记录要求详细、准确,包括病人和医生到达时间、抢救措施落实时间（如吸氧、用药、人工呼吸等）;记录执行医嘱的内容及病情的动态变化等。

在抢救过程中,凡口头医嘱必须向医生复诵一遍,双方确认无误后方可执行。抢救完毕后,医生应及时补写医嘱和处方（6 h内据实补记）。急救药品的空安瓿需经两人核对后方可弃去;输液空瓶、输血空袋等均应集中放置,以便统计查对。

3.观察病情　急诊科设有观察室,备有一定数量的观察床。

（1）收治对象:一时尚不能确诊者、病情危重暂时住院困难者,或经短时间留观后可以返家者。

（2）留观时间:一般为 3~7 天。

（3）护理工作:

1）入室登记,建立病案,填写各项记录,书写病情观察报告等。

2）对留观病人要加强观察,及时处理医嘱,做好晨间、晚间及心理护理。

3）做好出入室病人及家属的管理工作。

第三节　病　区

病区是住院病人接受诊疗、护理、休养的场所,也是医护人员开展医疗、护理、预防、教学及科研活动的重要基地。应创造和保持一个安全、舒适、整洁、安静的疗养环境,以满足病人生理、心理及治疗的需要。

一、病区的设置和布局

病区设有病室、危重病室、抢救室、治疗室、医生办公室、护士站、配膳室、库房、盥洗室、浴室、厕所、洗涤间、医护休息室及示教室等。有条件应设有学习娱乐室、会客室、健身室等。

病区实行科主任、科护士长领导下的主治医师、护士长分工负责制。每个病区一般设有病床 30~40 张,每间病室设 1~6 张病床,两床之间距离不少于 1 m,有条件应设置布帘相隔,有利于治疗、护理及维护病人的隐私权。

二、病区的环境管理

(一)社会环境

医院是社会的一个组成部分,护士要帮助病人转变角色,尽快适应病区这一特殊的社会环境。

1.建立良好的护患关系 护患关系是服务者与服务对象的关系,首先要使病人感受到受欢迎和被关心;同时要维护病人的自尊,并根据不同的病人给予不同的身心护理;护士良好的素质会使病人心理上产生安全感和信任感。良好的护患关系,有助于增强病人战胜疾病的信心和勇气。

2.建立良好的群体关系 同住一室的病人构成一个群体,护士是这一群体的调节者和指导者。病友之间应呈现愉快、和谐的气氛,有助于疾病的康复。此外,家属的关心和支持,可增强病人战胜疾病的信心和勇气,护士应与家属加强沟通联系,共同做好病人的身心护理。

(二)物理环境

1.安静 病区内应避免噪声,保持安静。根据世界卫生组织的规定,白天病区较理想的声音强度应维持在 35~40 dB。达到 50~60 dB 时,病人会感到疲倦不安,影响休息与睡眠。如长时间暴露在 90 dB 以上的环境中,可导致疲倦、焦躁、易怒、头痛、头晕、耳鸣、失眠以及血压升高等。当声音强度达到或超过 120 dB 时,可造成听力丧失或永久性失聪。为了更好地控制噪声,护理人员在工作中应做到"四轻":说话轻、走路轻、操作轻、开关门轻;病室的门、窗、桌、椅脚应钉上橡皮垫;推车的轮轴应定期注润滑油并检查;向病人及家属宣传保持病室安静的重要性,共同创造良好的休养环境。

2.整洁

(1)病区护理单元:病室的陈设齐全,规格统一,物品摆放以符合要求及使用方便为原则。治疗后用物及时撤去,排泄物、污染敷料及时清除。

(2)病人:病人的口腔、皮肤、头发要保持清洁,被服、衣裤要定期更换。

(3)工作人员:应仪表端庄、服装整洁大方。

3.舒适

(1)温度和湿度:病室内应备有室温计和湿度计。一般病室冬季的温度以 18~22 ℃为宜;婴儿室、手术室、产房、老年病房、儿科病房及检查治疗室以 22~24 ℃为宜;相对湿度以 50%~60%为宜。

室温过高,会影响机体散热,使病人感到烦躁,可采用开窗通风、电扇、空调、室内置冰块等方法进行调节;室温过低,易使病人着凉,肌肉紧张,可采用取暖器、火炉、空调、暖气等方法进行调节。

室内湿度过高,空气潮湿,有利于细菌繁殖,同时机体水分蒸发减少,出汗受到抑制,病人感到闷热、不适,尿量增加,对患心脏、肾脏疾病的病人尤为不利,可采用开窗通风、空气调节器等方法进行调节;室内湿度过低,空气干燥,机体水分蒸发快,导致口干舌燥、咽痛、烦渴等,对气管切开和呼吸道感染的病人尤为不利,可采用地面洒水、使用加湿器、在暖气或火炉上放水壶等方法进行调节。

(2)通风:开窗通风可调节室内的温度和湿度,增加氧含量,降低室内空气中微生物的密度和二氧化碳浓度,保持空气清新。因此,病室内应定时开窗通风,一般情况通风 30 min 左右,即可达到置换室内空气的目的。冬季通风时要注意保暖。

(3)采光:充足的阳光和光线,可使病人舒适、愉悦,有利于观察病情、进行诊疗和护理工作。阳光不宜直射眼睛,午睡时应用窗帘遮挡光线;夜间睡眠时,应采用地灯或罩壁灯,使病人易于入睡。

(4)美观:病室内和走廊上可适当种植绿色植物,令病室美观,增添生机。色彩对人的情绪、行为及健康有一定影响,一般病室上方墙壁可涂白色,下方可涂浅蓝色或浅绿色,给人一种安静、柔和、悦目的感觉;不宜全部涂成白色,因白色反光强,刺眼,易使人感到疲劳。

4.安全　采取各种措施,预防和消除一切不安全因素。

(1)避免各种原因所致躯体损伤:在走廊、厕所、浴室的墙边应设置栏杆,病室、厕所、浴室应装置呼叫系统,注意易燃物品的安全使用和保管,有防火设施和火警时疏散措施等,以避免物理性损伤;掌握一定的药理知识和药疗原则,避免由于药物剂量过大或浓度过高、配伍不当等引起化学性损伤;有灭蚊、灭蝇等措施,以避免生物性损伤。

(2)预防医院内感染:病区要有严格的管理系统,采取综合措施,预防医院内感染。如严格执行无菌操作和消毒隔离制度,应有健全的门诊、急诊预检分诊和入院卫生处置制度,定期消毒、灭菌效果检测制度,合理的建筑布局等。

(3)避免医源性损伤:医源性损伤是指因医务人员言语及行为不慎或责任心不强,造成病人心理和生理上的伤害。应加强医务人员职业道德教育,防止差错及医疗事故的发生。

现代医院对内外环境的要求是医院园林化,病房家庭化。

三、床单位设备

每个床单位应有固定的设备,包括床、床垫、床褥、棉胎或毛毯、枕芯、大单、被套(需要时加橡胶单和中单)、床旁桌、椅,墙上有供氧管、吸引管、对讲装置、照明灯等设施(图7.2)。

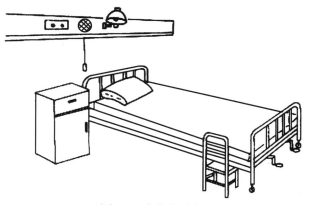

图 7.2　床单位设备

病床及被服规格如下：

（1）病床：一般为钢丝床，长200 cm、宽90 cm、高60 cm，床脚有轮，便于移动。特殊功能的床，如可抬高床头、床尾的手摇式摇床；床两侧有半自动床档，可按需升降的安全病床；电动控制的多功能床等。

（2）床垫：长宽与床的规格相同，厚10 cm，以棕丝、棉花或海绵等为垫芯，垫面选择牢固的布料制成。

（3）床褥：放于床垫上面，长宽与床垫规格相同，一般以棉花做褥芯，棉布做枕面。

（4）枕芯：长60 cm，宽40 cm，内装荞麦皮、木棉或人造棉，蒲绒或鸭绒等，棉布做枕面。

（5）棉胎：长210 cm，宽160 cm，多用棉花胎，也可用人造棉或羽绒。

（6）大单：长250 cm，宽180 cm，用棉布制作。

（7）被套：长230 cm，宽170 cm，用棉布制作，在尾端开口处缝有布带或尼龙褡扣。

（8）枕套：长75 cm，宽45 cm，用棉布制作。

（9）橡胶单：长85 cm，宽65 cm，两端各加白布40 cm。

（10）中单：长170 cm，宽85 cm，用棉布制作或使用一次性成品。

四、铺床法

病床是病人休息及睡眠的用具。卧床病人的饮食、排泄、活动等都在床上，所以病床一定要符合实用、耐用、舒适、安全的原则。床单位要保持整洁，床上用物要定期更换。

（一）备用床

备用床如图7.3所示。

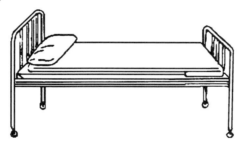

图7.3　备用床

1.目的　保持病室整洁、美观，准备迎接新病人。

2.用物　床、床垫、床褥、棉胎或毛毯、枕芯、被套、大单、枕套、床刷及一次性床刷套。

3.操作方法

（1）备齐用物，按使用顺序放于护理车上，推车至床边。

（2）移开床旁桌，离床约20 cm，移椅距床尾正中约15 cm，将用物放于椅上。

（3）检查床、床垫的功能是否完好，调整床至合适高度。

（4）酌情翻转床垫，将床褥齐床头平铺于床垫上。

（5）铺大单。

1）将大单正面向上，中缝与床中线对齐，分别散开。顺序为：床头→床尾→中间。

2）一手将床头的床垫托起，一手伸过床垫中线将大单塞入床垫下，在距床头约30 cm处，向上提起大单边缘使其同床边缘垂直,呈一等边三角形,以床边缘为界,将三角形分成两半,上边三角形覆盖于床上,下边三角形平整塞于床垫下。斜角铺法:将上半三角形翻下塞于床垫下使之成一斜角(图7.4)。直角铺法:将上边三角形底边直角部分拉出,拉出部分的边缘与地面垂直,将拉出部分塞于床垫下,使之成一直角。

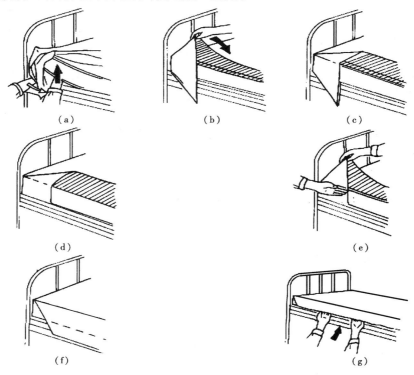

图7.4　铺床角法(斜角铺法)

3)至床尾拉紧大单,一手托起床垫,一手握住大单,同法铺好床角。

4)至床中间,沿床边扇形拉紧大单中部边缘,然后双手掌心向上,将大单平塞于床垫下。

5)从床尾转至对侧,同法铺好对侧大单。

(6)套被套。

1)卷筒式:①将被套正面向内,使被套的中线与床中线对齐,平铺于床上,开口端朝床尾。②将棉胎平铺于被套上,上缘和被套封口处对齐。③将棉胎与被套上层一并由床尾卷至床头;或由床头卷至床尾,自开口处翻转、拉平、系带(图7.5)。④使盖被上缘与床头平齐,两侧边缘向内折叠与床沿平齐,铺成被筒,尾端向内折叠与床尾平齐。

2)"S"式:①将被套正面向外,使被套的中线与床中线对齐,平铺于床上,开口端朝床尾。②将被套开口端上层翻转向上约1/3,将折好的"S"型棉胎放于开口处。③拉棉胎上缘至被套封口处,再将竖折的棉胎两边打开和被套平齐(先近侧后对侧),对好两上角,棉被上缘与床头平齐,逐层展平棉被,系带打结(图7.6)。④按卷筒式折叠盖被。

(7)套枕套:松枕芯,将枕套套于枕芯外,使四角充实,系带,平放于床尾盖被上,开口背门,从床尾拉向床头。

(8)移回床旁桌、椅,整理用物,洗手。

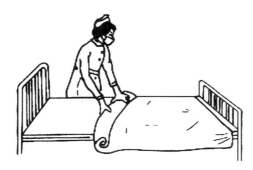

图 7.5　卷筒式套被套

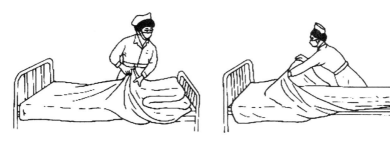

图 7.6　"S"式套被套

4.注意事项

（1）在病人接受治疗和进餐时应暂停铺床。

（2）应用节力原则：①操作前，要备齐物品，按顺序放置，计划周到，以减少无效动作，避免多次走动；②铺床前，能升降的床应将床升至便于铺床的高度，以防腰部过度弯曲；③铺床时，身体尽量靠近床边，上身保持直立，两膝稍弯曲以降低重心，两脚根据活动情况左右或前后分开，以扩大支撑面，有利于操作及维持身体的稳定性；④操作中，使用肘部力量，动作要平稳连续。

（二）暂空床

暂空床如图 7.7 所示。

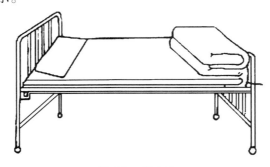

图 7.7　暂空床

1.目的　迎接新病人住院，方便病人上床休息；供暂时离床的病人使用，保持病室整洁。

2.用物　同备用床，必要时加橡胶单、中单。

3.操作方法

（1）将枕头平放于床头大单上。

（2）将备用床的盖被头端向内折叠1/4,再扇形三折叠于床尾。

（3）根据病情需要铺橡胶单和中单:将橡胶单上缘距床头45～50 cm,中线与床中线对齐并展开,将中单以同法铺在橡胶单上,两单边缘下垂部分一并平整地塞入床垫下。转至对侧,将橡胶单和中单拉紧塞入床垫下。

（三）麻醉床

麻醉床如图7.8所示。

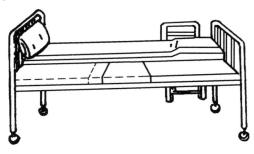

图7.8　麻醉床

1.目的

（1）便于接受和护理麻醉手术后的病人。

（2）使病人舒适、安全,预防并发症。

（3）保护被褥不被血液、呕吐物或排泄物等污染。

2.用物

（1）床上用物:同备用床,另加橡胶单和中单各两条。

（2）麻醉护理盘。

1）无菌治疗巾内置:开口器、压舌板、舌钳、牙垫、治疗碗、镊子、通气导管、吸痰导管、输氧导管和数块纱布。

2）无菌治疗巾外置:心电监护仪（或血压计、听诊器）、治疗巾、弯盘、胶布、棉签、电筒、护理记录单和笔等。

（3）其他用物:必要时备输液架、吸痰装置、给氧装置、胃肠减压器、负压吸引器、输液泵、注射泵等。

3.操作方法

（1）拆除原有被单。

（2）洗手,备齐用物。

（3）同备用床铺好近侧大单。

（4）根据病情需要铺橡胶单和中单:①腹部手术者铺于床中部。同暂空床铺好床中部近侧橡胶单和中单。②颈、胸部手术或全麻手术者铺于床头。橡胶单和中单上缘齐床头,下缘压在中部橡胶单和中单上,将边缘下垂部分塞入床垫下。③下肢手术者铺于床尾。橡胶单和中单下缘齐床尾,上缘压在中部橡胶单和中单上,将边缘下垂部分塞入床垫下。④非全麻手术时铺于手术部位即可。

（5）转至对侧,同法逐层铺好大单、橡胶单和中单。

（6）套被套，方法同备用床，上端齐床头，两侧边缘向内折叠与床沿齐，尾端向内折叠与床尾齐，将盖被呈扇形纵向三折叠于一侧床边，开口处向门。

（7）套枕套，将套好的枕头开口背门，横立于床头。

（8）移回床旁桌，椅子放于盖被折叠侧床尾；麻醉护理盘放于床旁桌上，其他用物放于妥当的位置。

（9）整理用物，洗手。

4.注意事项

（1）铺麻醉床时，应全部换成清洁被单，防止术后感染。

（2）全身麻醉护理盘及其他用物应根据评估结果，按需准备。

（3）中单要全部遮住橡胶单，防止橡胶单与病人皮肤直接接触，以保证病人舒适。

附一　拆床单法

1.移开床旁桌、椅。

2.从床尾至床头松开各层（大单、棉被、中单、橡胶单），拆下枕套放床头，枕芯放椅上。

3.松被套系带，从被套开口处将棉胎一侧纵行向上折叠1/3，同法折叠对侧，手持棉胎前1/3处，从被套内三折取出，放于枕芯上。

4.用两端和两侧大单包裹被套、枕套，污染面向内卷起，放于护理车下层。

5.将枕芯、棉胎放于床上。

6.移回床旁桌、椅。

7.整理用物，洗手。

附二　床垫罩铺床法

床垫罩铺床法即用床垫罩代替大单铺床。此方法操作简单，用布制床垫罩从床头套向床尾。节力省时，美观，目前已被临床广泛应用。

第八章
病人入院和出院的护理

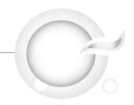

第一节　病人入院护理

入院护理是指病人经医生确定需要住院开始至进入病区时,护士所进行的一系列护理活动。入院护理的目的:协助病人了解与熟悉环境,以尽快适应医院生活;满足其身心需要,调动病人配合治疗和护理的积极性;做好健康教育,促进其早日康复。

一、住院处的护理

(一)办理入院手续

病人或家属持门诊或急诊医生签发的住院证到住院处办理入院手续,如填写入院登记表、缴纳住院保证金等,同时住院处应电话通知病区值班护士做好接受新病人的准备。对病情危重或需急诊手术的病人,应先入院或急诊手术后再补办入院手续。

(二)实施卫生处置

护士根据病人的病情和身体状况,在卫生处置室进行卫生处置,如理发、沐浴、更衣、修剪指(趾)甲等。对危、急、重症病人及即将分娩者可酌情免浴。对有虱、虮者,先行灭虱处理,再进行卫生处置。对传染病或疑似传染病病人,应送隔离室处置。贵重物品和病人换下的衣服交家属带回,或按手续暂时存放在住院处。

(三)护送病人入病区

住院处的护理人员携门诊病历护送病人入病区。根据病人病情可步行,也可选用轮椅、平车或担架护送。护送过程中要注意安全和保暖,必要的治疗(如输液、吸氧等)不能中断;对外伤病人要注意卧位。护送病人入病区后,要与病区值班护士进行交接,内容包括病人的病情、个人卫生情况、物品等。

二、病人入病区后的初步护理

（一）一般病人的入院护理

1.准备床单位　值班护士接到住院处通知后，根据病情安置床位（传染病人安置在隔离室），将备用床改为暂空床，酌情添加橡胶单和中单，备齐病人所需用物。

2.迎接新病人　将新病人安置到指定床位，向病人作自我介绍，并介绍主管医生及同室病友、床单位的设备及使用等，并为病人佩戴腕带。

3.建立住院病案，填写有关表格　住院病案按下列顺序排列：①体温单；②医嘱单；③入院记录；④病史及体格检查；⑤病程记录（查房记录、病程记录、手术、分娩记录等）；⑥会诊记录；⑦各种检验和检查报告单；⑧知情同意书；⑨特别护理记录单；⑩住院病案首页；⑪住院证；⑫门诊病历。

（1）用蓝色或黑色笔逐页填写住院病案眉栏及有关表格。

（2）填写住院登记本、诊断卡（挂于住院病人一览表上）、床尾（头）卡（插入床尾或床头牌内）。

（3）用红笔在体温单 40~42 ℃横线之间相应时间栏内，纵行填写入院时间。

4.测量与记录　测量体温、脉搏、呼吸、血压，能站立的病人测体重及身高，将测得的数据记录在体温单上。

5.通知医生　协助检查，执行医嘱，准备膳食，对病人实施"分级护理"。

6.介绍与指导　向病人介绍医院的环境、有关规章制度、床单位及设备的使用方法等；指导病人常规标本留取方法。

7.入院护理评估及记录　收集病人健康资料，填写入院护理评估单，并拟订初步护理计划。

（二）急危重症病人的入院护理

1.准备床单位　值班护士接到住院处通知后，将危重病人安置在危重病室，需要监护的病人安置在重症监护室（ICU）。立即为病人准备暂空床或麻醉床，并加橡胶单和中单。

2.准备抢救用品　如氧气、吸引器、抢救车等，并通知医生。

3.观察病情　配合抢救，作好护理记录。

4.暂留陪送人员　对意识不清、婴幼儿等病人应暂留陪送人员，以便询问病史。

三、分级护理

根据病人病情的轻、重、缓、急，以及自理能力的不同，给予不同级别的护理措施，称为分级护理。临床上一般将护理级别分为四级，即特级护理、一级护理、二级护理、三级护理，见表8.1。

表 8.1　分级护理

护理级别	适用对象	护理内容
特级护理	①病情危重,随时可能发生病情变化需要进行抢救的病人; ②重症监护病人; ③各种复杂或者大手术术后的病人; ④严重创伤或大面积烧伤的病人; ⑤使用呼吸机辅助呼吸,并需要严密监护病情的病人; ⑥实施连续性肾脏替代治疗(CRRT),并需要严密监护生命体征的病人; ⑦其他有生命危险,需要严密监护生命体征的病人	①专人 24 h 护理,严密观察病人病情变化,监测生命体征,备好急救所需物品; ②根据医嘱,正确实施治疗、给药措施; ③根据医嘱,准确测量出入量; ④根据病人病情,正确实施基础护理和专科护理,如口腔护理、压疮护理、气道护理及管路护理等,实施安全措施; ⑤保持病人的舒适和功能体位; ⑥实施床旁交接班
一级护理	①病情趋向稳定的重症病人; ②手术后或者治疗期间需要严格卧床的病人; ③生活完全不能自理且病情不稳定的病人; ④生活部分自理,病情随时可能发生变化的病人	①每小时巡视病人,观察病人病情变化,测量生命体征; ②根据医嘱,正确实施治疗、给药措施; ③根据病人病情,正确实施基础护理和专科护理,如口腔护理、压疮护理、气道护理及管路护理等,实施安全措施; ④提供护理相关的健康指导
二级护理	①病情稳定,仍需卧床的病人; ②生活部分自理的病人	①每 2 h 巡视病人,观察病人病情变化,测量生命体征; ②根据医嘱,正确实施治疗、给药措施; ③根据病人病情,正确实施护理措施和安全措施; ④提供护理相关的健康指导
三级护理	①生活完全自理且病情稳定的病人; ②生活完全自理且处于康复期的病人	①每 3 h 巡视病人,观察病人病情变化,测量生命体征; ②根据医嘱,正确实施治疗、给药措施; ③提供护理相关的健康指导

第二节　病人出院护理

护士遵照医生的出院医嘱,对病人进行一系列的护理活动。出院护理的目的:对病人进行出院指导,满足其身心需要,协助其尽快适应社会生活;处理床单位,准备迎接新病人。

一、出院前护理

(一)通知病人及家属

护士根据出院医嘱提前通知病人及家属,并协助作好出院准备。

（二）出院健康教育

根据病情进行出院指导，如饮食、休息、用药、功能锻炼、复查时间及心理调节等方面的注意事项。必要时为病人提供书面资料。

（三）征求病人意见

征求病人及家属对医疗、护理工作的意见，以便改进工作。

二、出院时护理

（一）办理出院手续

1.停止一切医嘱，注销各种执行单，如服药卡、注射卡、饮食卡、治疗卡等，撤去诊断卡、床尾（头）卡。

2.遵医嘱领取病人出院后需继续服用的药物，并交给病人或家属，同时给予用药知识指导。

3.填写病人出院登记本。

4.填写出院时间。用红笔在体温单 40~42 ℃ 横线之间相应时间栏内，纵行填写出院时间。

5.填写出院通知单，通知病人及家属持通知单到住院处办理出院手续。

6.填写出院护理评估单。

（二）协助整理用物

归还病人寄存的物品，收回病人住院期间所借物品并消毒处理。

（三）护送病人出院

根据病人情况，采用不同方式护送病人出病区，如不能行走者可用轮椅或平车护送。

三、出院后护理

（一）床单位的处理

1.将污染被服撤下，放入污衣袋内，送洗衣房处理。

2.将床垫、床褥、棉胎、枕芯等用紫外线照射或臭氧机消毒，也可置日光下暴晒 6 h。

3.用消毒液擦拭病床、床旁桌、椅及地面。

4.非一次性脸盆、痰杯用消毒溶液浸泡。

5.开窗通风，检查病床，铺好备用床，准备迎接新病人。

6.传染病病人的床单位及病室，按传染病终末消毒法处理。

（二）整理出院病历

出院病历排列顺序为：①住院病案首页；②住院证、死亡病人增加死亡报告单；③出院记录或死亡记录；④入院记录；⑤病史及体格检查；⑥病程记录；⑦会诊记录；⑧各种检验和检查报告单；⑨知情同意书；⑩特别护理记录单；⑪医嘱单；⑫体温单。门诊病历交还病人或家属保管。

按出院病历顺序整理病历后，交病案室保存。

第三节　运送病人法

一、轮椅运送法

轮椅运送法主要用于运送不能行走但能坐起的病人。

（一）目的

运送病人入院、出院、做某些检查、治疗或室外活动。

（二）用物

轮椅、布鞋或不滑的拖鞋、外衣、冬季备毛毯。

（三）操作方法

1.携用物至床旁,核对床号、姓名,向病人及家属解释操作目的、方法及注意事项,以取得病人的合作。

2.将轮椅推至床边,椅背与床尾平齐,面向床头,拉起车闸固定车轮,翻起脚踏板。

3.协助病人坐起,穿上外衣、鞋袜。

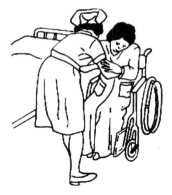

图8.1　协助病人坐轮椅

4.让病人双手环抱护士颈部,护士双手环抱病人腰部,协助病人下床站立,指导病人用靠近轮椅侧之手扶住轮椅外侧把手,转身坐于轮椅中;或由护士双手环抱病人,保持双膝屈曲及背部伸直的姿势,支持病人一起转身,协助其坐入椅中(图8.1);如病情允许,护士也可站在椅背后固定轮椅,嘱病人自行坐入。

5.嘱病人身体尽量靠后坐,双手放在把手上,翻下脚踏板,双脚置于其上。

6.冬季用毛毯包裹病人,以防受凉。

7.整理床铺,铺成暂空床。打开车闸推送病人,嘱病人勿向前倾身或自行下车;下坡应减速,并注意观察病情。

8.下轮椅。将轮椅推至床边,拉起车闸,翻起脚踏板,扶病人下轮椅(方法与上轮椅相反),脱去外衣和鞋袜,扶病人上床休息。

9.整理床单位,将轮椅放回原处。

（四）注意事项

1.使用前,检查轮椅的性能,保持其完好。

2.病人上下轮椅时,固定好车闸;协助病人尽量靠后坐;运送中车速应慢,注意观察病情,保证病人的安全。

二、平车运送法

平车运送法主要用于运送不能起床的病人(图8.2)。

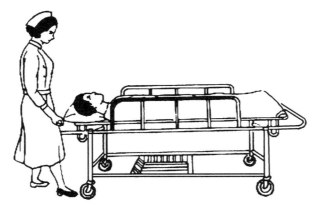

图8.2　平车运送法

（一）目的

运送病人入院、出院或做各种特殊检查、治疗、手术等。

（二）用物

平车上置用橡胶单和布单包裹的垫子和枕头(枕头放于大轮端)、带套的毛毯或盖被,需要时备木板或中单等。

（三）操作方法

1.挪动法　适用于病情允许,能在床上配合的病人。

(1)核对床号、姓名,向病人及家属解释操作目的、方法及注意事项,以取得病人的合作。

(2)移开床旁桌、椅,协助病人移向床边。

(3)推平车至床边使之与床纵向紧靠,大轮端靠床头,升高病床与平车同高,将带套毛毯或盖被平铺于平车上,固定车轮和床轮。

(4)协助病人按上身、臀部和下肢的挪动顺序,依次向平车移动(回床时,先协助移动下肢,再移动上半身),让病人躺好。用盖被包裹病人,露出头部,上层边缘向内折叠,使之整齐盖好。

(5)整理床单位,铺暂空床,运送病人到指定地点。

2.一人搬运法　适用于患儿或体重较轻病情允许的病人(图8.3)。

(1)核对床号、姓名,向病人及家属解释操作目的、方法及注意事项,以取得病人的合作。

(2)移床旁椅至对侧床尾,协助病人移向床边。

(3)推平车至床尾,使平车头端与床尾呈钝

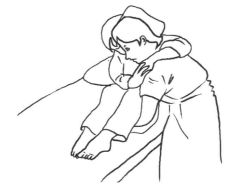

图8.3　一人搬运法

角,将带套毛毯或盖被平铺于平车上,固定车轮和床轮。

（4）护士一手臂自病人近侧腋下伸至对侧肩部,另一手臂伸入病人大腿下;病人双臂交叉于护士颈后,护士抱起病人,移步转身,将病人轻放于平车中央,盖好盖被。

（5）整理床单位,铺暂空床,运送病人到指定地点。

3.二人或三人搬运法　适用于不能自行活动者或体重较重者。

（1）同一人搬运法（1）～（3）步。

（2）将病人双手交叉放于胸腹前。

（3）二人搬运时,护士站在同侧,甲一手托住病人头、颈、肩部,另一手托住腰部;乙一手托住臀部,另一手托住腘窝（图8.4）。

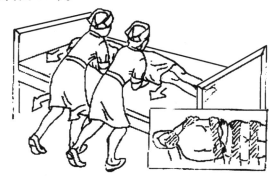

图8.4　二人搬运法

（4）三人搬运时,护士站在同侧,甲托住病人头、颈、肩部和背部,乙托住病人的腰部和臀部,丙托住病人的腘窝和小腿部（图8.5）。

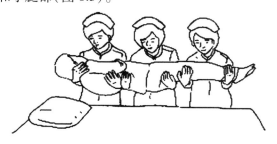

图8.5　三人搬运法

（5）合力抬起,使病人身体稍向护士倾斜,同时移步转向平车,将病人轻放于平车中央,盖好盖被。

（6）整理床单位,铺暂空床,运送病人到指定地点。

4.四人搬运法　适用于颈椎、腰椎骨折的病人或病情危重的病人（图8.6）。

（1）核对床号、姓名,向病人及家属解释操作目的、方法及注意事项,以取得病人的合作。

（2）移开床旁桌、椅,在病人腰、臀下铺中单或帆布兜,推平车至床边使之与床纵向紧靠,大轮端靠床头,升高病床与平车同高,将带套毛毯或盖被平铺于平车上,固定车轮和床轮。

（3）甲站床头,托住病人头、颈、肩部;乙站床尾,托住病人两腿;丙站于平车侧,紧握中单或帆布兜两角;丁站于床的另一边或跪立于床上膝盖一前一后分开,紧握中单或帆布兜另两角。

（4）四人同时抬起病人,轻放于平车上,盖好盖被。

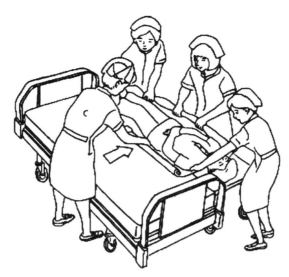

图 8.6　四人搬运法

（5）整理床单位,铺暂空床,运送病人到指定地点。

（四）注意事项

1.搬运前要仔细检查平车,以确保病人安全。

2.搬运时注意节力,护士身体尽量靠近病人,同时两腿分开,以扩大支撑面。搬运动作要轻、稳,多人搬运时应协调一致,以保证病人的安全、舒适。

3.运送过程中注意

（1）病人头部应卧于大轮端,以减轻由于转动过多或颠簸所引起的不适。

（2）护士应站于病人头侧,便于随时观察病情。

（3）平车上下坡时,始终保持病人头部在高处端,车速适宜,确保病人安全、舒适。

（4）有吸氧管、引流管及输液管时,要固定妥当并保持通畅,同时保证治疗的持续进行。

（5）骨折病人,车上应垫木板支撑并固定好骨折部位。

（6）运送过程中要保持车速平稳。

（7）进出门时,应先将门打开,不可用车撞门,以免震动病人、损坏建筑物。

（8）冬季要注意保暖,以免受凉。

三、担架运送法

（一）目的

担架运送法同平车运送法。

（二）用物

担架,其他用物同平车运送法。

（三）操作方法

由于担架位置低,应将其抬起使之与床平齐,便于搬运,其他同平车运送法。

第九章
病人卧位与安全的护理

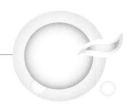

卧位是指病人卧床的姿势。临床上为配合疾病的检查、治疗与护理的需要,常指导和协助病人采取各种不同的卧位。长期卧床无法改变卧位的病人,帮助其采取正确的卧位,不仅使病人感到舒适,解除疲劳,还可预防并发症的发生。

对烦躁不安、昏迷、意识不清、精神异常、老年体弱及婴幼儿等易发生意外的病人,为防止机械性损伤,可采用床档防坠床,使用约束带等保护具限制病人肢体活动,以确保病人的安全,保证治疗、护理工作的顺利进行。

第一节　常用卧位

一、卧位的性质

根据病人活动能力及意识状态,通常将卧位分为主动、被动和被迫3种。

1.主动卧位　病人身体活动自如,自己采取的最舒适、最随意的卧位。

2.被动卧位　病人自身无变换卧位的能力,躺在被安置的卧位,如昏迷、瘫痪、极度衰弱的病人。

3.被迫卧位　病人意识清醒,也有更换卧位的能力,由于疾病或治疗的原因而被迫采取的卧位,如支气管哮喘发作时的病人,由于呼吸极度困难而被迫采取端坐位。

二、常用卧位

(一)仰卧位

仰卧位又称平卧位,可分为下述3类。

1.去枕仰卧位

(1)适用范围:

1)昏迷或全身麻醉未清醒的病人,可防止呕吐物吸入气管而引起窒息或肺部并发症。

2)椎管内麻醉或脊髓腔穿刺术后的病人,去枕仰卧6~8 h,可预防颅内压降低而引起的头痛(因穿刺后,脑脊液可自穿刺点漏出至脊膜腔外,造成颅内压降低,牵张颅内静脉窦和脑膜等组织,引起头痛)。

(2)操作方法:去枕仰卧,将枕头横立于床头,必要时头偏向一侧(昏迷或全身麻醉醒的病人),两臂放于身体两侧,双腿自然放平(图9.1)。

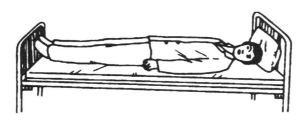

图9.1 去枕仰卧位

2.中凹卧位(休克卧位)

(1)适用范围:休克病人。抬高头胸部,有利于保持呼吸道通畅,改善缺氧症状;抬肢,有利于静脉血回流,增加心排血量,缓解休克症状。

(2)操作方法:病人仰卧,抬高头胸部10°～20°,抬高下肢20°～30°(图9.2)。

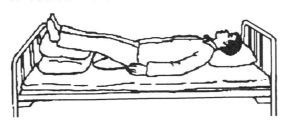

图9.2 中凹卧位

3.屈膝仰卧位

(1)适用范围:

1)腹部检查,可使腹部肌肉放松,便于检查。

2)导尿术及会阴冲洗,暴露操作部位,便于操作。

(2)操作方法:病人仰卧,双臂放于躯体两侧,双腿屈膝,稍向外分开(图9.3)。

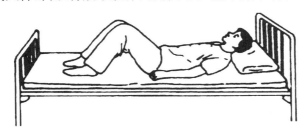

图9.3 屈膝仰卧位

(二)侧卧位

1.适用范围

(1)灌肠、肛门检查,配合胃镜、肠镜检查。

(2)臀部肌内注射,以放松注射侧的臀部肌肉。

（3）预防压疮,与仰卧位交替以减少局部受压时间。

2.操作方法　病人侧卧,臀部稍后移,双臂屈肘,一手放于枕旁,一手放于胸前,上腿弯曲,下肢稍伸直(臀部肌内注射时,上腿稍伸直,下腿弯曲,使臀部肌肉放松)。必要时在两膝之间、胸腹前和后背放置软枕(图9.4)。

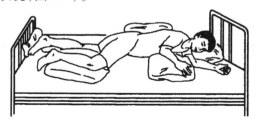

图9.4　侧卧位

（三）俯卧位

1.适用范围

（1）腰、背部检查,配合胰、胆管造影等。

（2）腰、背、臀部有伤口或脊椎手术后,病人不能平卧或侧卧。

（3）胃肠胀气所致腹痛。因俯卧位可使腹腔容积增大,可缓解胃肠胀气。

2.操作方法　病人俯卧,头偏向一侧,双臂屈曲放于头的两侧,两腿伸直,在胸部、髋部及踝部各放一个软枕。必要时在两腋下放小软枕支托(图9.5)。

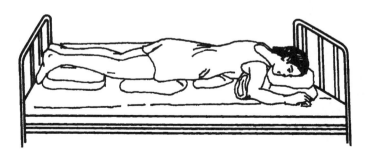

图9.5　俯卧位

（四）半坐卧位

1.适用范围

（1）心肺疾患引起呼吸困难的病人。原因:①在重力作用下,膈肌下降,胸腔容量加大,使肺活量增加,且减轻了腹腔内脏器对心、肺的压力;②部分血液滞留在下肢和盆腔,回心血量减少,减轻肺部瘀血和心脏负担,改善呼吸困难。

（2）胸、腹、盆腔手术后或有炎症的病人。原因:①腹腔渗出液流入盆腔,减少炎症的扩散和毒素的吸收(盆腔腹膜抗感染性较强,吸收性较差),使感染局限化和减轻中毒反应;②防止感染向上蔓延引起膈下脓肿。

（3）腹部手术后的病人。原因:减轻腹部切口缝合处的张力,缓解疼痛,利于切口愈合。

（4）某些面部及颈部手术后的病人。原因:减少局部出血。

（5）疾病恢复期体质虚弱的病人。原因：使病人逐渐适应体位变化，利于向站立过渡。

2.操作方法　病人仰卧，先摇起床头支架成 30°～50°，再摇起膝下支架，以防病人下滑；床尾放一软枕，以免病人足底触及床档（图 9.6）。放平时，先摇平膝下支架，再摇平床头支架。

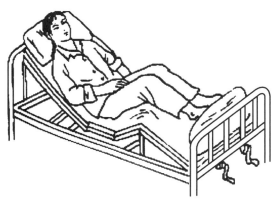

图 9.6　半坐卧位

（五）端坐卧位

1.适用范围　急性肺水肿、心包积液、支气管哮喘发作时的病人，由于呼吸极度困难被迫端坐。

2.操作方法　病人坐位，身体稍前倾，跨床小桌放于床上，桌上放软枕，病人可伏桌休息；摇起床头支架成 70°～80°，背部放置一软枕，使病人背部也可向后靠；膝下支架成20°，以防病人身体下滑；床尾放一软枕，以免病人足底触及床档。注意病人肩、背部保暖（图 9.7）。

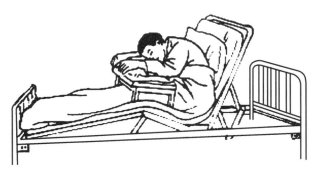

图 9.7　端坐卧位

（六）头低足高位

1.适用范围

（1）肺部分泌物引流，使痰液易于排出。

（2）十二指肠引流，有利于胆汁引流排出，病人需同时采取右侧卧位。

（3）妊娠时胎膜早破，可防止脐带脱垂。

（4）跟骨及胫骨结节牵引时，可利用人体重力作为反牵引力。

2.操作方法　病人仰卧,将枕头横立于床头,防止碰伤头部,床尾用木墩或其他支托物垫高 15～30 cm。此卧位不宜长期使用(图 9.8)。

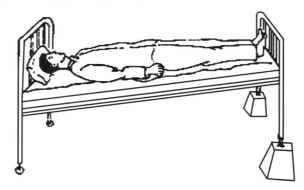

图 9.8　头低足高位

（七）头高足低位

1.适用范围

(1)颈椎骨折病人进行颅骨牵引时,可利用人体重力作为反牵引力。

(2)颅脑损伤、颅脑手术后的病人,可减轻颅内压,预防脑水肿。

2.操作方法　病人仰卧,床头用木墩或其他支托物垫高 15～30 cm,床尾放一软枕,以免病人足底触及床档(图 9.9)。

（八）膝胸卧位

1.适用范围

(1)适于肛门、直肠、乙状结肠镜检查及相应的治疗。

(2)适于矫正胎位不正及子宫后倾。

(3)产后促进子宫复原。

2.操作方法　病人跪卧,两小腿平放于床上,稍分开,大腿与床面垂直,胸部贴于床面,腹部悬空,臀部抬起,两臂屈肘放于头的两侧,头转向一侧(图 9.10)。

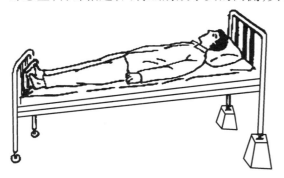

图 9.9　头高足低位

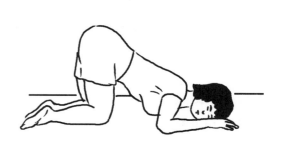

图 9.10　膝胸卧位

（九）截石位

1.适用范围

（1）会阴、肛门部位的检查、治疗或手术，如膀胱镜检查、阴道灌洗、妇科检查等。

（2）产妇分娩时。

2.操作方法　病人仰卧于检查台上，两腿分开，放于支腿架上（或双脚踩于支腿架上），臀部齐检查台边缘，双手放于胸前或身体两侧。注意保暖和遮挡（图9.11）。

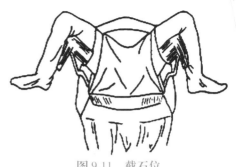

图9.11　截石位

第二节　协助病人更换卧位

一、帮助病人翻身侧卧法

（一）目的

1.协助不能自行翻身的病人变换卧位，增进病人舒适。

2.预防压疮和坠积性肺炎等并发症。

3.适应检查、治疗及护理的需要。

（二）操作方法

1.一人帮助病人翻身侧卧法　适用于体重较轻的病人。

（1）核对床号、姓名，向病人及家属解释操作目的、方法及注意事项，以取得病人的合作。

（2）固定床轮。

（3）协助病人仰卧，双手放于腹部，两腿屈曲；将各种导管安置妥当。

（4）先将病人肩、臀部移向护士侧床边，再移双下肢。

（5）一手扶肩，一手扶膝，轻轻将病人转向护士对侧，使病人背向护士（图9.12）。

（6）按侧卧位要求，分别在背部、胸部、两膝间放置软枕，使病人安全、舒适。

（7）记录翻身时间及皮肤情况。

2.两人帮助病人翻身侧卧法　适用于体重较重或病情较重的病人。

（1）同方法一中的（1）～（3）。

（2）两位护士站在床的同侧，一人托住病人颈肩部和腰部，另一人托住病人臀部和腘窝，两人同时抬起病人移向近侧；然后两护士分别扶住病人肩、腰、臀和膝部，同时轻轻将病人转向对侧，使病人背向护士（图9.13）。

（3）按侧卧位要求，分别在背部、胸部、两膝间放置软枕，使病人安全、舒适。

（4）记录翻身时间及皮肤情况。

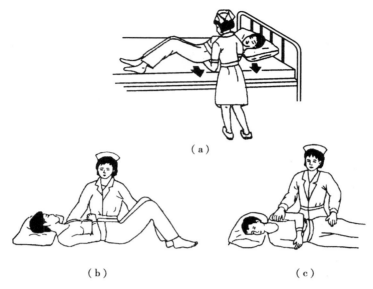

（a）

（b）   （c）

图 9.12   一人帮助病人翻身侧卧法

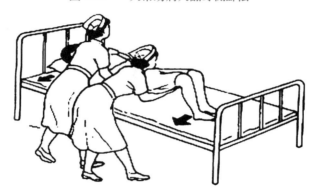

图 9.13   两人帮助病人翻身侧卧法

（三）注意事项

1.帮助病人翻身时,应注意节力原则,让病人尽量靠近护士,使重力线通过支撑面以保持平衡,动作轻稳,协调一致。

2.根据病情及皮肤受压情况,确定翻身间隔时间。如发现皮肤红肿或破损,应及时处理,并增加翻身次数,做好记录及交班。

3.移动病人时应将病人身体稍抬起,再行翻身,不可拖拉,以防擦伤皮肤。两人为病人翻身时,动作要协调一致,用力要平稳。

4.翻身时应固定好床轮及拉起对侧的床档,以确保病人的安全。

5.各种特殊情况的病人翻身时应注意:

（1）为身上带有多种导管的病人翻身时,应先将导管安置妥当再翻身,翻身后应检查导管有无脱落、移位、扭曲、受压等,以保持管路通畅。

（2）为手术后病人翻身时,应先检查敷料有无脱落、浸湿等,需要时先更换敷料后翻身。

（3）颅脑手术后的病人,头部转动过剧可引起脑疝,脑疝压迫脑干会导致病人突然死亡,故一般只能卧于健侧或平卧。

（4）进行骨牵引的病人,翻身时不可放松牵引。

（5）石膏固定、伤口较大的病人,翻身后防止患处受压。

二、帮助病人移向床头法

（一）目的

协助已滑向床尾而又不能自己移动的病人移向床头,使病人安全、舒适。

（二）操作方法

1.一人帮助病人移向床头法

（1）核对床号、姓名,向病人及家属解释操作目的、方法及注意事项,以取得病人的合作。

（2）视病情放平床头支架,将枕头横立于床头,避免撞伤病人,将各种导管安置妥当。

（3）帮助病人仰卧屈膝,双手握住床头栏杆,双脚蹬床面;护士一手托住病人肩部,一手托住病人臀部,同时嘱病人挺身上移至床头(图9.14)。

（4）放回枕头,安置舒适卧位。

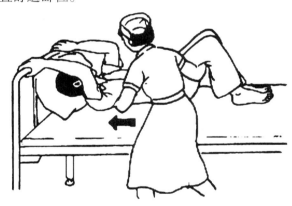

图9.14　一人帮助病人移向床头法

2.两人帮助病人移向床头法　适用于体重较重或病情较重的病人。

（1）同方法一中的(1)、(2)。

（2）病人仰卧屈膝,两位护士分别站在床的两侧,交叉托住病人的颈肩部及臀部,同时抬起病人移向床头,也可两位护士站在床的同侧,一人托住病人颈肩部及腰部,另一人托住臀部及腘窝,同时抬起病人移向床头。

（3）放回枕头,安置舒适卧位。

（三）注意事项

1.移动病人时应先将病人抬离床面,不可拖拉,以防擦伤皮肤。

2.两人协助病人移向床头时,动作要协调一致,用力要平稳。

3.移动病人前应先将枕头横立于床头,避免头部撞伤。

4.如病人身上带有多种导管,移动前应先将导管安置妥当,移动后检查导管有无脱落、移位、扭曲、受压等,以保持导管通畅。

第三节 保护具的应用

一、目的

1.保证安全,防止小儿、谵妄、躁动、高热、昏迷、危重病人等因意识不清或虚弱等原因而发生坠床、撞伤及抓伤等意外。

2.确保治疗、护理工作的顺利进行。

二、用物

酌情准备床档、软枕、各种约束带、棉垫、小毛巾等。

三、操作方法

(一)床档

床档主要用于保护病人安全,防止坠床。

1.多功能床档　不用时插在床侧或床尾,用时插在床的两边,需要时可垫于病人背部,作胸外心脏按压(图9.15)。

2.半自动床档　可按需要升降(图9.16)。

3.木杆床档　使用时,将床档放于床的两侧,在床头、床尾固定;床档中间为活动门,操作时可打开,操作完毕可将门关闭。

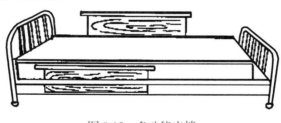

图9.15　多功能床档

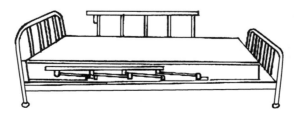

图9.16　半自动床档

（二）约束带

约束带主要用于躁动或精神科病人,以限制其身体或肢体活动。

1.宽绷带　常用于固定病人手腕及踝部,限制上肢和下肢的活动。先用棉垫包裹手腕或踝部,再用宽绷带打成双套结[图9.17(a)],套在棉垫外稍收紧,然后将带子固定在床缘上[图9.17(b)]。

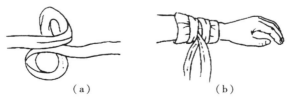

（a）　　　　　　　　　（b）

图9.17　宽绷带约束固定法

2.肩部约束带　常用于固定肩部,限制病人坐起。肩部约束带用布制成,长120 cm,宽8 cm[图9.18(a)]。操作时,腋窝衬棉垫,将两侧肩部套上袖筒,两侧袖筒上的细带在胸前打结固定,再将两条长带系于床头[图9.18(b)]。必要时可将枕头横立于床头。

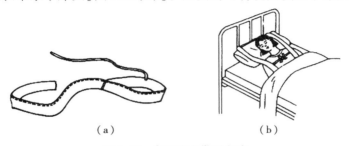

（a）　　　　　　　　　（b）

图9.18　肩部约束带固定法

3.膝部约束带　常用于固定膝部,限制病人下肢活动。膝部约束带用布制成,长250 cm,宽10 cm[图9.19(a)]。操作时,先在两膝部垫棉垫,将约束带横放于两膝上,再将宽带下的两头带子各固定一侧膝关节,然后将宽带两端系于床缘上[图9.19(b)]。

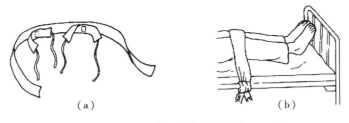

（a）　　　　　　　　　（b）

图9.19　膝部约束带固定法

4.尼龙搭扣约束带　常用于固定手腕、上臂和踝部。约束带由尼龙搭扣和宽布带制成(图9.20)。操作时,在约束部位衬棉垫,将约束带置于关节处,松紧适度,对合尼龙搭扣,将带子固定在床缘上。

若无上述特制约束带,也可用大单斜折成宽15～20 cm的长条,固定双肩(图9.21)和膝关节(图9.22)。

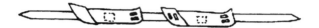

图 9.20　尼龙褡扣约束带

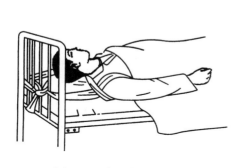

图 9.21　肩部大单固定法

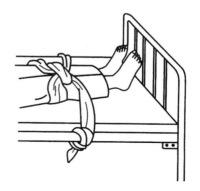

图 9.22　膝部大单固定法

（三）支被架

支被架主要用于肢体瘫痪、极度衰弱的病人，可避免盖被压迫肢体而造成足下垂、足尖压疮及不舒适，或影响肢体的功能位置而造成永久性伤害，也可用于烧伤病人暴露疗法时保暖。使用时先将支被架罩于所需部位，再盖好盖被（图 9.23）。

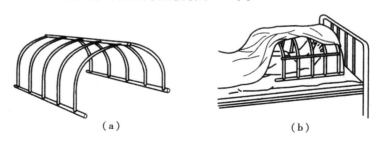

（a）　　　　　　　　　　　（b）

图 9.23　支被架使用法

四、注意事项

1.严格掌握保护具的应用指征，使用前一定向病人和家属解释，以取得理解，消除其心理障碍，保护病人的自尊。

2.保护具只能短期使用，并定时松解约束带（一般每 2 h 松解一次），以免影响血液循环。

3.在使用保护具时病人肢体应处于功能位，保证病人的舒适和安全。

4.使用约束带时，局部必须垫衬垫，松紧适宜（一般能伸入 1~2 指为宜）；并经常观察被约束肢体远端皮肤的颜色（一般每 15~30 min 观察一次），必要时按摩局部，以促进血液循环。

5.记录使用约束带的原因、使用时间、部位、观察结果、所采取的护理措施及停止使用时间。

第十章

医院感染的预防与控制

医院是各种病人集中的场所,病原微生物种类繁多,加上大量抗生素和免疫抑制剂的广泛使用,以及新的医疗技术的广泛应用等,促使医院内感染的发生不断增多,这不仅使医院耗费了大量的人力、物力、财力,也增加了病人的身心痛苦。世界卫生组织提出有效控制医院内感染的关键措施为:清洁、消毒、灭菌、无菌技术、隔离、合理使用抗生素等,因此掌握相关的知识和技术十分必要。

第一节 医院感染

一、概述

(一)医院感染的概念

狭义的医院感染的概念是指住院病人在入院时不存在、也不处于潜伏期,而是在住院期间遭受病原体侵袭而引起的任何诊断明确的感染或疾病,包括在住院期间的感染和在医院内获得而在院外发生的感染。

医院工作人员、陪护人员和探视者在医院内获得的感染也属于医院感染。

(二)医院感染的形成

医院感染的形成必须具备 3 个环节,即感染源、传播途径和易感宿主。当三者同时存在,并有互相联系的机会时,就构成了感染链(图 10.1),导致医院感染的发生。

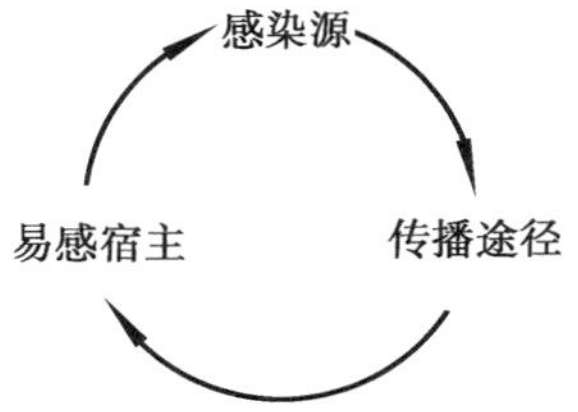

图 10.1 感染链

(三)医院感染的分类

医院感染按病原体的来源分为内源性感染和外源性感染。

1.内源性感染(自身感染) 由病人自身携带的病原体所引起的感染。在病人体内或体表定植、寄生的正常菌群,正常情况下对人体无感染力而不致病;当人体的健康状况不佳、免疫功能受损、正常菌群移位,以及抗生素的不合理应用时,就会引起感染。

2.外源性感染(交叉感染) 病原体来自病人体外,通过直接或间接的感染途径,传播给病人所引起的感染,如病人与病人、病人与探视者、病人与工作人员之间的直接感染;通过水、空气、医疗器械等物品为媒介的间接感染。

二、医院感染形成的原因

医院感染的主要因素有以下几个方面:

1.病原体来源广泛,环境污染严重,使感染机会增加。

2.易感人群增多。住院病人中的慢性疾病、恶性疾病、老年病人的比例增加、机体抵抗力减弱,而某些治疗方法如化疗等又可降低病人对感染的防御能力,因而更容易发生感染。

3.医院感染管理制度不健全,缺乏对消毒灭菌效果的监控;医务人员对医院感染的严重性认识不足,未严格执行消毒隔离及无菌技术。

4.抗生素的广泛应用,导致病人正常菌群失调,从而耐药菌株增加,使内源性感染增加。

5.介入性诊疗手段增多,导致因器械污染、皮肤黏膜损伤所致感染的机会增多。

三、医院感染的预防及控制

(一)建立三级监控体系

在医院感染管理委员会的领导下,建立由专职医生、护士为主体的医院感染管理科及层次分明的三级监控管理体系,负责医院感染管理的各项工作。

(二)健全各项规章制度

1.管理制度 如清洁卫生制度、消毒灭菌制度、隔离制度以及感染管理报告制度等的健全与落实。

2.监测制度 包括对灭菌效果、消毒剂使用效果、一次性医疗器材及常用器械的监测;对感染高发科室,如血透室、手术室、分娩室、换药室、重症监护室(ICU)以及供应室等消毒卫生标准的监测。

3.消毒质控标准 各种消毒应符合国家卫生行政部门所规定的《医院消毒卫生标准》。一次性使用无菌医疗用品后,必须毁形、消毒,并按当地卫生行政部门的规定进行无害化处理。

(三)监督落实医院感染管理措施

医院感染管理具体措施包括环境布局合理,有利于消毒隔离;清洁、消毒、灭菌;无菌技术;洗手技术;隔离技术;合理使用抗生素;消毒灭菌效果的监测;污水、污物的处理等。

(四)合理使用抗生素

严格掌握抗生素的使用指征,根据药物敏感试验结果选择抗生素;掌握适当的药物剂量、给药途径及疗程;尽量避免使用广谱抗生素,尤其不能预防性用药。

(五)加强医院感染知识教育

让全体医务人员参加预防与控制医院感染的知识培训,提高其理论技术水平,增强预防和控制医院感染的自觉性,并认真履行在医院感染管理中的职责。

第二节　清洁、消毒、灭菌

一、概念

1.清洁　用物理的方法清除物体表面的污垢、尘埃和有机物,以去除和减少微生物的方法。

2.消毒　用物理或化学的方法清除或杀灭物体上除细菌芽胞外的所有病原微生物,使其数量减少达到无害化的方法。

3.灭菌　用物理或化学的方法杀灭物体上所有微生物,包括致病和非致病微生物,以及细菌芽胞。

二、医院常用的清洁方法

常用的清洁方法有水洗、机械去污和去污剂去污。常用于医院地面、墙壁、家具、医疗护理用品等物体表面的处理以及物品消毒、灭菌前的准备。

物品如沾有污渍,清洁前应先进行相应处理,如碘酊污渍用乙醇擦拭;甲紫污渍用乙醇或草酸溶液擦拭;高锰酸钾污渍用维生素 C 溶液擦拭或用 0.2%～0.5% 过氧乙酸溶液浸泡后洗净;陈旧血渍用过氧化氢溶液擦拭后清洗。

三、常用的消毒、灭菌方法

(一)物理消毒灭菌法

1.热力消毒灭菌法　利用热力使微生物的蛋白质凝固变性,从而导致其死亡的方法。热力清毒灭菌法分为干热法和湿热法,干热法由空气导热,传热较慢,效果较差;湿热法由空气和水蒸气导热,传热快,穿透力强,效果较好。

(1)燃烧法:一种干热灭菌法,灭菌彻底,但破坏性大。

1)适用范围:适用于①无保留价值的污染物品,如污染的纸张、医用垃圾、病理标本等废弃物的处理,某些特殊感染(如破伤风芽胞杆菌、气性坏疽芽胞杆菌、铜绿假单胞菌感染)的敷料的处理。②某些金属器械及搪瓷类物品在急用且无条件用其他方法消毒时。③微生物实验室接种环的灭菌,培养用的试管或烧瓶在开启和关闭瓶口时使用。

2)方法:①无保留价值的污染物品,可用焚烧法,即将污染物品置焚化炉内焚毁。②金属器械可在火焰上烧灼 20 s。③搪瓷类容器可倒入少量 95% 乙醇后轻轻转动,使乙醇分布均匀,然后点火燃烧至熄灭。④培养用的试管或烧瓶,在开启或关闭塞子时,将管(瓶)口和塞子在火焰上来回旋转 2～3 次。

3)注意事项:①注意安全,操作时远离氧气、汽油、乙醚等易燃、易爆物品。②在燃烧过程中不得添加乙醇,以免引起烧伤或火灾。③贵重器械及锐利刀剪禁用燃烧法,以免损坏器械或使锋刃变钝。

（2）干烤法：利用特制的烤箱，热力通过空气对流和介质传导进行灭菌，效果可靠。

1）适用范围：适用于在高温下不变质、不损坏、不蒸发的物品，如油剂、粉剂、玻璃器皿、金属制品、陶瓷制品等。

2）方法：①消毒：箱温 120~140 ℃，时间 10~20 min。②灭菌：箱温 160 ℃，时间 2 h；箱温170 ℃，时间 1 h；箱温 180 ℃，时间 30 min。

（3）煮沸消毒法：一种湿热消毒法。

1）适用范围：适用于耐湿、耐高温的物品，如金属、搪瓷、玻璃、橡胶类等的消毒。但不能用于外科手术器械的灭菌。

2）方法：先将物品刷洗干净，放入煮锅中，加水（水量自始至终必须浸没所有消毒物品）并盖严，然后加热煮沸，水沸后开始计时，5~10 min 可杀灭细菌繁殖体，15 min 可杀灭多数细菌芽胞，60 min 可杀灭破伤风杆菌芽胞。在水中加入碳酸氢钠，配成 1%~2% 的浓度时，可提高沸点达 105 ℃，既可增强杀菌作用，又可去污防锈。消毒后，应及时将物品取出，放入无菌容器内。

3）注意事项：①玻璃类物品用纱布包裹，在冷水或温水时放入。②橡胶类物品用纱布包裹，待水沸后放入，消毒后及时取出。③器械的轴节及容器的盖要打开，大小相同的容器不能重叠，以使物品各面都能与水接触。④空腔导管要将腔内灌满水再放入。⑤较小、较轻的物品用纱布包裹，使其沉入水中。⑥如中途加入其他物品，需等到再次水沸后重新计时。⑦高原地区气压低，沸点低，需适当延长煮沸时间，一般海拔每增高 300 m，煮沸时间延长 2 min。

（4）压力蒸汽灭菌法：属于湿热灭菌法。它是临床应用最广、效果最可靠的首选灭菌方法。

1）适用范围：适用于耐高温、耐高压、耐潮湿物品的灭菌，如各种器械、敷料、搪瓷类、橡胶类、玻璃制品、某些药品、溶液、细菌培养基等的灭菌。

2）方法：目前，医院常用的种类有手提式压力蒸汽灭菌器、卧式压力蒸汽灭菌器、预真空压力蒸汽灭菌器等。

手提式压力蒸汽灭菌器，如图 10.2 所示。①准备：在外层锅腔中加入一定量的水，内层锅腔装上物品后加盖旋紧，接通电源加热。②排冷空气：开放排气阀，待冷空气排尽后，再关闭排气阀。③物品灭菌：继续加热，待压力达 103~137 kPa，温度达121~126 ℃，时间保持 20~30 min，可达到灭菌效果，关闭热源。④排蒸气：开放排气阀，待压力降至"0"时，慢慢打开盖子（突然开盖，会使冷空气大量进入，蒸气凝成水滴，使物品潮湿；玻璃物品则因骤然降温而易发生

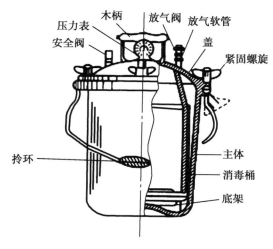

图 10.2　手提式压力蒸汽灭菌器

爆裂),取出物品。

卧式压力蒸汽灭菌器(图10.3):其原理结构及工作参数同手提式压力蒸汽灭菌器,不同之处为容量较大,输入蒸汽。它主要用于医院供应室大批量物品的灭菌,操作人员要求经过专业培训并持证上岗。

预真空压力蒸汽灭菌器(图10.4):配有抽气机,在灭菌前先将内部抽成真空,形成负压,然后输入蒸汽,在负压吸引下蒸汽迅速透入物品而达到灭菌。工作参数:压力达205 kPa,温度达132 ℃,保持4~5 min即可达到灭菌效果。

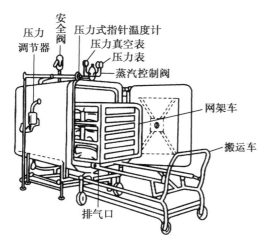

图10.3　卧式压力蒸汽灭菌器

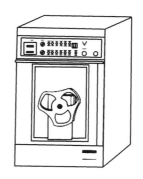

图10.4　预真空压力蒸汽灭菌器

3)注意事项:①灭菌包不宜过大(卧式压力蒸汽灭菌器物品包不大于30 cm×30 cm×25 cm;预真空压力蒸汽灭菌器物品包不大于30 cm×30 cm×50 cm),包扎不宜过紧,放置时各包之间留有空隙,以利于蒸汽渗入包中央,排气时蒸汽能迅速排出,保持物品干燥。②布类物品应放在金属和搪瓷类物品之上,以免蒸汽遇冷凝成水珠,使包布受潮,影响灭菌效果。③装物品的容器应有孔,灭菌前将孔打开,灭菌后关上。④灭菌后的物品应待干燥后(冷却时间超过30 min)方可取出。⑤定期监测灭菌效果。

4)灭菌效果的监测

①生物监测法:最可靠的监测方法,其指示剂为对热耐受力较强的非致病性嗜热脂肪杆菌芽胞,将其制成检测菌株,随物品一同灭菌后再取出培养,如无指示菌生长则表明达到灭菌效果。

②物理监测法:用150 ℃或200 ℃的留点温度计。使用前将温度计汞柱甩至50 ℃以下,放入需灭菌包内,待灭菌后,检视其读数是否达到灭菌温度。

③化学监测法:临床广泛使用的常规监测手段,通过观察化学指示物颜色的变化,判断是否达到灭菌要求。化学监测法可分为包外、包内化学指示物监测,具体要求为灭菌包包外应有化学指示物,高度危险性物品包内应在最难灭菌的部位放置包内化学指示物。

2.光照消毒法(辐射消毒)　利用紫外线照射使微生物的蛋白质发生光解、变性,从而导致其死亡的方法。对生长期细菌敏感,对芽胞敏感性差。

（1）日光暴晒法：利用日光的热、干燥和紫外线的作用而杀菌，但杀菌力较弱。

1）适用范围：常用于床垫、床褥、棉胎、枕芯、毛毯、衣服、书籍等物品的消毒。

2）方法：将物品放在直射日光下暴晒 6 h。

3）注意事项：①照射时间不少于 6 h。②注意定时翻动，使物品各面均受到日光照射。

（2）紫外线灯管消毒法：紫外线灯管是低压汞石英灯管，通电后，汞气化放出紫外线，经 5~7 min，使空气中的氧气电离产生臭氧，可增强杀菌作用。紫外线杀菌作用最强的波段为 250~270 nm，其装置有悬吊式和移动式，灯管有 15,20,30,40 W 4 种。

1）适用范围：常用于室内空气和物品消毒。

2）方法：①空气消毒：先湿式清洁室内（紫外线易被灰尘微粒吸收），关闭门窗，有效照射距离不超过 2 m，照射时间不少于 30 min。照射后病室应通风换气。②物品消毒：先将物品摊开或挂起（增加暴露面积），有效照射距离为 25~60 cm，消毒时间为 20~30 min。照射时应定时翻动，直接照射物品表面。③计时：照射时间从灯亮 5~7 min 后开始计算。

3）注意事项：①保持灯管清洁，至少每两周用无水乙醇棉球擦拭灯管表面一次。②照射时注意保护病人的眼睛及皮肤，防止发生角膜炎、结膜炎及皮肤红斑，照射时可戴有色眼镜或用纱布遮盖双眼，肢体用被单遮盖。③紫外线消毒时，室内的适宜温度为 20~40 ℃，相对湿度为 40%~60%。④关灯后如需再开启，应间歇 3~4 min。⑤定期检测灯管照射强度（一般 3~6 个月测定一次），如灯管照射强度低于 70 $\mu W/cm^2$ 时应更换。或记录使用时间，凡使用时间超过 1 000 h，需更换灯管。⑥定期进行空气培养，以监测灭菌效果。

（3）臭氧灭菌灯消毒法：利用臭氧强大的氧化作用而杀菌。

1）适用范围：常用于室内空气、医院污水、诊疗用水、物品表面的消毒。

2）方法：使用时应关闭门窗，以确保消毒效果。

3）注意事项：臭氧对人体而言有毒性，空气消毒时，人员须离开现场，消毒结束后至少 30 min 方可进入。

3.电离辐射灭菌法　利用放射性核素^{60}Co 发射的 γ 射线或电子加速器产生的高能电子束（阴极射线）的穿透性来杀死微生物的低温灭菌法。由于此法是在常温下进行的，故又称为"冷灭菌"。

电离辐射灭菌法适用于不耐高温物品的灭菌，如橡胶、塑料、高分子聚合物（一次性注射器、输液器、输血器等）、精密医疗器械、生物医学制品及节育用具等。

4.微波消毒灭菌法　微波是一种波长短、频率高的电磁波。在电磁波的高频交流电场中，物品中的极性分子发生极化而高速运动，并频繁改变方向，互相摩擦、碰撞，使温度迅速升高，达到消毒灭菌的作用。

微波消毒灭菌法适用于食品及餐具的消毒；化验单据、票证及医疗文件的消毒；医疗药品、耐热非金属材料及器械等的消毒灭菌。但不能用于金属物品的消毒。

5.过滤除菌　采用生物洁净技术，通过三级空气过滤器，除掉空气中 0.5~5 μm 的尘埃，以达到洁净空气的目的。它适用于手术室、烧伤病房、器官移植病房等。

（二）化学消毒灭菌法

化学消毒灭菌法是利用液体或气体的化学药物渗透菌体内，杀灭病原微生物的方法。其原理是使菌体蛋白凝固变性，酶蛋白失去活性，抑制细菌代谢和生长，或破坏细菌细胞膜的结构，改变其通透性，使细胞破裂、溶解，从而达到消毒灭菌的作用。

1.化学消毒剂使用原则

(1)根据物品的性能及微生物的特性,选择合适的消毒剂。

(2)严格掌握消毒剂的有效浓度、消毒时间及使用方法。

(3)消毒剂应定期检测,调整浓度,并定期更换;易挥发的消毒剂要加盖。

(4)消毒液中一般不放置纱布、棉花等物,以免因吸附消毒剂而降低消毒效力。

(5)待消毒的物品必须洗净、擦干,全部浸没在消毒液内;管腔内应注满消毒液,并打开器械的轴节和容器的盖。

(6)经浸泡消毒后的物品,在使用前应用无菌生理盐水冲净,气体消毒后的物品使用前应待气体散发尽,以免残留消毒剂刺激组织。

2.方法

(1)浸泡法:将物品洗净、擦干后,完全浸没在消毒溶液中,在规定的浓度和时间内即可达到消毒灭菌的作用。浸泡法常用于耐湿不耐热的物品、器械的消毒,如锐利器械、精密仪器、化学纤维制品等。

(2)擦拭法:用标准浓度的消毒剂擦拭物品表面或人体体表,以达到消毒的目的。擦拭法常用于桌、椅、墙壁、地面等的消毒及皮肤消毒。

(3)喷雾法:用喷雾器将标准浓度的消毒剂均匀地喷洒在空气中或物体表面,在有效时间内达到消毒的目的。喷雾法常用于空气及地面、墙壁等物品表面的消毒。

(4)熏蒸法:将消毒剂加热或加入氧化剂,使其呈气体,在规定的浓度和时间内达到消毒灭菌的作用。熏蒸法常用于室内空气和不耐湿、不耐高温物品的消毒。

1)空气消毒:①纯乳酸:0.12 mL/m³ 加等量水,加热熏蒸,密闭门窗 30~120 min,打开通风换气。纯乳酸用于室内空气消毒,如手术室、换药室等。②食醋:5~10 mL/m³ 加热水 1~2 倍,加热熏蒸,密闭门窗 30~120 min,打开通风换气。食醋用于流感、流脑病室的消毒。③过氧乙酸:8 mL/m³ 加热熏蒸,密闭门窗 30~120 min,打开通风换气。

2)物品消毒:常用甲醛消毒箱进行。

(5)环氧乙烷气体密闭消毒灭菌法:环氧乙烷气体穿透力强,具有高效广谱杀菌作用,为灭菌剂。它适用于电子仪器、光学仪器、医疗器械、化纤织物、皮毛、棉、塑料制品、书籍、一次性使用的诊疗用品等的消毒灭菌。

使用方法:环氧乙烷易燃、易爆,对人体有害,消毒灭菌需密闭进行;少量物品可用丁基橡胶袋,大量物品需使用专用的灭菌容器,时间 6 h,需专业培训上岗。

3.化学消毒剂种类　根据其消毒效力可分为 4 类:

(1)灭菌剂:可杀灭一切微生物,包括细菌芽胞,使物品达到灭菌要求的制剂,如过氧乙酸、戊二醛、35%~40%甲醛(福尔马林)、环氧乙烷。

(2)高效消毒剂:可杀灭一切细菌繁殖体(包括分枝杆菌)、病毒、真菌及其孢子,并对细菌芽胞有显著杀灭作用的制剂。如过氧化氢、高浓度含氯消毒剂。

(3)中效消毒剂:仅可杀灭分枝杆菌、细菌繁殖体、真菌、病毒等微生物,达到消毒要求的制剂,如碘酊、碘附、乙醇、低浓度含氯消毒剂。

(4)低效消毒剂:仅可杀灭细菌繁殖体和亲脂病毒,达到消毒要求的制剂,如氯己定(洗必泰)、苯扎溴铵等。

4.常用化学消毒剂 见表 10.1。

表 10.1 常用化学消毒剂

名 称	效 力	使用范围	注意事项
过氧乙酸	灭菌	常用浸泡法、擦拭法、喷洒法 ①0.2%溶液用于皮肤消毒； ②0.02%溶液用于黏膜冲洗消毒； ③浸泡消毒用 0.2%~1%溶液,时间为 30~60 min； ④0.2%~0.4%溶液用于环境喷洒消毒	①对金属及织物有腐蚀性,消毒后应及时冲洗干净； ②性能不稳定,须加盖保存并现配现用； ③高温易爆炸,须存放阴凉通风处； ④溶液刺激性强,配制时需戴口罩及橡胶手套,使用时须注意防护
戊二醛	灭菌	常用浸泡法、擦拭法 2%戊二醛常用于不耐热的医疗器械、精密仪器,如内镜等。消毒时间为20~45 min,灭菌时间 10 h	①对碳钢类制品如手术刀片等有腐蚀性,使用前应加入 0.5%亚硝酸钠防锈； ②加强对浓度的测定,每周过滤一次,每 2~3 周更换一次消毒液； ③对皮肤有刺激性,接触时应戴橡胶手套,操作时防止溅入眼内及吸入体内； ④容易氧化分解,使杀菌力降低,宜现用现配； ⑤灭菌后的物品在使用前应用无菌蒸馏水冲洗
35%~40% 甲醛 (福尔马林)	灭菌	常用熏蒸法 适用于物体表面、对湿热敏感且易腐蚀、不耐高温和高压的医疗器械的消毒灭菌 常用甲醛灭菌器进行低温甲醛蒸气灭菌,气体浓度为 3~11 mg/L、温度为 50~80 ℃,相对湿度为 80%~90%,时间为 30~60 min	①消毒物品应摊开或挂起,污染面尽量暴露,物品中间应留有空隙,以便甲醛气体能充分与之接触； ②甲醛箱消毒物品时,不可采用自然挥发法； ③因有致癌作用,不宜用于空气消毒,且消毒后可用抽气通风或氨水中和法去除残留甲醛气体
含氯消毒剂 (常用液氯、漂白粉、漂白粉精、次氯酸钠及 84 消毒液)	高效:高浓度含氯消毒剂； 中效:低浓度含氯消毒剂	常用浸泡法、擦拭法、喷洒法及干粉消毒等 适用于餐具、水、环境、疫源地等的消毒 ①浸泡法和擦拭法:含有效氯0.02%消毒液,用于被细菌繁殖体污染的物品,时间 10 min 以上,不能浸泡时可擦拭;含有效氯 0.2%消毒液,用于被肝炎病毒、结核杆菌、细菌芽胞污染的物品,时间 30 min 以上； ②喷洒法:一般物品表面用含有效氯 0.05%消毒液均匀喷洒,时间 30 min 以上;被肝炎病毒、结核杆菌污染的物品表面,用含有效氯 0.2%消毒液均匀喷洒,时间 60 min 以上； ③干粉消毒法:将排泄物 5 份加含氯消毒剂 1 份,搅拌均匀,放置 2~6 h	①消毒液应保存在密闭容器中,放置阴凉、干燥、避光处,以减少有效氯的丧失； ②因溶液不稳定,故应现配现用； ③消毒液有腐蚀性和漂白作用,不适用于金属、有色织物及油漆家具的消毒

名　　称	效　力	使用范围	注意事项
过氧化氢	高效	常用浸泡法、擦拭法 用于丙烯酸树脂制成的外科埋置物、不耐热的塑料制品、餐具、服装、饮水等消毒,以及漱口、外科冲洗伤口等; 3%过氧化氢消毒时间为 30 min	①存放于阴凉、通风处,并在使用前测定有效含量; ②稀释液不稳定,应现用现配; ③腐蚀金属,对有色织物有漂白作用; ④溶液有刺激性,应防止溅入眼中和皮肤、黏膜上; ⑤受有机物影响,消毒被血液或脓液污染的物品,应适当延长消毒时间
碘酊	中效	2%碘酊用于注射部位、手术部位、穿刺部位皮肤及新生儿脐带部位皮肤消毒; 消毒部位皮肤擦拭 2 遍以上,然后用 75%乙醇脱碘,作用时间 1~3 min	①刺激性强,不能用于黏膜消毒; ②对碘过敏者禁用; ③对金属有腐蚀性,不能浸泡金属器械; ④保存需加盖
碘附	中效	常用浸泡法、擦拭法、冲洗法 适用于皮肤、黏膜等的消毒 ①浸泡法:0.05%～0.1%碘附溶液用于浸泡清洗并晾干后的物品,时间30 min; ②擦拭法:0.5%～2%碘附溶液用于擦拭消毒部位,擦 2 遍,作用时间2～3 min; ③冲洗法:0.05%碘附溶液用于冲洗伤口黏膜和阴道黏膜,时间 3～5 min,可达到消毒作用	①应保存在密闭容器中,置于阴凉、避光、防潮处; ②对二价金属有腐蚀性,故不用于相应金属制品的消毒; ③应现用现配,因其稀释后稳定性较差; ④如待消毒物品上存有大量有机物,应适当增加浓度,延长作用时间
乙醇	中效	常用擦拭法、浸泡法 70%～80%乙醇适用于手和皮肤消毒,也可用于医疗器械及精密仪器的表面消毒 ①皮肤和物品表面消毒:将消毒液喷雾或涂擦于皮肤或物品表面 2 遍,作用 3 min ②体温表消毒:将体温计完全浸没于消毒液中,作用 30 min	①乙醇易挥发,应加盖保存,并定期测定有效浓度; ②浓度超过 80%,消毒效果会降低; ③有刺激性,不宜用于黏膜和创面的消毒; ④易燃,应注意加盖并避火保存
氯己定	低效	常用擦拭法、冲洗法 适用于外科洗手消毒、手术部位的皮肤消毒和黏膜消毒等 ①擦拭法:4%氯己定乙醇溶液用于擦拭手术和注射部位皮肤,擦 2 遍,作用时间 2 min ②冲洗法:0.05%～0.1%氯己定水溶液用于冲洗阴道、膀胱、伤口黏膜创面,以预防和控制感染	①不可在肥皂和洗衣粉等阴离子表面活性剂前、后使用和混合使用; ②易受有机物影响,使用前应先进行消毒部位的清洁,带污垢的不能使用

名　称	效　力	使用范围	注意事项
苯扎溴铵	低效	常用浸泡法、擦拭法、喷洒法 适用于手、黏膜、环境及物品表面的消毒 ①0.01%~0.05%溶液:黏膜消毒; ②0.1%~0.2%溶液:皮肤消毒,也可用于浸泡、喷洒、擦拭污染物品,作用时间15~30 min(加入0.5%亚硝酸钠防锈)	①阴离子表面活性剂(如肥皂、洗衣粉等)对其有拮抗作用,不宜合用; ②不能用作灭菌器械保存液; ③现配现用; ④对铝制品有破坏作用,不可用铝制品盛装; ⑤不适用于膀胱镜、眼科器械、橡胶及铝制品的消毒

第三节　无菌技术

无菌技术是医疗和护理操作中防止发生感染和交叉感染的一项重要的操作技术,广泛应用于医疗和护理实践中,如注射、导尿、穿刺、手术时,必须严格执行无菌技术,以防微生物侵入人体,引起交叉感染。无菌技术的操作规程是根据科学原则制订的,每个医务人员必须遵守,以保证病人的安全。

一、无菌技术的概念

1.无菌技术　是指在执行医疗、护理操作过程中,防止一切微生物侵入人体,防止无菌物品及无菌区域被污染的操作技术。

2.无菌物品　是指经过灭菌处理后未被污染的物品。

3.无菌区域　是指经过灭菌处理后未被污染的区域。

二、无菌技术的操作原则

1.着装整洁　在进行无菌操作前,操作者要修剪指甲并洗手,戴好帽子、口罩,必要时穿无菌衣、戴无菌手套。

2.环境清洁　无菌操作的环境要清洁、宽敞。操作前30 min停止清扫及更换床单等工作,减少走动,避免尘埃飞扬。

3.妥善保管　无菌物品和非无菌物品应分开放置,并有明显标志;无菌物品必须存放于无菌容器或无菌包内,不可暴露在空气中;无菌容器或无菌包外应注明物品的名称、灭菌日期、粘贴化学指示胶带,放置在清洁、干燥、固定的地方,并按灭菌日期先后顺序存放;无菌包在未被污染的情况下有效期为7天,过期或包布受潮应重新灭菌。

4.正确取用　夹取无菌物品时,必须使用无菌持物钳(镊);无菌物品一旦从无菌容器或包内取出,即使未使用,也不可再放回。

5.操作中保持无菌　进行无菌操作时,操作者应与无菌区域保持一定距离,并面向无菌区,不可面对无菌区讲话、咳嗽、打喷嚏;手臂应保持在腰部或操作台面以上,不可跨越无菌区;无菌物品被污染或疑有污染,不可再用,应予更换或重新灭菌。

6.防止交叉感染　一份无菌物品,只能供一位病人使用一次,以防止交叉感染。

三、无菌技术的基本操作法

(一)无菌持物钳的使用法

无菌持物钳是取用和传递无菌物品的器械。临床上常用的有卵圆钳、三叉钳、镊子等。其准备和使用方法如下:

1.无菌持物钳的准备

(1)打开无菌持物钳的轴节,将其浸泡在盛有消毒液的大口有盖容器中(或置无菌干燥容器中)。

(2)容器中消毒液的量,以能浸泡钳轴节以上 2~3 cm 或镊子的 1/2 为宜。

(3)每个容器中只能放置一把无菌持物钳(镊),如图 10.5 所示。

(4)无菌持物钳(镊)和浸泡容器每周灭菌 2 次,同时更换消毒液;使用较多的部门,如手术室、门诊注射室、换药室等应每日更换及灭菌;干置的容器及持物钳(镊)应 4~6 h 更换一次。

2.无菌持物钳的使用方法

(1)取放无菌持物钳(镊)时,钳端应闭合、向下,并在容器上方滴尽消毒液再使用。不可触及液面以上的容器内壁及容器口缘,也不可从盖孔中取放(图 10.6)。

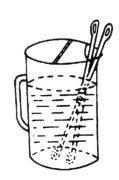

图 10.5　无菌持物钳(镊)

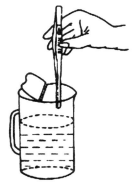

图 10.6　取放无菌持物钳(镊)

(2)使用过程中应始终保持钳(镊)端向下,不可倒转向上,以免消毒液反流至钳把处后,再流回至钳端而造成污染(图 10.7)。使用时无菌持物钳(镊)应保持在操作者胸、腹部水平移动,不可过高或过低,以免超出视线范围造成污染。

(3)使用后应立即将无菌持物钳(镊)放回容器中。

3.注意事项

(1)无菌持物钳(镊)应就地使用。如去远处夹取无菌物品,应同时搬移无菌持物钳和浸泡容器,以免无菌持物钳在空气中暴露过久。

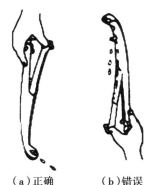

(a)正确　　(b)错误

图 10.7　无菌持物钳使用法

（2）无菌持物钳（镊）只能用于夹取无菌物品,不能触及非无菌物品,也不能夹取油纱布,更不能用于换药或替代消毒钳。

（二）无菌容器的使用法

无菌容器是存放无菌物品的容器。临床上常用的有无菌盒、罐、盆及储槽等。其使用方法如下:

1.无菌容器的使用方法

（1）取用无菌容器内的物品

1）打开无菌容器盖,将盖的内面向上置于稳妥处（图10.8）或拿在手中（盖的内面向下）（图10.9）,手不可触及盖的边缘和内面。

2）从无菌容器中夹取无菌物品时,无菌持物钳及物品均不可触及容器的边缘。

3）取出物品后应立即将容器盖盖严,避免容器内的无菌物品在空气中暴露过久。盖容器盖时,应先将盖的内面向下,再移至容器口上方盖上。

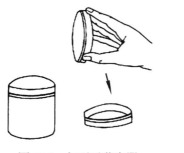
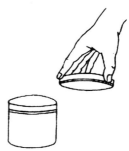

图 10.8　打开无菌容器　　　　　　　　　图 10.9　打开无菌容器
（盖置稳妥处）　　　　　　　　　　　　　（盖拿在手中）

（2）手持无菌容器（如无菌治疗碗）:应托住无菌容器底部,手指不可触及容器的边缘和内面（图10.10）。

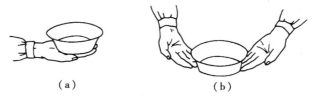

（a）　　　　　　　　（b）

图 10.10　手持无菌容器

2.注意事项

（1）使用无菌容器时,不可污染盖和容器的边缘及内面。

（2）无菌容器应每周灭菌一次,如使用频繁应每日一次。

（三）无菌溶液取用法

无菌溶液是经过灭菌后备用的溶液,倒取时应注意保持其无菌状态。临床上常用的有用密封瓶装或三角烧瓶装的无菌溶液,其取用方法如下:

1.取用无菌溶液的方法

（1）取用无菌溶液时,首先应检查瓶签上的溶液名称、浓度、剂量和有效日期;然后检查瓶盖有无松动,瓶口有无裂缝,溶液有无浑浊、沉淀、絮状物、变色等,如无上述情况方可使用。

（2）打开密封瓶外盖,消毒瓶塞,待干后打开瓶塞,注意手不可触及瓶口及瓶塞内面,防止污染。

（3）手持溶液瓶,瓶签朝向掌心,先旋转倒出少量溶液于弯盘中,以冲洗瓶口,再由冲洗口原处倒所需液量于无菌容器中。注意瓶口距无菌容器口的距离不低于 5 cm,以免造成污染（图 10.11）。

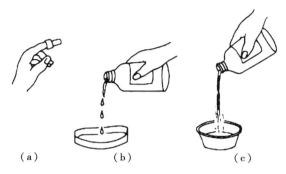

（a）   （b）   （c）

图 10.11　取用无菌溶液法

（4）倒好溶液后,在瓶塞上注明开瓶日期、时间并签名。

2.注意事项

（1）取用无菌溶液时,不可将无菌敷料、器械直接伸入瓶内蘸取,也不可将无菌敷料堵塞瓶口倒液。

（2）已倒出的无菌溶液,不可再倒回瓶内,以免污染剩余的无菌溶液。

（3）已开启的无菌溶液瓶内的溶液,如未污染最多可保存 24 h。

（四）无菌包的使用法

用包布包裹物品,经灭菌后即为无菌包。包布选用质厚、致密、未脱脂的双层棉布制成。经灭菌后,包的内面为无菌面,外面为污染面。临床上常用的有导尿包、器械包、各种敷料包等。其包扎和使用方法如下：

1.包扎法

（1）将物品放在包布的中央,玻璃物品先用棉垫包裹。

（2）将包布一角盖在物品上（如包布的一角有带,则先折盖其对角）,然后折盖左右两角（左右角的尖端向外翻折）,最后一角折盖后,用带以"十"字形或"一"字形包扎,粘贴化学指示胶带,注明物品名称及灭菌日期（图 10.12）。如包布无系带则直接用化学指示胶带粘贴封包,并注明物品名称及灭菌日期。

（3）送灭菌处理。

2.开包法

（1）先查看无菌包的名称、灭菌日期、有效期、化学指示胶带的颜色,有无潮湿及破损。

（2）将无菌包放于清洁、干燥、平坦处,解开系带,卷放在包布边下（或撕开粘贴的胶带）。

（3）用拇指和食指依次打开包的外角和左右角,最后打开内角。如是用双层包布包裹的无菌包,则内层需用无菌持物钳打开。

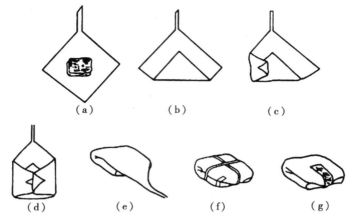

图 10.12　无菌包包扎法

（4）用无菌持物钳取出所需物品,放在准备好的无菌区域内。如包内物品一次未用完,应按无菌原则依原折痕包盖,系带"一"字形缠绕扎好,注明开包日期、时间并签名。

（5）如需将包内物品一次全部取出,可将包托在手上打开,另一手将包布四角抓住,稳妥地将包内物品放入无菌区内（图 10.13）。

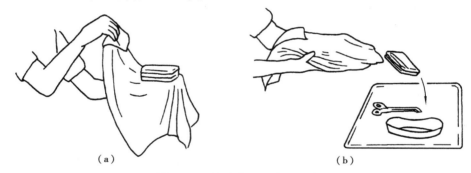

图 10.13　包内物品一次取出法

3.一次性无菌物品取用法

（1）先查看无菌物品的名称、出厂日期、有效期、封包有无破损或漏气。

（2）取用一次性无菌注射器或输液器:在封包特制标记处撕开或剪开,用手取出。

（3）取用一次性无菌敷料或导管:用手拉开黏合的封包上下两层（或常规消毒封包边口,用无菌剪刀剪开）,用无菌持物钳取出。

（4）也可以根据各种一次性物品的不同要求开启。

4.注意事项

（1）打开无菌包时,手不可触及包布的内面,夹取无菌物品时手臂勿跨越无菌区。

（2）无菌包过期、潮湿或包内物品被污染时,均须重新灭菌。包布有破损时不能使用。

（3）已打开过的无菌包,在未污染的情况下,包内物品 24 h 内有效。

（五）铺无菌盘法

无菌盘是将无菌治疗巾铺在清洁干燥的治疗盘内,形成一无菌区,用于短时间放置无菌物品。

1.无菌治疗巾的准备　将治疗巾按横折法或纵折法折成 16 开长方块,包装灭菌后备用。

(1)横折法:将治疗巾按横折→纵折→横折→纵折的顺序,折成 16 开长方块(图 10.14)。

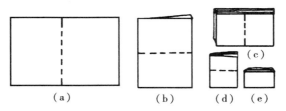

图 10.14　治疗巾横折法

(2)纵折法:将治疗巾按纵折→纵折→横折→横折的顺序,折成 16 开长方块,开口边向外(图 10.15)。

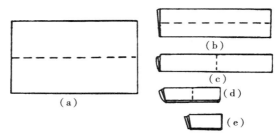

图 10.15　治疗巾纵折法

2.无菌盘的铺法

(1)单层底铺巾法

1)按无菌包开包法打开无菌包,用无菌持物钳取出一块治疗巾,放在治疗盘内。

2)双手捏住无菌治疗巾上层两角的外面,轻轻抖开,双折铺于治疗盘上,内面为无菌面。

3)将上层无菌巾向远端呈扇形折叠到对侧无菌盘上,边缘向外(无菌面向上),露出下面的无菌区(图 10.16)。

4)放入无菌物品后,用双手捏住上层无菌巾的左右角外面,将无菌巾拉平盖于无菌物品上,上下层边缘对齐。然后将开口处向上翻折两次,两侧边缘分别向下折一次,露出治疗盘边缘。记录铺盘日期、时间并签名。

(2)双层底铺巾法

1)取出无菌治疗巾,双手捏住无菌巾上层两角的外面,轻轻抖开,从远到近叠成双层底,上层呈扇形折叠,边缘向外(图 10.17)。

2)放入无菌物品后,将扇形折叠层无菌巾拉平盖于无菌物品上,边缘对齐。

3)记录铺盘日期、时间并签名。

3.注意事项

(1)铺无菌盘的区域必须清洁干燥,避免无菌巾潮湿。

(2)操作者的手、衣袖及其他非无菌物品不可触及无菌面。

(3)铺好的无菌盘应尽快使用,有效期不得超过 4 h。

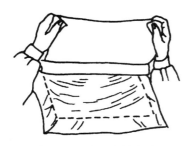
图 10.16　单层底铺巾法

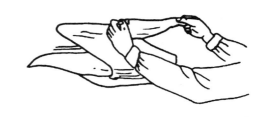
图 10.17　双层底铺巾法

（六）戴、脱无菌手套法

由于皮肤上存在病原微生物,而一般的消毒方法又不能使手达到绝对无菌。故在进行某些无菌操作(如导尿、穿刺、手术等)或接触无菌物品时必须戴无菌手套,以保护病人免受感染。

1.戴无菌手套法

（1）戴无菌手套前应先修剪指甲,并洗净擦干双手,核对手套袋外的手套号码、灭菌日期及化学指示胶带,检查包装是否完整、干燥。

（2）将手套袋平放于清洁、干燥的桌面上打开。

（3）一手掀开手套袋开口处上层,另一手伸入袋内,捏住一只手套反折部分(手套内面)取出,对准五指戴上。

（4）用未戴手套的手同法掀起另一袋口,已戴手套的手指伸入袋内,插入另一只手套的反折内面(手套外面)取出手套,同法将手套戴好。

（5）将手套反折部翻上,套在工作衣袖口上,双手交叉轻轻推搓手套,使之与手贴合并检查是否漏气(图 10.18)。

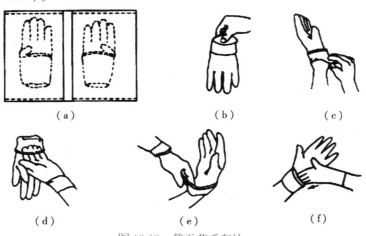
（a）　　　　　　　（b）　　　　　　　（c）

（d）　　　　　　　（e）　　　　　　　（f）

图 10.18　戴无菌手套法

2.脱无菌手套法

（1）操作完毕,用戴手套的手捏住另一手套腕部外面翻转脱下。

（2）已脱下手套的手指插入另一手套内,捏住内面边缘将手套向下翻转脱下。

（3）将用过的手套放入医疗垃圾袋内按医疗废物处理。

3.注意事项

（1）戴手套时应注意未戴手套的手不可触及手套的外面（无菌面），已戴手套的手不可触及未戴手套的手或另一手套的内面（污染面）。

（2）发现手套有破裂或不慎被污染及怀疑污染应立即更换。

（3）戴无菌手套后，双手应始终保持在腰部或操作台面以上，视线范围以内，避免污染。

（4）脱手套时，应从手套口往下翻转脱下，不可强拉手指和手套的边缘，以免损坏。

第四节　隔离技术

一、隔离的基本知识

（一）隔离的概念

隔离是将传染源传播者和高度易感人群安置在指定地点和特殊环境中，暂时避免和周围人群接触，对前者采取传染源隔离，防止传染病病原体向外传播，对后者采取保护性隔离，保护高度易感人群免受感染。

（二）传染病区隔离单位的设置

传染病区应与普通病区分开，远离食堂、水源和其他公共场所。相邻病区楼房相距约30 m，侧面防护距离约10 m，以防止空气对流传播。传染病区设有多个出入口，方便工作人员和病人分道进出，病区内由隔离室和其他辅助房间构成，并配置必要的卫生、消毒及隔离设备。

病人的安置：①以病人为隔离单位：每个病人有单独的生活环境和用具，与其他病人及不同病种间进行隔离。②以病种为隔离单位：同一病种病人安排在同一病室，但应与其他病种的传染病人相隔离。③凡未确诊、发生混合感染、有强烈的传染性及危重病人，应住单独隔离室。

（三）隔离区域的划分

隔离区域按传染病人所接触的环境可划分为清洁区、半污染区和污染区。

1.清洁区　凡未被病原微生物污染的区域称为清洁区，如配膳室、更衣室、值班室、库房等。

2.半污染区　凡有可能被病原微生物污染的区域称为半污染区，如医护办公室、化验室、病区内走廊等。

3.污染区　凡病人直接或间接接触，被病原微生物污染的区域称为污染区，如病室、厕所、浴室、病区外走廊等。

二、隔离原则

（一）一般消毒隔离

1.隔离标志及设施齐备　隔离病室门口及病床床尾悬挂隔离标志，门口放置用消毒液浸湿的脚垫，门外设隔离衣悬挂架（柜或壁橱），流水洗手池（备有洗手液、手刷、干手设备），另挂避污纸。

2.人员进出隔离室要求　①工作人员进入隔离室应戴口罩、帽子，穿隔离衣。穿隔离衣后，只能在规定的范围内活动，不得进入清洁区，并且不同病种不能共用一件隔离衣。②在穿隔离衣前，须计划周密，备齐所用物品，并尽量将各种操作集中进行，以减少穿、脱隔离衣及消毒手的次数。而且一切操作要严格执行隔离技术。③探视、陪护人员进入隔离室应根据隔离种类采取相应的隔离措施。④接触病人或污染物品后、护理另一病人前、离开隔离室前均必须消毒双手。

3.室内物品分类处置　①污染物品不得带入清洁区内，任何污染物品必须先经过消毒后再处理。②病人接触过的用物，须经严格消毒后方可递交，如病人的衣物、信件、票证、书籍等须经消毒处理后才能交家属带回。③病人的排泄物、分泌物、呕吐物须经消毒处理后方可排放。④需送出病区处理的物品，应放入专用污物袋内，并有明显标志。

4.隔离病室消毒处理　每日进行空气消毒，可用紫外线照射或消毒液喷雾；每日晨间护理后，用消毒液擦拭病床、床旁桌、椅。

5.隔离知识宣教　向病人、陪伴及探视者宣传、解释隔离的重要性及暂时性，解除因隔离而产生的恐惧、孤独、自卑等心理；同时教给他们必要的隔离知识，使其主动协助、执行隔离要求和制度。

6.解除隔离的标准　病人的传染性分泌物经连续 3 次培养，结果均为阴性或确已度过隔离期，经医生开出医嘱后，方可解除隔离。

（二）终末消毒处理

终末消毒处理是对出院、转科或死亡的病人及其所住病室、用物和医疗器械等进行的消毒处理。

1.病人的终末消毒处理

（1）出院或转科的病人，应沐浴、更换清洁衣裤，将个人用物消毒后一并带出。

（2）死亡的病人，应用消毒液擦洗尸体，并用浸透消毒液的棉球填塞口、鼻、耳、阴道、肛门等孔道，然后用一次性尸单或消毒液浸泡过的尸单包裹尸体，送传染科的太平间。

2.病人单位的终末消毒处理

（1）被服类装入污物袋，注明隔离用物，先消毒再清洗。

（2）病室消毒时，关闭门窗，打开床旁桌、摊开棉被、竖起床垫，用消毒液熏蒸或紫外线照射，然后打开门窗通风。

（3）病床、床旁桌、椅、地面用消毒液擦拭。

三、隔离种类及措施

根据病原体传播途径的不同常将隔离分为以下几种，并按不同种类实施相应的隔离措施。

（一）严密隔离

严密隔离适用于经飞沫、分泌物、排泄物直接或间接传播的烈性传染病,如霍乱、鼠疫、非典型性肺炎(SARS)等。主要的隔离措施有:

1.病人住单间病室,通向走廊的门、窗须关闭。室内用具尽可能简单并耐消毒,室外挂有醒目的隔离标志。禁止病人离开病室,禁止探视和陪护。

2.接触此类病人时,必须戴口罩、帽子,穿隔离衣、隔离鞋,戴手套,消毒措施必须严格。接触病人或污染物品后、护理另一病人前、离开隔离室前均须消毒双手。

3.病人的分泌物、呕吐物、排泄物及一切用过的物品均应严格消毒。污染敷料装袋,标记后送焚烧处理。

4.室内空气、地面及物品表面用消毒液喷洒或紫外线照射消毒,每日一次。

（二）呼吸道隔离

呼吸道隔离适用于经空气中飞沫短距离传播的感染性疾病,如肺结核、流行性脑脊髓膜炎、百日咳、腮腺炎、麻疹、白喉、流感等。主要的隔离措施有:

1.同种病原菌感染者可同住一室,有条件时尽量使隔离病室远离其他病区。通向走廊的门、窗须关闭,室外挂有醒目的隔离标志。病人离开病室需戴口罩。

2.接触此类病人时,必须戴口罩、帽子并保持口罩的干燥,必要时穿隔离衣、戴手套。接触病人或污染物品后、护理另一病人前、离开隔离室前均须消毒双手。

3.为病人准备专用痰盂或痰杯,用后须严格消毒处理。病人口鼻及呼吸道分泌物须经消毒处理后方可排放或焚烧。

4.室内空气用紫外线照射或过氧乙酸消毒液喷雾消毒,每日一次。

（三）肠道隔离（消化道隔离）

肠道隔离适用于由病人的排泄物直接或间接污染了食物或水源而引起传播的疾病,如细菌性痢疾、伤寒、甲型肝炎、戊型肝炎、病毒性胃肠炎等。主要的隔离措施有:

1.最好按病种安排隔离室,如条件受限也可同居一室,但应做好床旁隔离,此时除室外挂隔离标志外,每一床也应加隔离标记。两床间隔不少于 2 m,病人之间禁止交换任何物品。

2.接触此类病人时,应按病种分别穿隔离衣,接触污染物时戴手套。接触病人或污染物品后、护理另一病人前、离开隔离室前均须消毒双手。

3.病人的食具、便器应专用并严格消毒处理。呕吐物、排泄物及剩余食物应按规定消毒处理后再倒掉。

4.病室应有防蝇、灭蟑螂设备,保持无蝇、无蟑螂。

（四）接触隔离

接触隔离适用于经体表或伤口直接或间接接触而感染的疾病,如新生儿脓疱病、破伤风、气性坏疽、狂犬病、铜绿假单胞菌感染、丹毒等。主要的隔离措施有:

1.病人应住单间病室,禁止接触他人。室外挂有醒目的隔离标志。

2.接触此类病人时,需戴口罩、帽子、手套,穿隔离衣,接触病人及污染的或可能污染的物品后、护理另一病人前、离开隔离室前均须消毒双手。工作人员的手或皮肤有破损时应避免接触病人或进行操作,必要时戴双层手套。

3.凡病人接触过的一切物品,如被单、衣物、换药器械等,均应先行灭菌处理后再行清洁、灭菌。伤口换药的敷料应装袋标记后焚烧处理。

(五)血液-体液隔离

血液-体液隔离适用于通过直接或间接接触具有传染性的血液或体液而传播的感染性疾病,如乙型肝炎、丙型肝炎、丁型肝炎、艾滋病、梅毒等。主要的隔离措施有:

1.同种病原菌感染者可同住一室,必要时住单间隔离室。室外挂有醒目的隔离标志。

2.工作人员接触血液或体液时需穿隔离衣、戴口罩、手套;有可能发生血液、体液飞溅时,应戴防渗透的口罩及护目镜;血液或体液可能污染工作服时应穿防渗透的隔离衣。操作完毕、脱去手套后应立即洗手,操作时如手已被血液、体液污染或可能污染时,应立即用消毒液洗手。防止被注射针头等利器刺伤。

3.被血液或体液污染的敷料及其他物品应装入有标记的袋中,送焚烧或消毒处理;病人用过的针头、尖锐物品应放入防渗透、防刺破并有标记的容器中,集中送焚烧或消毒处理;被血液或体液污染的室内物品表面,应立即用消毒液擦拭或喷雾消毒。

4.病室内应有防蚊、防虱、蚤等设备。

(六)昆虫隔离

昆虫隔离适用于以昆虫为媒介而传播的疾病,如乙型脑炎、疟疾、斑疹伤寒、流行性出血热等。其隔离措施根据昆虫的类型确定。

1.乙型脑炎、疟疾由蚊子传播,所以病室应有蚊帐及其他防蚊设施,并定期采取灭蚊措施。

2.斑疹伤寒由虱子传播,故病人入院时应经过灭虱处理后,才能住进同病种病室。

3.流行性出血热由野鼠和螨虫传播,故应做好灭鼠和灭螨工作,并向野外作业者宣传,采取必要的防护措施。

(七)保护性隔离

保护性隔离又称为反向隔离,适用于抵抗力特别低下或极易感染的病人,如大面积烧伤、早产儿、白血病、脏器移植及免疫缺陷等。主要的隔离措施有:

1.在相应病区内设置专用隔离室,让病人住单间病室隔离。禁止入室探视。特殊情况必须探视者,应采取相应的隔离措施。

2.凡进入此类病室必须穿戴灭菌后的隔离衣(外面为清洁面,内面为污染面)、帽子、口罩、手套及拖鞋。接触病人前后及护理另一位病人前均应洗手并消毒双手。凡患呼吸道疾病或咽部带菌者,应避免接触病人。

3.未经消毒处理的物品不可带入隔离区。

4.病室内空气应保持正压通气,定时换气,地面、家具等均应按规定严格消毒。

四、隔离技术

(一)口罩、帽子的使用

1.目的 口罩保护病人和工作人员,避免互相传染,并防止飞沫污染无菌物品或清洁食物等;帽子防止工作人员的头发、头屑散落或头发被污染。

2.用物 帽子、口罩(用6~8层纱布缝制),或一次性使用的帽子、口罩。

3.操作方法

（1）先洗手,再戴口罩、帽子,帽子应遮住全部头发,口罩应罩住口鼻,下半部遮住下巴,将上段两条带子分别超过耳系于头后,下段两条带子系于颈后(图 10.19)。

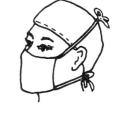

（2）先洗手,再取下口罩,将污染面向内折叠,放于胸前小口袋或小塑料袋内。不能挂在胸前反复使用。

图 10.19　口罩、帽子的使用

4.注意事项

（1）戴上口罩后,不可用污染的手接触口罩。

（2）口罩用后,立即取下,不悬挂在胸前,取下时手不可接触污染面。

（3）纱布口罩使用 4~8 h 应更换;一次性口罩使用不超过 4 h;若接触严密隔离的病人应每次更换;使用中有潮湿、污染的应立即更换。

（二）手的清洁、消毒

1.目的　除去手上的污垢及病原微生物,避免感染和交叉感染,避免污染无菌物品及清洁物品。

2.用物　流动水洗手设备,采用感应式、脚踏式或肘式开关(如无洗手池设备,则另备消毒液和清水各一盆);洗手液、肥皂液、手刷、小毛巾(纸巾或干手机)。

3.操作方法

（1）手的清洁(6 步或 7 步洗手法):适用于各种操作前后手的清洁。

1)打开水龙头,湿润双手,关闭水龙头。

2)取适量洗手液均匀涂抹于双手及手腕上,按下列步骤至少揉搓 15 s(图 10.20)。①掌心对掌心,手指并拢相互揉搓;②手心对手背,手指交错相互揉搓,交换进行;③掌心对掌心,手指交叉沿指缝相互揉搓;④弯曲一手手指各关节,在另一手掌心旋转揉搓,交换进行;⑤一手握另一手大拇指旋转揉搓,交换进行;⑥5 个指尖并拢在另一掌心中旋转揉搓,交换进行;⑦必要时增加手腕清洗,即握住手腕回旋揉搓手腕部,交换进行。

3)打开水龙头,让流水自腕部流向指尖进行冲洗,洗净后关闭水龙头。

4)用小毛巾或纸巾擦干双手,或在干手机下烘干双手。

（2）手的消毒:适用于接触感染源后手的消毒。

1)刷手法:①打开水龙头,润湿双手,关闭水龙头。②用手刷蘸肥皂液,按前臂、腕部、手背、手掌、手指、指缝、指甲顺序刷洗(范围应超过被污染的部位),每只手刷 30 s,用流水冲净,换刷同法刷另一只手。③按上述顺序再刷洗一遍,共刷 2 min,流水冲净后关闭水龙头。④用小毛巾自上而下擦干双手,或在干手机下烘干双手。

2)泡手法:①将双手浸泡在盛有消毒液的盆中,用小毛巾或手刷反复浸泡擦洗 2 min(手法与肥皂液刷手同)。②在清水盆内洗净,擦干。

3)消毒液擦拭法涂擦双手:①取适量快速手消毒剂于掌心,均匀涂抹至整个手掌、手背、手指、指缝及指甲,必要时增加手腕及手腕上 10 cm。②按 6 步或 7 步洗手法的步骤揉搓双手,直至手部干燥。揉搓时间至少 15 s,保证消毒剂完全覆盖手部皮肤。

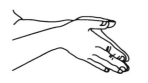
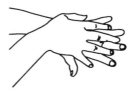
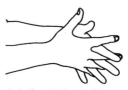

（a）掌心相对，手指　　　（b）掌心对手背沿指缝　　　（c）掌心相对，双手交
并拢相互揉搓　　　　　相互揉搓，交换进行　　　　叉指缝相互揉搓

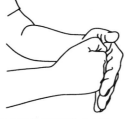
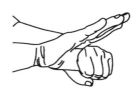
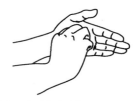

（d）弯曲手指使关节在另一　　（e）一手握另一手大拇指　　（f）5个手指尖并拢在另一掌心
掌心旋转揉搓，交换进行　　　旋转揉搓，交换进行　　　中旋转揉搓，交换进行

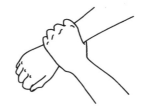

（g）握住手腕回旋摩擦，交换进行

图 10.20　揉搓洗手的步骤

4.注意事项

（1）6 步或 7 步洗手时，每个部位至少揉搓 10 次，双手揉搓不少于 15 s，如双手有明显污染时，应延长洗手时间达 30 s。

（2）刷手时，身体勿靠近水池，以免污染水池边缘或水溅到身上。

（3）流水冲洗时，腕部要低于肘部，使水从前臂流向指尖。

（4）肥皂液应每日更换，手刷及容器应每日消毒。

（三）避污纸的使用

1.目的　保持双手或物品不被污染，以省略消毒手续。如用清洁的手取用污染物品时，垫着避污纸可避免手被污染；用污染的手取用清洁的物品时，垫着避污纸可避免物品被污染。

2.用物　避污纸（用清洁纸片订成）、污物桶。

3.操作方法　取避污纸时，从页面抓取（图 10.21）。用后随即丢入污物桶内，集中焚烧处理。

4.注意事项　取避污纸时，不可掀页撕取，以保持一面为清洁面。

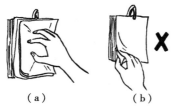

（a）　　　　　（b）

图 10.21　取避污纸法

护理学基础

（四）穿、脱隔离衣

1.目的　保护工作人员和病人,避免交叉感染。

2.用物　隔离衣、挂衣架、消毒手的设备,污衣袋。

3.操作方法

（1）穿隔离衣（图 10.22）

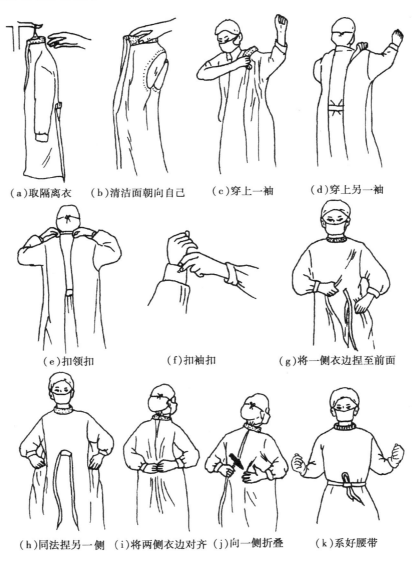

（a）取隔离衣　　（b）清洁面朝向自己　　（c）穿上一袖　　（d）穿上另一袖

（e）扣领扣　　　　（f）扣袖扣　　　　（g）将一侧衣边捏至前面

（h）同法捏另一侧　（i）将两侧衣边对齐　（j）向一侧折叠　　（k）系好腰带

图 10.22　穿隔离衣

1）取下手表,卷袖过肘(冬季卷过前臂中部),洗手,戴好口罩、帽子。

2）手持衣领取下隔离衣,将衣领两端向外折齐,露出袖内口,使清洁面向着自己。

3）右手持衣领,左手伸入袖内,右手将衣领向右侧拉,使左手露出并同时举起左手臂将衣袖抖上;换左手持衣领,按上法穿好另一袖(也可先穿右后穿左)。

4)两手持衣领,由领子中央分别向后理顺领边,扣上领扣(污染的袖口不可触及衣领、面部和帽子)。

5)扣好袖扣或系上袖带(此时手已被污染)。

6)解开腰带活结,将隔离衣一边(约腰下5 cm处)渐向前拉,见到边缘后用同侧手捏住衣外面边缘,同法捏住另一侧;双手在背后将边缘对齐,向一侧折叠并以一手按住,另一手将同侧腰带拉至背后压住折叠处,换手拉另一侧腰带,双手将腰带在背后交叉,再回到前面打一活结。

(2)脱隔离衣(图10.23)

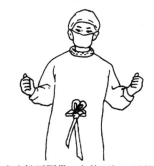 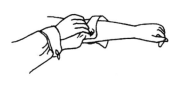

(a)松开腰带,在前面打一活结　　　　　　(b)解开袖口,部分塞入工作服袖下

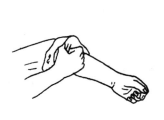 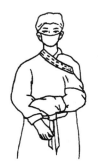 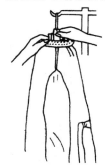

(c)用清洁手拉袖口　　　　(d)用衣袖遮住的手拉　　　　(e)提起衣领,对齐衣边
内的清洁面　　　　　　　　另一袖的污染面　　　　　　挂在衣钩上

图10.23　脱隔离衣

1)松开腰带,在前面打一活结。

2)解开袖口,在肘部将部分衣袖塞入工作服衣袖下,勿使衣袖外面塞入袖内。

3)用刷手法或泡手法消毒双手并擦干。

4)解开领扣(污染的袖口不可触及衣领、面部和帽子)。

5)一手伸入另一侧袖口内,拉下衣袖裹住手,再用裹住的手握住另一衣袖的外面将袖拉下,两手在袖内对齐衣袖,并轮换从袖管中退至衣肩,用右手握住两肩缝先退出左手,再用左手握住衣领,退出右手。

6)双手握住衣领,将隔离衣两边对齐,挂在衣钩上(如不再穿,脱下后将污染面向内折,卷好投入污衣袋中)。

4.注意事项

（1）穿隔离衣前，应备齐操作中所需的一切用物；同时检查隔离衣，以保证无潮湿、无破损；隔离衣长短要合适，须全部遮盖工作服。

（2）隔离衣的衣领及衣内面为清洁面，穿脱时要避免污染。

（3）隔离衣挂在半污染区，清洁面向外；挂在污染区，则污染面向外。

（4）隔离衣应每日更换一次，如有潮湿或内面被污染，应立即更换。

第五节　供应室

供应室是医院无菌器材、敷料、其他无菌物品等的供应部门，其工作质量直接影响医疗护理质量和病人的安危，因此要求供应室工作人员掌握现代科学的消毒灭菌方法，并严格执行供应室的各项规章制度，以保证医疗器械的绝对无菌和各种治疗物品的齐全完好，保证全院急救、治疗、护理工作的顺利进行。

一、供应室的设置及布局

供应室最好设在与各临床科室相近的适中位置，以便联系和供应。供应室的周围环境应清洁、无污染源，有净化及污水排放设施，室内光线充足、自然通风良好，地面、墙面光滑，避免落尘及便于冲洗。为避免消毒灭菌器材的污染，供应室应分为污染区、清洁区、灭菌区，清洁、消毒物品的运行路线只能由污到洁，不能逆行，以确保消毒灭菌物品不被污染。

二、供应室的工作内容

供应室的主要任务是对全院的医疗器材进行清洁、包装、灭菌、存放和供应，以及各种敷料的加工、物品的保养等。供应室三区的工作内容如下：

（一）污染区

1.回收室　回收各病区用过的污染物品，并进行分类。

2.洗涤室　清洗回收的各类物品，分粗洗间和精洗间。粗洗是指先用化学消毒剂处理，再用洗涤剂清洗，然后用清水冲净。精洗是指用流动的蒸馏水，冲去洗涤过程中附着的有害物。对一次性使用物品消毒后统一处理，严禁重复使用。

（二）清洁区

1.包装室　将已清洗的物品和备制的敷料进行检查、包装（器械包应参照物品清单卡备齐后包装），包外要标明物品名称、灭菌日期，送灭菌处理。如用包布包装，则包布必须每次更换或清洗。

2.敷料室　加工各种敷料。

3.储藏室　储藏各种器械和未加工的原料，如纱布、棉花等。

（三）灭菌区

1.压力蒸汽灭菌室　由专人负责将包装好的物品进行灭菌处理。

2.无菌间　存放和发放无菌物品。无菌物品从灭菌器取出后,直接放在无菌间的储物架上,不能有中间环节。发放无菌物品时应遵循"先进先出"的原则,即先灭菌的无菌物品应先行发放。

三、常用物品的保养

为延长物品的使用期限,节约资源,应做好物品的保养工作。

（一）搪瓷类

搪瓷类物品应避免碰撞;勿与强酸、强碱接触;勿与粗糙物摩擦,以防脱瓷生锈。

（二）玻璃类

玻璃类物品应稳拿轻放;避免骤冷骤热导致突然收缩膨胀而炸裂;防止磕碰,可放置盒中或用纸包裹保存。

（三）橡胶类

橡胶类物品要防冷变硬,防热变形、变软;防止被锐利物品刺破;防止与挥发性液体或酸碱物质接触,以免侵蚀变质。橡胶单应晾干,撒上滑石粉后卷起保存。橡胶导管晾干后应竖直放于盒内,撒上滑石粉保存。橡胶袋类应倒挂晾干,装入少量空气后旋紧塞子保存,以防粘连。

（四）金属类

金属类物品应涂油保护,以防锈蚀。锐利器械应分别放置,刃面用棉花包裹,以防碰撞,损伤锋刃。

（五）布类及毛织品

布类应防火、防霉、防钩破;毛织品应防蛀,要勤晒、并放樟脑丸保存。

（六）一次性使用物品

一次性使用无菌医疗器材应存放于清洁、干燥、通风良好的地方,保证使用时符合无菌、无热源、无破损,在有效期内。供应室可根据各科室的需要,分类、分型号、定基数发放。各科室用后应先进行初步的消毒处理,再由供应室按定数回收后进行毁形和无害化处理,最后由当地疾控中心认可的部门将其再利用或集中送焚烧处理。

第十一章
病人清洁的护理

　　清洁是人的基本需要之一,是维持和获得健康的重要保证。在日常生活中,健康人都能满足自己清洁方面的需要。当一个人生病时,其自理能力会出现不同程度的下降,但对清洁的需要却与健康人一样,甚至更为强烈。

　　机体不洁,对病人的生理和心理都会产生不良影响。清洁不但可以去除身体表面的污垢,保护皮肤的防御功能,促进血液循环,有利于预防感染和并发症。同时,还可改善自我形象,使病人拥有自信和自尊,感觉舒适、安全和心情轻松愉快,有利于疾病的康复。做好病人的清洁卫生工作是护士的重要职责之一,护士应根据病人的病情,对其清洁状况和清洁能力进行评估,制订护理计划并实施,满足病人清洁需要,促进其身心健康。

第一节　口腔护理

　　口腔是病原微生物侵入人体的主要途径之一。口腔的温度、湿度以及食物残渣非常适宜微生物的生长繁殖,人的口腔内经常存有大量的致病菌和非致病菌。健康人由于机体抵抗力强,加之饮水、进食、漱口、刷牙等活动对细菌起到一定的清除作用,通常不会引起口腔问题。当患病时,由于机体抵抗力降低,饮水、进食、漱口、刷牙等活动减少,细菌得以在口腔内迅速大量繁殖,可引起口腔的局部炎症、溃疡、口臭等,导致食欲减退、消化功能下降、局部疼痛及其他严重的合并症,同时,还可引起一定的社交心理障碍。

　　由此可见,口腔护理非常重要,护理人员必须认真评估和判断病人的口腔卫生状况,及时给予口腔卫生指导和采取相应的护理措施。

　　临床上,对高热、昏迷、禁食、鼻饲、大手术后、口腔疾患及血液病等口腔清洁自理能力有缺陷的病人,常采用特殊的口腔护理。应视情况每日进行2～3次。

一、目的

1.保持口腔清洁、湿润,使病人舒适,预防口腔感染等并发症。

2.去除口臭、口垢,促进食欲,保持口腔正常功能。

3.观察口腔黏膜、舌苔的变化,以及有无特殊口腔气味,以提供病情观察的动态信息。

二、用物

1.治疗盘　治疗碗(内盛含有漱口溶液的棉球不少于16个、弯血管钳、镊子)、压舌板、治疗巾、纱布(以上物品可用一次性口腔护理包,漱口溶液临时倒取)、弯盘、杯子(内盛漱口溶液、吸水管)、棉签和手电筒,必要时备开口器。

2.外用药　按需准备。常用的有液体石蜡、冰硼散、锡类散、西瓜霜、制霉菌素甘油、金霉素甘油等。

3.漱口溶液　按需准备。常用漱口溶液见表11.1。

表11.1　口腔护理常用漱口溶液

名　称	作　用
0.9%氯化钠溶液	清洁口腔,预防感染
朵贝尔溶液(复方硼砂溶液)	轻微抑菌,消除口臭
0.02%呋喃西林溶液	清洁口腔,有广谱抗菌作用
1%~3%过氧化氢溶液	遇有机物时,放出新生氧,有抗菌、防臭作用
1%~4%碳酸氢钠溶液	碱性溶液,用于真菌感染
2%~3%硼酸溶液	酸性防腐剂,有抑菌作用
0.1%醋酸溶液	用于铜绿假单胞菌感染
0.08%甲硝唑溶液	用于厌氧菌感染

三、操作方法

1.操作前,先评估病人口腔情况,按需准备用物。

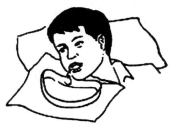

图11.1　弯盘置于病人口角旁

2.备齐用物携至病人床旁,核对床号、姓名,解释操作目的及配合方法,以取得合作。

3.协助病人侧卧或仰卧,头偏向护士侧,取治疗巾放于颌下,弯盘置于病人口角旁(图11.1)。

4.清点棉球,湿润口唇与口角,嘱病人张口,一手持手电筒,一手用压舌板轻轻撑开颊部观察口腔情况,必要时取分泌物做细菌培养或测 pH 值。有义齿者取下清洁后备用。

5.协助病人用漱口水漱口。

6.用弯血管钳和镊子稍拧干棉球(每次一个,以不滴水为宜),嘱病人咬合上下齿,一手用压舌板轻撑开一侧颊部,一手用弯血管钳夹紧棉球,由内向门齿纵向擦洗牙齿的外侧面,同法擦洗另一侧。

7.嘱病人张开上下齿,依次擦洗一侧牙齿上内侧面、上咬合面、下内侧面、下咬合面、颊部("Z"字形擦洗);同法擦洗另一侧。

8.擦洗硬腭部、舌面和舌下(不要触及咽部,以免引起恶心)。

9.协助病人漱口,擦净口角水渍,清点棉球。

10.再用电筒检查口腔情况,根据病人口腔情况,酌情使用外用药,口唇干裂可涂液体石蜡或唇膏。

11.撤去弯盘和治疗巾,协助病人取舒适体位,整理用物和床单位,必要时记录。

四、注意事项

1.擦洗时动作要轻柔,防止损伤口腔黏膜及牙龈,尤其是对凝血功能差的病人。

2.昏迷病人禁忌漱口,以免溶液呛入呼吸道引起窒息;需用开口器时,应从臼齿处放入;牙关紧闭者不可用暴力使其张口,以免造成损伤;擦洗时棉球不宜过湿,以防溶液误吸入呼吸道;棉球要用血管钳夹紧,每次1个,防止遗留在口腔内。

3.长期使用抗生素的病人,应注意观察口腔黏膜有无真菌感染。

4.传染病人的用物按隔离消毒原则处理。

5.对活动义齿应先取下,用牙刷涂牙膏或义齿清洗液轻轻刷洗义齿的各面,再用冷水冲洗干净,待病人漱口后戴上。暂时不用的义齿,可浸于冷开水杯中备用,每日换水一次。不可将义齿浸泡在乙醇或热水中,以免义齿变色、变形和老化。

第二节　头发护理

保持头发的整洁是人们日常清洁卫生的一项重要内容。头面部是人体皮脂腺分布最多的部位,皮脂、汗液常伴灰尘黏附于毛发、头皮上,形成污垢,导致脱发和抓伤、疖子等头皮疾患;同时,由于污垢散发异味,使病人产生自卑,影响交往。经常清洗和梳理头发,可及时清除头皮屑和灰尘,使头发清洁、易梳理,病人感觉舒适。同时,经常梳洗和按摩头部,还可促进头皮血液循环,促进头发生长,预防感染发生。良好的外观还会影响病人心态,增强自信。因此,当病人病重,日常生活自理能力下降,不能完成头发护理需求时,护士应帮助或协助完成头发护理。

一、床上梳发

对生活不能自理的病人,护士协助梳发。

（一）目的

1.梳发可按摩头皮,促进头皮血液循环。

2.除去头发污秽和脱落的头发、头屑,使病人整洁、舒适、美观。

3.维护病人自尊、自信,建立良好的护患关系。

（二）用物

治疗巾、梳子(可自备)、纸袋、30%乙醇。必要时备橡皮圈或发夹。

（三）操作方法

1.备齐用物携至病人床旁,核对床号、姓名,解释操作目的及配合方法,以取得合作。

2.协助病人坐起,铺治疗巾于肩上,如病人不能坐起,则协助病人平卧,头偏向一侧,铺治疗巾于枕头上。

3.将头发从中间分成两边,一手握住一股头发,一手持梳,由发梢一段段逐渐梳至发根,若为短发,则由发根梳至发梢。

4.如长发或头发打结,可将头发缠绕于手指上,慢慢梳理;如头发黏结成团,可用30%乙醇湿润打结处,再小心梳理。

5.根据病人喜好,将长发编辫或扎成束。同法梳理另一侧。

6.脱落的头发置于纸袋中,撤下治疗巾,协助病人取舒适卧位。整理床单位,清理用物。

（四）注意事项

1.尽量使用圆钝齿的梳子,防止损伤头皮。

2.避免强行梳理和扎得过紧,以免造成病人不适或疼痛。

3.尊重病人的习惯,尽量满足个人喜好。

二、床上洗发

（一）目的

1.去除头皮屑和污物,清洁头发,去除头发异味,减少感染机会。

2.按摩头皮,促进头皮血液循环,促进头发的生长与代谢。

3.预防和除灭头虱、头蚁,防止疾病传播。

4.使病人舒适、美观,维护其自尊和自信,促进身心健康。

（二）用物

1.马蹄形垫洗发　治疗车上备橡胶马蹄形垫(或自制马蹄形卷);治疗盘内置橡胶单、毛巾、浴巾、眼罩或纱布、别针、棉球2个(不脱脂棉)、洗发液、梳子、镜子、纸袋、护肤品(可自备);水壶(内盛40~45 ℃热水)、冲洗壶或量杯、污水桶(盆),必要时备电吹风。

2.洗头车洗发　洗头车,其余同马蹄形垫洗发。

3.扣杯法洗发　脸盆、搪瓷杯、毛巾两条,橡胶管一根。其余同马蹄形垫洗发。

（三）操作方法

1.备齐用物携至病人床旁,核对床号、姓名,解释操作目的及配合方法,以取得合作。

2.根据季节关门窗,调节室温至22~26 ℃。必要时使用围帘遮挡,按需给予便盆。移开床旁桌、椅。

3.垫橡胶单及浴巾于枕上,松开病人衣领向内反折,将毛巾围于颈部,用别针固定。

4.放置马蹄形垫、洗头车或脸盆与叩杯。

马蹄形垫洗发(图11.2、图11.3):协助病人斜角仰卧,头靠近床缘,移枕于肩下,病人可屈膝,垫枕于两膝下。置马蹄形垫于病人后颈部,将头部枕于槽中,马蹄形垫的开口处下方接污水桶(盆)。

洗头车洗发(图 11.4):洗头车置于床旁,病人头枕于洗头车的头托上。

扣杯法洗发(图 11.5):移枕于肩下,铺橡胶单和浴巾于病人头部床单上,放脸盆一只,盆底放一块毛巾,其上倒扣搪瓷杯,杯上垫四折毛巾,病人头枕于毛巾上,脸盆内放一根橡胶管,下接污水桶,利用虹吸原理,将污水引入下面的桶内。

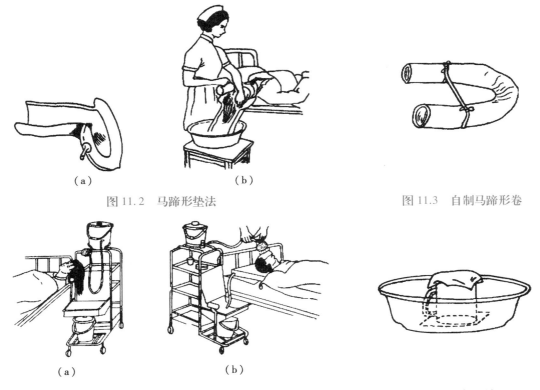

（a）　　　　　　　　　　（b）

图 11.2　马蹄形垫法　　　　　　　　图 11.3　自制马蹄形卷

（a）　　　　　　　　　　（b）

图 11.4　洗头车法　　　　　　　　图 11.5　扣杯法

5.用棉球塞两耳,眼罩或纱布遮盖双眼。

6.洗发,去发夹,松开头发,病人确定水温合适后,用热水充分润湿头发,再将洗发液均匀涂遍头发,用双手指腹反复揉搓头皮和头发,方向沿发际向头顶部再至枕后。梳去脱落的头发置于纸袋中,用热水冲净头发。必要时重复一遍。

7.擦去发上积水,除去耳内棉球和眼罩,用病人自己的毛巾擦干面部。

8.解下颈部毛巾包住头发,一手托住头颈部,一手撤去马蹄形垫(洗头车接水盘或脸盆),将枕头、橡胶单、浴巾一起移回原位,协助病人平卧。

9.用包头的毛巾揉搓头发,再用浴巾擦干或用电吹风吹干头发。梳成病人喜欢的发型。

10.取下枕上橡胶单及浴巾,协助病人取舒适卧位。

11.整理床铺,移回床旁桌、椅,清理用物,并记录。

（四）注意事项

1.洗发过程中,应随时注意观察病情变化,如发现面色、脉搏、呼吸异常时应立即停止操作。

2.病情危重、身体极度虚弱的病人不宜床上洗发。

3.注意调节水温和室温,防止病人受凉或烫伤。

4.洗发过程中应注意防止污水溅入眼和耳内,并避免沾湿衣服及床单。

5.揉搓力度要适中,不可用指甲抓洗,避免造成头皮抓伤。

6.洗发时间不宜过长,以免引起头部充血、疲劳,造成病人不适。

第三节　皮肤护理

皮肤与其附属物构成皮肤系统。皮肤分为表皮、真皮、皮下组织 3 层;皮肤附属物包括毛发、汗腺、皮脂腺等。皮肤的功能有保护机体、调节体温、吸收、分泌、排泄等。完整的皮肤具有天然的屏障作用,防止微生物入侵。

皮肤的新陈代谢迅速,其废物如皮脂及脱落的表皮碎屑能与外界细菌及尘埃结合成脏物,黏附于皮肤表面,如不及时清除,可刺激皮肤,降低皮肤的抵抗力,以致破坏其屏障作用,成为细菌入侵的门户,造成皮肤的各种感染。

皮肤的清洁护理,可促进皮肤的血液循环,增强皮肤的排泄功能,预防皮肤感染等并发症的发生,同时可满足病人身体清洁的需要,促进身心舒适,增进身心健康。

一、淋浴或盆浴

淋浴或盆浴适用于病情较轻,生活能自理,全身情况良好的病人。

（一）目的

1.去除污垢,保持皮肤清洁、干燥,使病人舒适,增进健康。

2.促进皮肤血液循环,增强皮肤的排泄功能和对外界刺激的敏感性,预防皮肤感染和压疮等并发症的发生。

3.观察病人全身皮肤有无异常,为临床诊断和治疗提供依据。

4.使肌肉放松,保持良好的精神状态。

（二）用物

浴巾、毛巾 2 条、沐浴液或浴皂、防滑拖鞋、清洁衣裤等。

（三）操作方法

1.核对床号、姓名,向病人交代有关事项,如调节水温的方法;呼叫铃的使用方法;不可用湿手接触电源开关;贵重物品如手表、钱包等的妥善存放等。

2.调节浴室温度至 22~26 ℃,水温为 40~45 ℃。

3.携带用物,护送病人入浴室。盆浴时,应扶持病人进出浴盆,防止滑倒。浴室不闩门,在门外挂牌示意。注意病人入浴时间,时间过久应予询问,防止发生意外。必要时,护士应进入浴室协助病人脱衣、沐浴及穿衣。

4.沐浴后,应观察病人的情况,必要时作好记录。

5.整理用物,护送病人回病室。

（四）注意事项

1.进餐 1 h 后才能进行沐浴,以免影响消化功能。

2.妊娠 7 个月以上的孕妇禁用盆浴;衰弱、创伤、患心脏病需卧床的病人,不宜淋浴和盆浴。

3.盆浴时,浴盆中的水位不可超过心脏水平,以免引起胸闷;浸泡时间不可超过 20 min,以免导致疲倦。

4.注意防止病人滑倒、受凉、晕厥、烫伤等意外情况发生。

5.传染病人进行沐浴时,应根据病种、病情,按隔离消毒原则进行。

6.如病人在沐浴过程中发生晕厥,应立即抬出、平卧、保暖,通知并配合医生共同处理。

二、床上擦浴

床上擦浴适用于病情较重,长期卧床,活动受限及生活不能自理的病人。

（一）目的

1.同淋浴或盆浴 1~4 步。

2.协助病人活动肢体,使肌肉放松,防止肌肉挛缩和关节僵硬等并发症的发生。

（二）用物

治疗车上置:脸盆、足盆、水桶 2 只（一桶盛热水,水温为 50~52 ℃,另一桶接污水用）;治疗盘内置:橡胶单、毛巾 2 条、浴巾、沐浴液或浴皂、小剪刀、梳子（可自备）、50%乙醇、润滑剂（不主张用爽身粉）、清洁衣裤、被服。需要时备便盆及便盆巾,屏风。

（三）操作方法

1.备齐用物携至病人床旁,核对床号、姓名,解释操作目的及配合方法,以取得合作。

2.关好门窗,调节室温至 22~26 ℃,多人房间用屏风或围帘遮挡,按需给予便盆。

3.根据病情放平床尾及床头支架,将病人身体移向床缘,靠近护士。将脸盆放于床旁桌上,倒入热水 2/3 满,测试水温为 50~52 ℃。

4.擦洗方法,一般用热水擦净,浴巾擦干即可。如皮肤污垢较多,可先用热水湿润皮肤,再用涂有浴液或浴皂的毛巾擦洗,然后用清洁湿毛巾擦去皂液,清洗并拧干毛巾后再次擦净,最后用浴巾边按摩边擦干（即一湿、二皂、三清、四净、五干）。要及时换水,洗净毛巾。洗脸和颈部只用清水擦洗 2 遍。

5.擦洗顺序。

（1）洗脸和颈部:将微湿的毛巾包在右手上（图 11.6）呈手套状,左手扶病人头顶部,右手用小毛巾先洗眼部（由内眦向外眦擦拭）,揉洗毛巾,同法洗另一侧,然后依"3"字形擦洗一侧额部、面颊部、鼻翼、人中、耳后、下颌直至颈部。同法擦洗另一侧。用较干毛巾再依次擦洗一遍。根据情况更换热水,注意擦净耳郭、耳后及颈部皮肤皱褶处。

（2）擦洗上肢、泡洗双手:协助病人脱上衣（先脱近侧,后脱远侧;如有外伤,先脱健侧,后

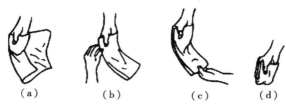

| （a） | （b） | （c） | （d） |

图 11.6　包小毛巾法

脱患侧），暴露一侧上肢，在擦洗部位下垫浴巾，一手支托病人肘部及前臂，另一手由远心端向近心端擦洗上肢。同法擦洗另一侧上肢。协助病人侧卧，将病人双手浸泡于盆内热水中，洗净、擦干。

（3）擦洗胸腹部：病人平卧，将浴巾铺于病人胸腹部，一手略掀起浴巾，一手依次擦洗胸部及腹部。

（4）擦洗颈、背、臀部：协助病人侧卧，背向护士，浴巾铺于病人背侧下，依次擦洗后颈部、背部、臀部。擦洗后用 50% 乙醇按摩受压部位，根据情况涂润滑剂。为病人换上清洁上衣（先穿远侧，后穿近侧；如有外伤，先穿患侧，后穿健侧）。

（5）擦洗下肢、泡洗双足：病人平卧，协助脱裤，将浴巾一半铺于一侧腿下，另一半盖在腿上，依次擦洗髋部、大腿、腘窝、小腿、踝部。同法擦洗另一侧下肢。协助病人两腿屈膝，垫浴巾及橡胶单于病人脚下，足盆放于橡胶单上，将病人双脚浸泡于盆内热水中，洗净，移去足盆及橡胶单，两脚放浴巾上擦干。

（6）擦洗会阴：铺浴巾于病人臀下，协助或指导病人清洗会阴部（女病人由耻骨联合向肛门方向清洗），为病人换上清洁裤子。

6.根据病人需要，为病人梳发，修剪指（趾）甲，用 50% 乙醇按摩内外踝、足部。

7.整理床单位，按需要更换床单，安置病人于舒适卧位，开窗通风。

8.清理用物，作好记录。

（四）注意事项

1.擦洗过程中，护士应遵循节力原则，使病人尽量靠近自己，站立时，两脚稍分开。

2.动作轻柔、敏捷，及时更换温水，防止受凉，并注意遮挡，以保护病人自尊。

3.注意擦净腋窝、指间、乳房下、脐部、腹股沟等皮肤皱褶处。

4.注意观察病人的病情变化及全身皮肤情况，如病人出现寒战、面色苍白等变化，应立即停止擦洗，给予适当处理。

第四节　压疮的预防及护理

一、压疮的概念

压疮是指身体局部组织长期受压，血液循环障碍，局部组织持续缺血、缺氧、营养不良而导致的组织破损和坏死。

引起压疮最基本、最重要的因素是压迫而造成的局部组织缺血、缺氧,故也称为"压力性溃疡"。

压疮本身不是原发病,是卧床病人皮肤较为常见、较为严重的并发症。一旦发生压疮,不仅给病人带来痛苦,加重病情,延长康复的时间,严重时可因继发感染引起败血症而危及病人生命。因此,压疮的预防和护理是护士的一项重要工作内容。

二、压疮发生的原因

(一)压力因素

1.卧床病人长时间不改变体位,导致局部组织持续受压,出现血液循环障碍。造成压疮的3个主要力学因素是垂直压力、摩擦力、剪切力。通常由2~3种力联合作用所引起。

(1)垂直压力:引起压疮最主要的原因。单位面积承受的压力越大,组织发生坏死所需的时间就越短。卧床病人或坐轮椅者,长时间不改变体位,局部组织长时间承受超过正常毛细血管压的压迫,组织缺血坏死而形成溃疡。一般情况下,当毛细血管压超过16 mmHg,即可阻断毛细血管对组织的灌注;压力超过30~35 mmHg,持续2 h以上,即可引起压疮。

(2)摩擦力:作用于皮肤,易损害皮肤的角质层。当病人在床上活动或坐轮椅时,皮肤随时都可受床单和轮椅垫表面的逆行阻力摩擦,皮肤擦伤后,易受潮湿、污染而发生压疮。

(3)剪切力:由两层组织相邻表面间的滑行而产生的进行性的相对移动所引起的,是由摩擦力与垂直压力相加而成,与体位有密切关系。如平卧位抬高床头时身体下滑,皮肤与床铺出现平行的摩擦力,加上皮肤垂直方向的重力,从而导致剪切力的产生,引起局部皮肤血液循环障碍而发生压疮(图11.7)。

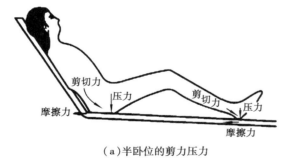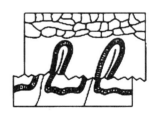

(a)半卧位的剪力压力　　　　　　(b)剪力压力的组织结构模式图

图11.7　剪切力形成图

2.病人使用石膏绷带、夹板固定及牵引时,松紧不适宜,衬垫不当,均可致局部组织血液循环障碍,导致组织缺血坏死。

(二)理化因素

皮肤经常受到潮湿、摩擦及排泄物的刺激,如汗液、尿液、各种渗出液、引流液等,引起皮肤酸碱度的改变,加之床单皱褶不平、床上有碎屑等刺激,使皮肤抵抗力降低,皮肤组织极易破损。

（三）营养因素

全身营养不良及水肿的病人,因皮肤较薄,抵抗力减弱,受力后容易破损;营养不良又致蛋白质合成减少,皮下脂肪少,肌肉萎缩,一旦受压,受压处缺乏肌肉和脂肪组织保护,引起局部血液循环障碍,出现压疮。

三、压疮的易发部位

压疮多发生于受压和缺乏脂肪组织保护、无肌肉包裹或肌层较薄的骨隆突处,并与卧位密切相关(图 11.8)。

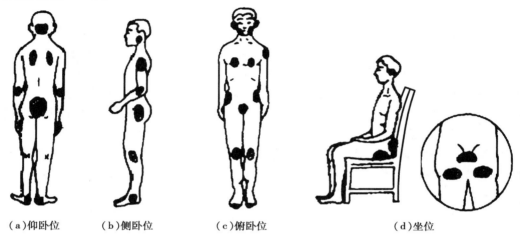

（a）仰卧位　　　　（b）侧卧位　　　　（c）俯卧位　　　　（d）坐位

图 11.8　压疮好发部位

1.仰卧位　好发于枕骨粗隆、肩胛部、肘部、脊椎体隆突处、骶尾部、足跟,尤其好发于骶尾部。

2.侧卧位　好发于耳郭、肩峰、肘部、髋部、膝关节的内外侧、内外踝。

3.俯卧位　好发于耳郭、面颊部、下颌部、肩峰、女性乳房、肋缘突出部、男性生殖器、髂前上棘、膝部、脚趾。

4.坐位　好发于坐骨结节、肩胛部。

四、压疮的预防

预防压疮的关键在于消除其发生的原因。对危重和长期卧床等易发生压疮的病人,应经常观察受压处皮肤情况,严格交接班,以有效的护理措施预防和杜绝压疮的发生。因此,护士在工作中要做到"七勤一好",即勤观察、勤翻身、勤擦洗、勤按摩、勤整理、勤更换、勤交班、营养好。

（一）避免局部组织长期受压

1.定时翻身　间歇性解除压力是有效预防压疮的关键。经常翻身是卧床病人最简单而有效的解除压力的方法。翻身的间隔时间视病情及受压部位皮肤状况而定,一般每2 h翻身一次,必要时1 h翻身一次。建立床头翻身记录卡(表11.2)。翻身后应记录时间、卧位、皮肤情况等。

表 11.2　翻身记录卡

姓名＿＿＿＿＿＿＿＿　床号＿＿＿＿＿＿＿

日　期	时　间	卧　位	皮肤情况	执行者

2.保护骨隆部位及支持身体空隙处　对易发生压疮的病人,可在身体空隙处垫软枕或海绵垫,需要时可垫海绵垫褥、气垫褥、水褥等,使支撑体重的面积加大,从而降低骨隆突部位皮肤所受到的压强;必要时可采用支被架减轻盖被对足部的压力;有条件时,可使用电动翻转床、电动压力轮替床垫等,以分散病人的体重,避免局部组织持续受压。但这些措施都不能替代定时给病人翻身。

3.正确使用石膏绷带及夹板固定　对使用石膏绷带、夹板及牵引的病人,衬垫应平整、松紧应适度,并随时观察局部状况及肢端皮肤颜色、温度变化,仔细听取病人反映。如发生过紧或凹凸不平,立即通知医生,及时调整。

4.避免摩擦力和剪切力　搬运或移动病人时,尽量将病人抬起,避免拖、拉等动作,以免形成摩擦力;使用便盆时,应先检查确认无破损,使用时协助病人抬高臀部,不可硬塞、硬拉,可在便盆上垫软纸或布垫,以免擦伤皮肤。为病人安置合适、稳定的卧位,防止身体下滑,尤其是半坐卧位,避免形成剪切力。

（二）避免局部理化因素的刺激

1.保持皮肤清洁、干燥,对大小便失禁、出汗、呕吐及分泌物多的病人,应及时擦洗干净,以保护皮肤免受刺激;被服污染应及时更换;不可让病人直接卧于橡胶单或塑料单上。小儿要勤更换尿布。

2.保持床铺清洁、平整、干燥,无皱褶,无渣屑。

（三）加强营养,增加机体抵抗力

营养不良是导致压疮发生的内因之一,也是直接影响压疮愈合的因素。对易发生压疮的病人,在病情允许的情况下,给予高蛋白质、高维生素饮食,保证正氮平衡,以增加机体抵抗力和组织修复能力。适当补充矿物质,如口服硫酸锌,促进慢性溃疡的愈合。不能进食的病人应考虑静脉补充。

（四）促进局部血液循环

对长期卧床的病人,应经常检查受压部位皮肤的情况,进行温水拭浴,50%乙醇局部或全背按摩,以及红外线灯照射,达到促进血液循环,改善局部营养,增强皮肤抵抗力的目的。

1.手法按摩

(1)局部按摩:蘸少许50%乙醇,以手掌大小鱼际肌紧贴病人受压皮肤,做向心方向的环

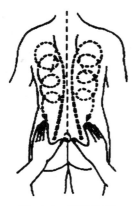

图 11.9　背部按摩

形按摩,压力由轻到重,再由重到轻,每次 3~5 min。

（2）全背按摩:协助病人俯卧或侧卧,暴露背部;先用温水进行擦洗,再将少许 50% 乙醇倒入手掌内做按摩。由骶尾部开始,沿脊柱两侧向上按摩,至肩部时手法稍轻,以环状动作向下按摩至腰部、骶尾部,如此反复有节奏地按摩数次。再用拇指指腹由骶尾部开始沿脊柱按摩至第 7 颈椎处(图 11.9)。

2.电动按摩器按摩　根据不同部位选择合适的按摩头,然后将按摩器头紧贴皮肤进行按摩,可代替各种手法按摩。

3.红外线灯照射　红外线有消炎、促进血液循环、增强细胞功能等作用,同时使疮面干燥,减少渗出,有利于组织的再生和修复(见第十四章)。

五、压疮的分期及临床表现

根据压疮的发展过程及轻重程度不同,一般将压疮分为四期。

（一）瘀血红润期

此期为压疮的初期。局部皮肤受压或潮湿刺激后,出现暂时性的血液循环障碍。其表现为红、肿、热、痛或麻木,解除压力 30 min 后,皮肤颜色不能恢复正常。此期皮肤的完整性未被破坏,为可逆性改变,如及时去除致病原因则可阻止压疮的发展。

（二）炎性浸润期

红肿部位继续受压,血液循环仍得不到改善,静脉回流受阻,局部静脉瘀血。受压部位皮肤转紫红色,皮下产生硬结,表皮出现水泡,水泡极易破溃,病人感觉疼痛。此期如不采取积极措施,压疮则继续发展。

（三）浅度溃疡期

静脉血液回流严重障碍,局部瘀血加重,血栓形成,组织缺血缺氧,表皮水泡逐渐扩大、破溃,显露出潮湿红润的疮面,有黄色分泌物流出;感染后表面有脓液覆盖,浅层组织坏死,溃疡形成。

（四）坏死溃疡期

坏死组织侵入真皮下层和肌肉层,感染向周围及深部组织扩展,可深达骨面,坏死组织发黑,脓性分泌物增多,有臭味,严重者细菌入血引起败血症,造成全身感染,甚至危及生命。

六、压疮的治疗及护理

压疮是全身和局部因素综合作用所引起的变性、坏死的病理过程。一旦发生,应根据其发展过程和病变程度,积极采取相应措施,控制或减轻压疮的进一步扩展。采取局部护理为主,全身护理为辅的综合防护措施。

（一）局部治疗及护理

1.瘀血红润期　护理原则是去除致病原因,加强护理,避免压疮继续发展。其主要护理措施:增加病人翻身次数,避免局部组织受压过久;避免潮湿、摩擦、排泄物的刺激;改善局部血液循环,可采取湿热敷、红外线或紫外线照射等方法。此期不提倡局部按摩,以免造成进一步损害。

2.炎性浸润期　护理原则是保护皮肤,避免感染。其主要护理措施:继续加强上述措施,避免损伤继续发展;对未破的小水泡可用无菌纱布包扎,以减少摩擦,防止破裂,使其自行吸收;大水疱应先消毒局部皮肤,再用无菌注射器抽出水泡内液体(不可剪去表皮),表面涂以消毒液,并用无菌敷料包扎。如水泡已破溃,应消毒创面及其周围皮肤,再用无菌敷料包扎。此期也可配合红外线或紫外线灯照射。

3.浅度溃疡期　护理原则是解除压迫,清洁疮面,促进疮面愈合。其主要护理措施:保持局部清洁干燥,可用红外线或紫外线灯照射疮面,每日 1～2 次,每次 10～15 min,照射后按外科无菌换药法处理疮面。有条件时可选用保湿敷料如透明膜、水凝胶、水胶体等,为疮面的愈合创造适宜的环境。

4.坏死溃疡期　护理原则是解除压迫,清洁疮面,去除坏死组织,保持引流通畅,促进肉芽组织生长。其主要护理措施:用无菌生理盐水或 0.02%呋喃西林溶液清洗疮面,溃疡较深引流不畅者,应用 3%过氧化氢溶液冲洗,以抑制厌氧菌生长,再外敷抗生素如甲硝唑、磺胺嘧啶银或呋喃西林等,并用无菌敷料包扎,定期换药。感染的疮面应定期采集分泌物作细菌培养和药物敏感试验,每周一次,按检查结果选用药物。

对大面积、深达骨质的压疮,如上述治疗不理想时,可采用外科治疗,如手术修刮引流、清除坏死组织、植皮修补缺损组织等,以加速压疮愈合,缩短病程,减轻痛苦,提高治愈率。

（二）全身治疗及护理

全身治疗及护理的主要原则是积极配合治疗原发病,增加营养和全身抗感染治疗等。良好的营养是疮面愈合的重要条件,应给予平衡饮食,增加蛋白质、维生素和微量元素的摄入;遵医嘱抗感染治疗以预防败血症。

（三）健康教育

健康教育是向病人及家属讲解压疮各期的进展规律、临床表现及治疗、护理要点;讲解压疮的危害及早期防治方法;解除病人思想顾虑,使其积极、主动参与及配合治疗与护理。

第五节　卧有病人床的整理及更换床单法

长期卧床病人,因疾病原因,只能在床上活动。床单皱褶及出汗或大小便所致潮湿、污染,不仅影响病人舒适,也是引起压疮的重要原因之一。整理和更换床单不仅能促进病人舒适,预防压疮,同时,也能观察病情变化,保持床单位及病室整洁。

一、卧有病人床的整理

（一）目的

1.保持床单清洁、平整,使病人舒适,预防压疮。

2.保持病室整洁、美观。

（二）用物

床刷、略带湿的扫床巾或一次性床刷套。

（三）操作方法

1.携用物至床旁，向病人解释操作目的及配合方法，以取得合作。

2.酌情关门窗，按需给予便盆，移开床旁桌、椅，视病情放平床头及床尾支架，便于彻底清扫，调整床的高度以方便操作。

3.松开床尾盖被，协助病人侧卧于床对侧一边，背向护士。

4.松开近侧各层被单，先扫净中单、橡胶单，分别搭在病人身上，再从床头至床尾扫净大单上的渣屑，注意扫净病人枕下及身下的渣屑。最后依次将大单、橡胶单、中单逐层拉平铺好。

5.协助病人侧卧于铺好的一侧，面向护士。转至对侧，松开各层被单，同上法清扫并拉平铺好。

6.协助病人平卧，整理盖被。将棉胎和被套拉平，并叠成被筒，为病人盖好。

7.取出枕头，扫净，拍松后为病人枕好。

8.移回床旁桌、椅，酌情支起床上支架。

9.整理病床单元，保持床单位的整洁、美观、规范。

10.清理用物，开窗通风。

（四）注意事项

1.操作时，密切观察病人病情变化，如出现异常，立即停止操作。

2.保证病人舒适、安全，翻身时可使用床档以防止病人坠床。为防止交叉感染，应做到一床一巾一消毒。

3.操作中应注意节力原则，两人配合时，动作应协调一致。

二、卧有病人床更换床单法

（一）目的

同卧有病人床的整理。

（二）用物

床刷及床刷套、清洁大单、中单、被套、枕套、污物袋，必要时备清洁衣裤。

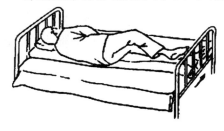

图 11.10　侧卧换床单

（三）操作方法

方法一：侧卧换床单（图 11.10）。适用于卧床不起，病情允许翻身侧卧的病人。

1.同卧有病人床的整理 1~3 步。

2.将清洁被服按使用顺序放于床尾椅上。松开近侧各层被单，将中单污染面向内卷入病人身下，扫净橡胶单搭于病人身上。再将大单污染面向内卷入病人身下,从床头至床尾扫净床褥。

3.铺清洁大单,大单的正面向上,中缝与床中线对齐,将对侧一半向内卷塞入病人身下,近侧的大单展平拉紧,按铺床法铺好,放平橡胶单,铺上清洁中单,对侧一半向内卷塞入病人身下,近侧中单连同橡胶单一起拉紧塞入床垫下。

4.协助病人侧卧于铺好的一边,面向护士。转至对侧,松开各层被单,撤去污中单放于污大单上,扫净橡胶单搭于病人身上,将污大单卷至床尾连同污中单一起放入污物袋中或床尾架上,扫净床褥,依次将清洁大单、橡胶单、中单逐层拉平铺好。

5.协助病人平卧于床中间,拉平衣裤、棉被。

6.铺清洁被套,正面向外,开口朝床尾,其尾端向上打开1/3,将棉胎在污被套内竖褶三折,手持棉被前端呈"S"形折叠拉出,放于清洁被套内展平,同时撤出污被套,整理盖被,叠成被筒,为病人盖好。有条件时用套好的清洁棉被替换。

7.一手托起病人头部,另一手迅速取出枕头,撤下污枕套,换清洁枕套,放于病人头下。

8.协助病人取舒适卧位,移回床旁桌、椅,整理用物。

方法二:仰卧换床单(图11.11)。适用于卧床不起,病情不允许翻身侧卧的病人(如下肢牵引的病人)。

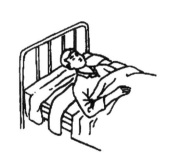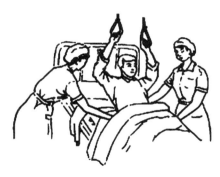

图11.11　仰卧换床单

1.一手托起病人头部,另一手取出枕头,放于床尾椅上。将床头污大单横卷成筒状至病人肩下。

2.将清洁大单横卷成筒状铺在床头,中线与床中线对齐,铺好床头大单;抬起病人上半身(骨科病人可利用牵引床上的拉手抬起上半身),将污大单、橡胶单和中单一起从病人肩下卷至臀下,同时将清洁大单拉平至臀部。

3.放下病人上半身,抬起病人臀部及下肢,撤去污大单、橡胶单及中单,同时将清洁大单拉至床尾,将橡胶单放于床尾椅背上,其余污单放入污物袋中或床尾架上,展平铺好清洁大单。

4.先铺好一侧橡胶单及中单,另一半塞于病人身下,转至对侧拉出展平铺好。

5.换被套及枕套方法同上。

6.协助病人取舒适卧位,移回床旁桌、椅,清理用物。

（四）注意事项

1.操作中应注意观察病人情况，与病人保持适当的沟通，发现病情变化，立即停止操作，采取相应措施。

2.保证病人舒适、安全，减少过多的翻动和暴露病人，以防疲劳及受凉。必要时使用床档，以防止变换体位时病人坠床。

3.操作中应注意节力原则，两人配合时，动作应协调一致。

4.病人的衣裤、床单、被套等一般每周更换1~2次，如被血液、排泄物、呕吐物等污染时，应立即更换。特殊感染被服按规定处理。

第六节　晨晚间护理

临床上，对昏迷、瘫痪、高热、大手术后、年老体弱以及病情危重等生活不能自理的病人，护士应于晨间和晚间为其提供必要的生活护理。对轻症、疾病及术后恢复期的病人，其晨晚间护理可在护士的指导或协助下进行。

一、晨间护理

晨间护理一般在清晨诊疗工作前完成。

（一）目的

1.使病人清洁、舒适，预防压疮及坠积性肺炎等并发症。

2.保持床单位及病室的整洁、美观。

3.观察和了解病情，为制订诊断、治疗和护理计划提供依据。

4.进行心理护理及卫生宣教，增进护患交流，满足病人的身心需要。

（二）内容

1.问候病人，了解病人夜间睡眠情况。

2.协助病人排便，漱口、刷牙（必要时特殊口腔护理）、洗脸、洗手、梳发。协助病人翻身，检查皮肤受压情况，擦洗并用50%乙醇按摩背部。

3.观察病情，进行心理护理和健康教育，鼓励病人早日康复。

4.整理床铺及床单位，需要时更换被单和衣裤。

5.酌情开窗通风，保持病室内空气新鲜。

二、晚间护理

晚间护理一般在晚饭后完成。

（一）目的

1.保持病室安静、病床整洁和空气清新，使病人清洁、舒适，易于入睡。

2.了解病人的病情变化，鼓励其战胜疾病的信心。

3.了解病人的心理需求,作好身心护理,预防并发症。

（二）内容

1.协助病人排便,漱口、刷牙(必要时特殊口腔护理)、洗脸、洗手、梳发、用热水泡脚,必要时为女病人清洗会阴部。

2.协助病人翻身,检查皮肤受压情况,擦洗并用50%乙醇按摩背部。

3.整理床铺及床单位,需要时更换被单和衣裤。根据气温增减毛毯和盖被。

4.为病人创造安静、舒适的睡眠环境。保持病室安静,空气流通;调节室温和光线(关大灯,开地灯);安置病人舒适卧位,使病人易于入睡。

5.经常巡视病房,了解病人的睡眠情况,注意观察病情,并酌情处理。

附 便盆使用法

一、操作方法

1.适当遮挡病人,协助病人脱裤至膝关节以下,屈膝。

2.一手托病人臀部,与病人一起用力抬高臀部,另一手将便盆宽边朝向病人头部放于臀下(图11.12)。如病情允许可抬高床头,无活动能力的病人,可由护士先协助病人侧卧,放便盆后,一手扶住便盆,另一手帮助病人恢复为平卧位(图11.13),或两人同时用力抬高病人臀部,放置便盆。

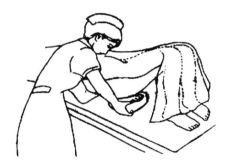

图 11.12 仰卧位放便盆法

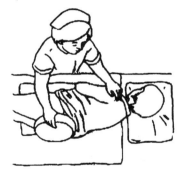

图 11.13 侧卧位放便盆法

3.排便完毕,协助擦净肛门(由前至后),取走便盆。

4.协助病人洗手,拉开围帘,开窗通风。

二、注意事项

1.不使用破损便盆,必要时在便盆边垫软纸或布垫,不硬塞或硬拉便盆,以免损伤骶尾部皮肤。

2.天冷时可用热水将便盆温热。

3.注意保护病人隐私。

第十二章
生命体征的评估及护理

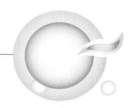

体温、脉搏、呼吸、血压总称为生命体征。生命体征是机体内在活动的客观反应,受大脑皮层的控制,是衡量机体身心状况的可靠指标。正常状态下,体温、脉搏、呼吸、血压维持在一定的范围内,且相对稳定,变化很小。而在病理情况下,其变化就极为敏感。

在临床工作中,护理人员通过对生命体征的观察,可了解疾病的发生、发展及转归,为预防、诊断、治疗、护理提供依据。因此,护理人员应掌握体温、脉搏、呼吸、血压的正确测量方法及记录方法。

第一节　体温的评估及护理

人体具有一定的温度,这就是体温。体温分为体核温度(指胸腔、腹腔及脑的温度)和体表温度(指皮肤温度)。体核温度因受神经、内分泌系统的精细调节,通常较体表温度高且相对稳定,而体表温度低于体核温度,并受环境温度的影响。

一、体温的产生与生理调节

(一)体温的产生

人体通过化学方式产热(由碳水化合物、脂肪、蛋白质三大营养物质氧化分解而产生)。机体产热的过程是细胞新陈代谢的过程,主要的产热部位是肝脏和骨骼肌。机体保持体温的相对恒定,是保证新陈代谢等生命活动正常进行的重要条件。

(二)体温的生理调节

正常人的体温是相对恒定的,它通过大脑与下丘脑体温调节中枢的调节和神经体液的作用,使产热和散热保持动态平衡。

(三)散热方式

人体通过物理方式散热。人体主要的散热部位是皮肤,占总散热量的70%,其他途径为呼吸和排泄。散热的方式主要包括辐射、对流、蒸发、传导。

1.辐射　是指热由一个物体表面通过电磁波的形式传到另一个与之不接触的物体表面

的散热方式。人体在安静状态下及低温环境中,辐射是主要的散热方式。其散热量与辐射面积的大小成正比。

2.传导 是指机体的热量直接传给另一个与它直接接触且温度较低的物体的一种散热方式,如为高热病人采用冰袋、冰帽等降温,就是利用传导散热。

3.对流 是指通过气体或液体的流动来交换热量的一种散热方式,是传导散热的一种特殊形式。其散热量与气体或液体的流动速度成正比。

4.蒸发 是指水分由液态变为气态时,同时带走大量热量的一种散热方式。在环境温度等于或高于皮肤温度时,蒸发是主要的散热方式。例如,为高热病人采用乙醇拭浴,就是利用乙醇的蒸发作用带走热量,起到降低体温的作用。

二、正常体温及生理性变化

(一)正常体温

通常所说的正常体温并不是一个具体的温度点,而是指一定的温度范围。临床上测量体温常以口腔温度、腋窝温度、直肠温度为标准。正常体温的范围见表12.1。在3种测量方法中,直肠温度最接近体核温度,但在临床工作中,测量口腔、腋下温度更为常见、方便。

表 12.1 成人体温正常范围及平均值

部 位	正常范围(℃)	平均值(℃)
口腔	36.3～37.2	37.0
腋下	36.0～37.0	36.5
直肠	36.5～37.7	37.5

(二)生理性变化

体温不是固定不变的,它受年龄、性别、昼夜、环境等诸多因素的影响,并在一定的范围内波动,但一昼夜波动幅度不超过0.5～1.0 ℃。

1.年龄 体温随年龄的增长而逐渐降低。一般儿童体温略高于成年人,成年人体温略高于老年人,新生儿由于体温调节中枢发育不完善,调节功能差,体温易受环境温度的影响。

2.性别 女性略高于男性。女性在月经前期及妊娠早期体温可轻度升高,而排卵期较低,这主要与孕激素分泌的周期性变化有关。

3.昼夜 一般清晨2—6时体温最低,下午2—8时体温最高,但变化范围不大,一般为0.5～1 ℃。这种昼夜的节律性波动与人的代谢、活动、血液循环等周期性变化有关。

4.运动 人体活动、运动时体温升高,与肌肉活动时代谢增强、产热量增加有关。因此,临床上应在病人安静状态下测量体温。

5.其他 情绪激动、精神紧张、进食、环境温度的变化等均可使体温略有升高。而安静、睡眠、饥饿等可使体温略有下降。

三、异常体温的评估及护理

（一）体温过高

体温过高又称为发热,当体温上升超过正常值的 0.5 ℃ 或一昼夜体温波动在 1.0 ℃ 以上即可称为发热。它是机体在致热原的作用下,体温调节中枢的调定点上移而引起的调节性体温升高。

根据引起发热的原因可分为感染性发热和非感染性发热,其中感染性发热临床上最常见。

1.发热程度的划分

（1）以口腔温度为标准,发热程度可划分为:

1）低热:体温为 37.3~38.0 ℃ 。

2）中度热:体温为 38.1~39.0 ℃ 。

3）高热:体温为 39.1~41.0 ℃ 。

4）超高热:体温高于 41 ℃ 。

（2）以腋下温度为标准,发热程度可划分为:

1）低热:体温为 37.6~38.3 ℃ 。

2）中度热:体温为 38.4~39.3 ℃ 。

3）高热:体温为 39.4~41.3 ℃ 。

4）超高热:体温高于 41.3 ℃ 。

2.发热过程及临床表现　根据疾病在体内的发展情况,一般将发热分为 3 个阶段。

（1）体温上升期:特点为产热大于散热。其主要表现为畏寒、皮肤苍白、干燥无汗、疲乏无力、有时伴有寒战。体温上升方式有骤升和渐升两种。骤升是体温突然升高,在数小时内升至高峰,多见于肺炎球菌性肺炎、疟疾。渐升是体温逐渐缓慢上升,数日内达高峰,多见于伤寒。

（2）高热持续期:特点为产热和散热在较高水平上趋于平衡,体温维持在较高状态。其主要表现为颜面潮红、皮肤灼热、口唇干裂、呼吸和脉搏加快、尿量减少、头痛头晕甚至惊厥、谵妄、昏迷等。持续时间因病情及治疗效果而异,可持续数小时、数天甚至数周。

（3）退热期:特点为散热增加而产热趋于正常,体温恢复至正常水平。其主要表现为大量出汗,皮肤温度下降。退热方式有骤降和渐降两种。骤降为体温急剧下降,多见于肺炎球菌性肺炎;渐降为体温逐渐下降,多见于伤寒。体温下降时,由于大量出汗,体液丧失,年老体弱及患心血管疾病的病人,易出现虚脱或休克现象,表现为血压下降、脉搏细速、四肢厥冷等,故应严密观察并配合医生给予及时处理。

3.常见热型　热型是指绘制在体温单上的各种体温曲线的形状。观察热型有助于疾病的诊断。临床常见的热型有稽留热、弛张热、间歇热和不规则热（图 12.1）。

（1）稽留热:体温持续在 39~40 ℃ ,达数天或数周,24 h 波动范围不超过 1 ℃ 。常见于肺炎球菌性肺炎、伤寒等。

（2）弛张热:体温在 39 ℃ 以上,波动幅度大,24 h 波动范围达 1 ℃ 以上,但最低温度仍高于正常水平。常见于败血症、风湿热、化脓性疾病等。

（3）间歇热:体温骤升达 39 ℃ 以上,持续数小时或更长时间,然后骤降至正常,经数小时、数天的间歇后,又再次发作,即高热与正常体温交替出现。常见于疟疾等。

(4)不规则热:体温在 24 h 内变化不规则,持续时间不定。常见于流行性感冒、肿瘤性(癌性)发热等。

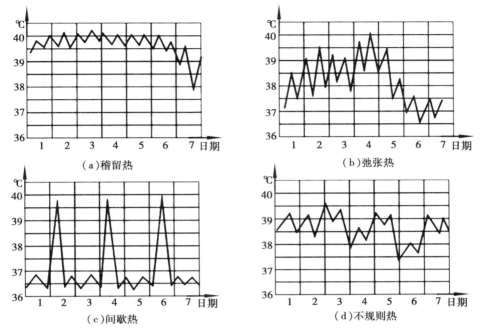

图 12.1　常见热型

4.体温过高病人的护理措施

(1)密切观察:定时测量体温,一般每日测量 4 次,高热病人应每隔 4 h 测量体温 1 次,待体温恢复正常 3 天后,改为每日 2 次;同时密切观察病人的面色、脉搏、呼吸、血压及出汗等体征;小儿高热易出现惊厥,应密切观察,如有异常应及时报告医生。

(2)降低体温:根据病情可采用物理降温或药物降温。若体温超过 39 ℃时,可用冰袋冷敷头部;体温超过 39.5 ℃时,可用乙醇拭浴、温水拭浴或做大动脉冷敷。药物降温应遵医嘱。物理或药物降温 30 min 后应测量体温一次,并作好记录和交班。

(3)注意保暖:体温上升期,病人如伴寒战,应及时调节室温,添加衣着和盖被,必要时可饮热饮料。

(4)补充水分:高热时病人呼吸加快,皮肤出汗增多,导致水分大量丧失,应鼓励病人多饮水,每日摄入量不低于 2 500 mL,必要时遵医嘱给予静脉输液,以补充水分、促进毒素和代谢产物的排出。

(5)补充营养:高热时机体分解代谢增强,消耗量大,而病人消化吸收功能又降低,因此,应给予病人高热量、高蛋白、高维生素、易消化的流质或半流质饮食,鼓励病人少食多餐。对不能进食者,遵医嘱给予静脉输液或鼻饲,以补充营养物质。

(6)口腔护理:高热病人由于唾液分泌减少,口腔黏膜干燥,机体抵抗力下降,极易引起口腔炎和黏膜溃疡,因此,应在晨起、餐后及睡前协助病人漱口,保持口腔清洁;生活不能自理者应施行特殊口腔护理,防止口腔感染,如口唇干裂可涂润滑油保护。

（7）皮肤护理:病人在退热期常常大量出汗,应及时擦干汗液,更换衣服及床单、被套,以保持皮肤清洁、干燥,防止受凉。对长期高热卧床的病人,还应注意预防压疮的发生。

（8）卧床休息:高热时由于分解代谢增加,病人消耗多,进食少,体质虚弱,因此应嘱病人卧床休息,以减少能量消耗,利于机体康复。应为病人提供安静、空气流通、温湿度适宜的休息环境。对神志不清、烦躁不安的病人,必要时用保护具,以防病人坠床。

（9）心理护理:观察了解发热各期病人的心理反应,对体温的变化、伴随的症状给予合理的解释,经常关心体贴病人,满足病人的需要,以缓解其紧张和焦虑情绪,消除躯体不适。

（二）体温过低

体温低于正常范围称为体温过低。临床上常将体温低于 35 ℃以下称为体温不升,常见于早产儿及全身衰竭的危重病人。前者因体温调节中枢尚未发育完善,对外界温度变化不能自行调节;后者则由于末梢循环不良,特别是当环境温度较低、保暖措施不当时,机体散热大于产热,而导致体温下降。

1.程度划分　体温过低可划分为:

（1）轻度:体温为 32~35 ℃。

（2）中度:体温为 30~32 ℃。

（3）重度:体温低于 30 ℃,瞳孔散大,对光反射消失。

（4）致死温度:体温为 23~25 ℃。

2.临床表现　体温过低时,病人常表现为体温不升、皮肤苍白、四肢冰冷、脉搏细弱、血压下降、呼吸减慢、轻度颤抖、感觉和反应迟钝、嗜睡甚至昏迷等。

3.体温过低病人的护理措施　若发现上述情况,应及时报告医生,积极采取以下措施:

（1）提高室温:首先应提高室温至 24~26 ℃,新生儿可置于温箱中。

（2）保暖措施:采取局部保暖措施,如加毛毯或盖被,足部放热水袋,给予热饮料等,以提高机体温度,减少热量散失,对老人、小儿及昏迷病人,保暖的同时要注意防止烫伤。

（3）密切观察:密切观察病情及生命体征的变化,至少每隔 1 h 测量体温一次,直至体温恢复正常并稳定。同时注意呼吸、脉搏、血压的变化。

（4）配合抢救:积极配合医生作好抢救准备。

四、体温的测量方法

（一）测量工具

1.体温计的种类及构造

（1）玻璃汞柱式体温计:又称为水银体温计,临床上最常使用,分口表、腋表、肛表 3 种（图 12.2）。由一根外标有刻度的真空毛细玻璃管组成。口表和肛表的玻璃管呈三棱镜状,腋表的玻璃管呈扁平状。玻璃管的一端为贮汞槽,口表和腋表的贮汞槽呈圆柱形,较细长;肛表的贮汞槽呈圆球形,较粗短。当贮汞槽受热后,汞膨胀沿毛细管上行,其上行高度与受热程度成正比。毛细管和贮汞槽之间有一凹陷处,使水银遇冷后不能自动回缩。

摄氏体温计的刻度为 35~42 ℃,每一度之间 10 小格,即每小格为 0.1 ℃,在 0.5 ℃和 1.0 ℃的刻度处用较粗长的线标记,有的在 37.0 ℃刻度处有明显标记。

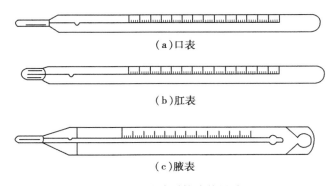

（a）口表

（b）肛表

（c）腋表

图 12.2　玻璃汞柱式体温计

（2）电子体温计：采用电子感温探头测量体温，所测体温值直接由数字显示器显示，直观读数。目前使用的种类有笔式电子体温计（图 12.3）和奶嘴式电子体温计等。笔式电子体温计的形状如钢笔，便于携带和使用；测温时，将探头插入塑胶护套内，开启电源键，体温计自动校对，显示器上出现"L℃"符号，将探头置于测温部位，当电子蜂鸣器发出蜂鸣音后，再持续3 s，即可读取显示器上的体温值。塑胶护套为一次性使用，用后弃去，可防止交叉感染。

（3）可弃式化学体温计：又称为化学点式体温计，为一次性使用，用后即弃去。此薄片的颜色在45 s内随温度改变，当颜色由白色变成墨绿色或蓝色时，最后的墨绿色点或蓝色点位置即为所测温度（图 12.4）。

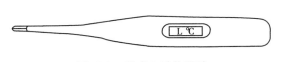

图 12.3　笔式电子体温计

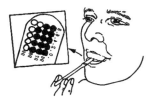

图 12.4　可弃式化学体温计

2.体温计的消毒

常用体温计的消毒溶液有70%乙醇、1%过氧乙酸、含氯消毒剂等。采用有盖容器盛装消毒液浸泡方式进行消毒。消毒液应每天更换一次，容器、离心机等每周消毒一次。

（1）口表、腋表消毒法：用后即浸泡于消毒液中，5 min 后取出，用清水冲净，擦干，再放入另一消毒液容器中，浸泡 30 min 后取出，用冷开水冲净，再用纱布擦干，用手或离心机将汞柱甩至 35 ℃以下，存放于清洁容器内备用。切忌用 40 ℃以上的热水浸泡和冲洗体温计，防止汞过度膨胀而爆裂。

（2）肛表消毒法：用后的体温计先用消毒液纱布擦净，再按上述方法单独进行消毒。

3.体温计的检测　为保证体温计测量的准确性，对使用中的体温计及新使用的体温计均应进行定期检测。检测时，将全部体温计的水银柱甩至 35 ℃以下，同时放入已测好的40 ℃以下的水中，3 min 后取出检视。若误差在 0.2 ℃以上、玻璃管有裂痕、水银柱自行下降，则不能再使用。

（二）测量方法

1.用物　测温盘内备一清洁干燥容器，容器内放置已消毒的体温计，消毒液纱布及弯盘，记录本、笔、有秒针的表。若测肛温,另备润滑油、棉签、卫生纸。

2.操作方法

(1)测量口温:核对并解释后,将口表水银端斜放于舌下热窝,嘱病人闭紧口唇(图12.5),用鼻呼吸,勿用牙咬体温计。3 min后取出,用消毒液纱布擦净,检视并读数,告知病人测量结果,将体温计浸泡于盛有消毒液的容器中,洗手,记录体温值。

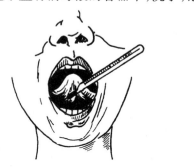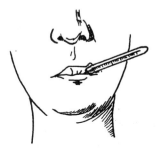

图12.5 测量口温的方法

(2)测量腋温:核对并解释后,先擦干腋下汗液,将体温计水银端放于腋窝深处并紧贴皮肤,嘱病人屈臂过胸并夹紧体温计(图12.6),不能合作者,应协助完成。10 min后取出,用消毒液纱布擦净,检视并读数,告知病人测量结果,将体温计浸泡于盛有消毒液的容器中,洗手,记录体温值。

(3)测量肛温:核对并解释后,嘱病人取合适卧位(侧卧、俯卧或屈膝仰卧位),露出臀部,用润滑油润滑肛表水银端,轻轻插入肛门3~4 cm(婴儿只需将贮汞槽轻轻插入肛门即可,同时护士扶持固定肛表),3 min后取出(图12.7)。用消毒液纱布擦净,检视并读数,告知病人测量结果,将体温计浸泡于盛有消毒液的容器中。用卫生纸擦净病人肛门,协助病人取舒适卧位,洗手,记录体温值。

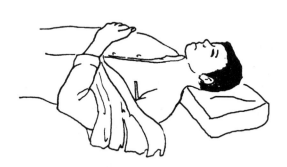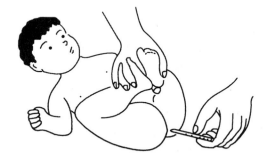

图12.6 测量腋温的方法   图12.7 测量肛温的方法

3.注意事项

(1)测温前应清点体温计数目并检查有无破损,水银柱是否在35 ℃以下。手甩体温计时要用腕部力量,勿触碰他物,以防撞碎。切忌把体温计放入热水中清洗或放在沸水中煮,以防爆裂。

(2)根据病人病情选择合适的测温方法:①婴幼儿、昏迷、精神异常、口腔疾患、口鼻腔手术、张口呼吸,以及不能合作的病人,不宜测口温;②消瘦不能夹紧体温计、腋下出汗较多者、肩关节受伤,以及腋下有炎症、创伤或手术的病人不宜测腋温;③直肠或肛门手术、腹泻,心肌梗死的病人不宜测肛温。

（3）病人刚进食、饮水或进行蒸气吸入、面颊部冷热敷等,须间隔 30 min 后方可测口温;腋窝局部冷热敷应间隔 30 min 再测腋温;灌肠、坐浴后须间隔 30 min,方可测肛温。

（4）测口温时,若病人不慎咬破体温计,应立即清除玻璃碎屑,以免损伤唇、舌、口腔、食管及胃肠道的黏膜;口服牛奶或蛋清液以保护消化道黏膜并延缓汞的吸收;在病情允许的情况下,可服大量粗纤维食物(如韭菜等),以加速汞的排出。

（5）如发现体温与病情不相符,应守在病人身旁重新测量,必要时可同时测口温和肛温作对照。

（6）凡给昏迷、婴幼儿、精神异常及危重病人测体温时,应有专人守护,以免发生意外。

第二节　脉搏的评估及护理

随着心脏的节律性收缩和舒张,动脉管壁相应地出现扩张和回缩,在表浅的动脉上可摸到搏动,称为动脉脉搏,简称脉搏。

一、正常脉搏及生理性变化

（一）正常脉搏

1.脉率　指每分钟脉搏搏动的次数(频率),在安静状态下,正常成人的脉率为60~100 次/min。在正常情况下,脉率与心率是一致的,当脉率微弱不易测定时,应测心率。

2.脉律　指脉搏的节律性。正常脉搏的节律均匀、规则,间隔时间相等,在一定程度上反映了心脏的功能。

3.脉搏的强弱　取决于心排出量、动脉的充盈程度、动脉管壁的弹性及脉压的大小。正常情况下脉搏强弱一致。

4.动脉管壁的弹性　正常的动脉管壁光滑、柔软,富有弹性。

（二）生理性变化

脉搏可随年龄、性别、运动和情绪波动等因素而变动。

1.年龄　脉率随年龄的增长而逐渐减低,到老年时轻度增加。一般新生儿、幼儿的脉率较快,成人逐渐减慢,老年人稍增快。

2.性别　同龄女性比男性稍快,通常每分钟相差 5 次左右。

3.其他　进食、运动和情绪激动可暂时增快,休息和睡眠时较慢。

二、异常脉搏的评估及护理

（一）异常脉搏的评估

1.频率异常

（1）速脉:在安静状态下,成人脉率超过 100 次/min,称为速脉。常见于发热、甲状腺功能亢进、休克、大出血前期等病人。一般体温每升高 1 ℃,成人脉率每分钟约增加 10 次,儿童则增加 15 次。

(2)缓脉:在安静状态下,成人脉率低于 60 次/min,称为缓脉。常见于颅内压增高、房室传导阻滞、甲状腺功能减退等病人。

2.节律异常

(1)间歇脉:在一系列正常均匀的脉搏中,出现一次提前而较弱的搏动,其后有一较正常延长的间歇(即代偿性间歇),称为间歇脉(也称为期前收缩)。间歇脉常见于各种器质性心脏病或洋地黄中毒的病人,少数健康人在过度劳累、情绪激动、体位改变时也可出现。

(2)二联律、三联律:每隔一个正常搏动后出现一次期前收缩,称为二联律。每隔两个正常搏动后出现一次期前收缩,称为三联律。

(3)脉搏短绌:又称为"绌脉"。它是指在同一单位时间内,脉率少于心率。其表现为脉搏细速、极不规则,听诊心律完全不规则,心率快慢不一,心音强弱不等。常见于心房纤维颤动的病人。"绌脉"越多,心律失常越严重,当病情好转时,"绌脉"可以消失。

3.强弱异常

(1)洪脉:当心排出量增加,动脉充盈度和脉压较大时,脉搏强大有力,称为洪脉。常见于高热、甲状腺功能亢进等病人。

(2)丝脉:当心排出量减少,动脉充盈度降低,脉搏细弱无力时,扪之如细丝,称为丝脉。常见于心功能不全、大出血、休克等病人。

4.动脉管壁弹性异常 动脉硬化时,管壁变硬,失去弹性,呈条索状或迂曲状,诊脉时,如同按在琴弦上。常见于动脉硬化病人。

(二)异常脉搏病人的护理措施

1.加强观察 观察病人脉搏有无频率、节律、强弱的异常,观察动脉管壁的弹性,以及其他伴随症状,发现异常及时报告医生并详细记录。

2.用药护理 根据医嘱给药,给予用药指导,并注意观察药物疗效及不良反应。协助进行各项检查,如心电图等。

3.心理护理 进行针对性的心理护理,以缓解病人紧张、恐惧等心理反应。

4.健康教育 指导病人适量活动,需要时卧床休息,以减少耗氧量,必要时给予氧疗;指导病人合理饮食,戒烟限酒,勿用力排便;让病人和家属认识脉搏监测的重要性,学会正确测量脉搏的方法,提高对异常脉搏的判断能力,学会自我护理。

三、脉搏的测量方法

(一)用物

记录本、笔、有秒针的表,必要时备听诊器。

(二)测量部位

凡浅表、靠近骨骼的大动脉均可用于测量脉搏。临床上最常选择的诊脉部位是桡动脉,其次为颞浅动脉、颈动脉、肱动脉、腘动脉、足背动脉、胫骨后动脉和股动脉等(图 12.8)。

(三)操作方法

1.核对病人床号、姓名,解释操作目的及配合方法,以取得病人合作。

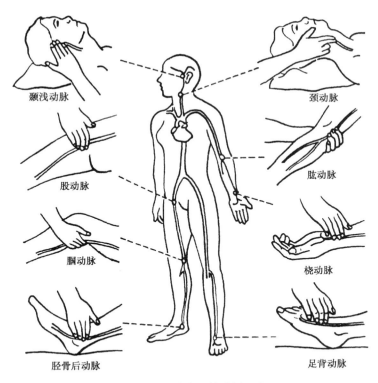

图 12.8　测量脉搏的常用部位

颞浅动脉

颈动脉

股动脉

肱动脉

腘动脉

桡动脉

胫骨后动脉

足背动脉

2.以测桡动脉为例,病人取坐位或卧位,手臂放于舒适位置,手腕伸直。

3.护士将示指、中指、无名指并拢,指端轻按于桡动脉搏动处,按压力量以能清楚触及搏动为宜。

4.正常脉搏测 30 s,将所测得的数值乘以 2 即为脉率。异常脉搏、危重病人应测 1 min。如脉搏细弱而触不清时,应用听诊器听心率 1 min 代替触诊。

5.脉搏短绌的测量　应由两名护士同时测量(图 12.9),一人听心率,另一人测脉率,由听心率者发出"起"和"停"的口令,两人同时开始,测 1 min。

6.告知病人测量结果,洗手,记录结果。记录方法:次/min,如 68 次/min;绌脉:以分数式记录,即心率/脉率(单位:次/min),如 106/82 次/min。

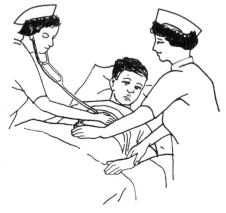

图 12.9　脉搏短绌测量法

（四）注意事项

1.测量脉搏前病人须保持安静,如有剧烈活动或情绪激动时,应休息 20~30 min 后再测。

2.不可用拇指诊脉,因拇指小动脉搏动较强,易与病人脉搏相混淆。

3.为偏瘫病人测量脉搏,应选择健侧肢体,因患侧肢体血液循环不良,会影响测量结果的准确性。

4.测量脉率的同时,还应注意脉搏的节律、强弱、动脉管壁的弹性及紧张度等,发现异常及时报告医生并详细记录。

第三节　呼吸的评估及护理

机体在新陈代谢过程中,需要不断地从外界摄取氧气,并将二氧化碳排出体外,这种机体与环境之间所进行的气体交换过程,称为呼吸。

一、正常呼吸及生理性变化

(一)正常呼吸

在安静状态下,正常成人的呼吸频率为 16~20 次/min,正常呼吸表现为节律规则,均匀无声,不费力。呼吸与脉搏的比例为 1:4~1:5。

(二)生理性变化

正常呼吸的频率和深浅度可因年龄、性别、运动、情绪等因素的影响而发生改变。此外,呼吸的频率和深浅度还可受意识控制。

1.年龄　呼吸频率随年龄的增长而逐渐减慢。一般年龄越小,呼吸频率越快,如新生儿约 44 次/min。

2.性别　同龄的女性比男性稍快。

3.活动　剧烈运动可使呼吸加快,休息与睡眠可使呼吸减慢。

4.情绪　情绪激动、恐惧、愤怒、忧伤等强烈的情绪变化,可刺激呼吸中枢引起呼吸增快或屏气。

5.气压　当人处于高原或飞机上的高空低氧环境时,由于吸入的氧气不足以维持机体的耗氧量,可使呼吸代偿性加深加快。

6.其他　环境温度升高,可使呼吸加深加快。

二、异常呼吸的评估及护理

(一)异常呼吸的评估

1.频率异常

(1)呼吸增快:在安静状态下,成人呼吸频率超过 24 次/min,称为呼吸增快或气促。常见于高热、疼痛、甲状腺功能亢进、缺氧等病人。一般体温每升高 1 ℃,呼吸频率每分钟增加 3~4 次。

(2)呼吸缓慢:在安静状态下,成人呼吸频率少于 10 次/min,称为呼吸缓慢。常见于呼吸中枢受抑制的疾病,如颅内压增高、巴比妥类药物中毒等病人。

2.节律异常

(1)潮式呼吸:又称为陈-施呼吸,是一种周期性的呼吸异常。其表现为呼吸由浅慢逐渐变为深快,达高潮后,又由深快逐渐变为浅慢,然后呼吸暂停 5~30 s 后,再重复出现以上的周期性变化。如此周而复始,其呼吸形态呈潮水涨落样(图 12.10),故称为潮式呼吸。

潮式呼吸是呼吸中枢兴奋性减弱和高度缺氧的表现。常见于中枢神经系统的疾病,如脑炎、脑膜炎、颅内压增高、酸中毒、巴比妥类药物中毒等病人。

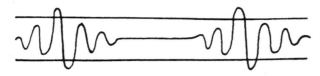

图 12.10　潮式呼吸

(2)间断呼吸:又称为毕奥呼吸。其表现为呼吸和呼吸暂停现象交替出现。特点为有规律地呼吸几次后,突然停止呼吸,间隔一段时间后(间隔时间长短不一)又开始呼吸,如此反复交替出现(图 12.11)。

间断呼吸是呼吸中枢兴奋性显著降低的表现,比潮式呼吸更为严重,预后更为不良,多在呼吸停止前出现。间断呼吸常见于颅内病变、呼吸中枢衰竭等病人。

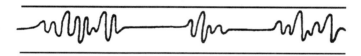

图 12.11　间断呼吸

3.深浅度异常

(1)深度呼吸:又称为库斯莫呼吸,是一种深而规则的大呼吸。常见于尿毒症、糖尿病等引起的代谢性酸中毒的病人。

(2)浮浅性呼吸:一种浅表而不规则的呼吸,有时呈叹息样。常见于濒死病人、呼吸肌麻痹、肋骨骨折、严重腹胀及腹水者。

4.声音异常

(1)蝉鸣样呼吸:吸气时发出一种高音调的音响,声音似蝉鸣,称为蝉鸣样呼吸。多由于声带附近阻塞,使空气进入困难所致。常见于喉头水肿、喉头异物等病人。

(2)鼾声呼吸:呼气时发出一种粗大鼾声的呼吸。多因气管或支气管内有较多的分泌物蓄积引起。常见于深昏迷病人,也可见于睡眠呼吸暂停综合征病人。

5.呼吸困难　呼吸频率、节律和深浅度的异常。呼吸困难的病人主观上感到空气不足,呼吸费力;客观上表现为呼吸费力、鼻翼扇动、发绀,端坐呼吸、辅助呼吸肌参与呼吸运动等特征。根据临床表现可分为:

(1)吸气性呼吸困难:病人吸气费力,吸气时间显著长于呼气时间,出现明显三凹征(胸骨上窝、锁骨上窝、肋间隙凹陷)。由于上呼吸道部分梗阻,气体进入肺部不畅,呼吸肌收缩,肺内负压增高所致。常见于喉头水肿、喉头异物等病人。

(2)呼气性呼吸困难:病人呼气费力,呼气时间显著长于吸气时间。由于下呼吸道部分梗阻,气体呼出肺部不畅所致。常见于支气管哮喘、阻塞性肺气肿等病人。

(3)混合性呼吸困难:病人吸气和呼气均费力,呼吸表浅,频率加快。由于广泛性肺部病变使呼吸面积减少,影响换气功能所致。常见于重症肺炎、广泛性肺纤维化、大量胸腔积液、大面积肺不张等病人。

（二）异常呼吸病人的护理措施

1.加强观察　观察病人呼吸有无频率、节律、深浅度的异常,观察呼吸困难的类型,以及其他伴随症状,发现异常及时报告医生并详细记录。

2.通畅气道　及时清除呼吸道分泌物,必要时给予吸痰,以保持呼吸道通畅。

3.氧气吸入　酌情给予氧气吸入,必要时可用呼吸机辅助呼吸,以提高动脉血中的氧含量,促进气体交换,改善呼吸困难。

4.卧床休息　协助病人采取舒适体位卧床休息,以减少耗氧量,改善呼吸困难。并调节室内温度和湿度,保持空气清新。

5.用药护理　根据医嘱给药,给予用药指导,并注意观察药物疗效及不良反应。

6.心理护理　紧张、恐惧等情绪会加重缺氧,应有针对性地作好病人的心理护理,消除恐惧与不安,使病人情绪稳定,有安全感,主动配合治疗及护理。

7.健康教育　使病人和家属认识呼吸监测的重要性,学会正确测量呼吸的方法,学会缩唇呼吸和腹式呼吸的训练方法,提高对异常呼吸的判断能力,学会自我护理。

三、呼吸的测量方法

1.用物　记录本、笔、有秒针的表,必要时备棉花。

2.操作方法

（1）护士在测量脉搏后,手仍然按在病人手腕处保持诊脉姿势,以免病人紧张而影响测量结果。

（2）观察病人胸部或腹部起伏次数,一起一伏为一次呼吸,一般病人观察 30 s,将所测得数值乘以 2 即为呼吸频率。异常呼吸、婴儿应测 1 min。

（3）危重或呼吸微弱的病人,如不易观察时,可用少许棉花置于病人鼻孔前,观察棉花纤维被吹动的次数,计数 1 min。

（4）记录呼吸数值。记录方法:次/min,如 18 次/min。

3.注意事项

（1）测量呼吸前,病人须保持安静,如有情绪激动或有剧烈运动,应休息 30 min 后再测量。

（2）在测量呼吸频率时,应同时注意观察呼吸的节律、深浅度、音响及气味等变化。

（3）因为呼吸受意识控制,所以测量呼吸时应转移病人注意力,尽量不要让病人察觉。

（4）幼儿宜先测量呼吸,然后再测量体温及其他生命体征,因测量体温时幼儿易哭闹、不配合而影响呼吸的测量。

第四节　血压的评估及护理

血压是指在血管内流动的血液对血管壁的侧压力。分为动脉血压和静脉血压两种,一般指肱动脉血压,如无特别注明,均指肱动脉血压。当心室收缩时,血液射入主动脉,此时血液对动脉管壁的侧压力最高,称为收缩压。当心室舒张时,动脉管壁弹性回缩,此时血液对动脉管壁的侧压力降至最低,称为舒张压。

收缩压与舒张压之差称为脉压。

一、正常血压及生理性变化

(一)正常血压

在安静状态下,正常成人收缩压为 90~139 mmHg(12~18.5 kPa),舒张压为 60~89 mmHg(8~11.8 kPa),脉压为 30~40 mmHg(4~5.3 kPa)。平均动脉压为 100 mmHg(13.3 kPa)。

血压的计量单位有 mmHg 和 kPa 两种。其换算公式为:

$$1 \text{ mmHg} = 0.133 \text{ kPa} \quad 1 \text{ kPa} = 7.5 \text{ mmHg}$$

(二)生理性变化

1.年龄　动脉血压随着年龄的增长而逐渐增高,但以收缩压升高更为显著。新生儿血压最低,儿童血压比成人低。

2.性别　同龄女性血压比男性偏低,但更年期后,女性血压逐渐增高,与男性差别较小。

3.昼夜和睡眠　一般清晨血压最低,然后逐渐升高,傍晚血压最高。过度劳累或睡眠不佳时,血压稍增高。

4.环境　在寒冷的环境中,末梢血管收缩血压可升高;在高温的环境中,皮肤血管扩张血压略下降。

5.部位　一般右上肢血压高于左上肢 10~20 mmHg,下肢血压高于上肢 20~40 mmHg。

此外,情绪激动、紧张、恐惧、兴奋、疼痛、剧烈运动、吸烟等可致收缩压升高,而饮酒、盐摄入过多及药物等对血压也有影响。

二、异常血压的评估及护理

(一)异常血压的评估

1.高血压　指在未使用降压药物的情况下,成人收缩压 ≥140 mmHg 和(或)舒张压 ≥90 mmHg。根据《中国高血压防治指南》(2010 年修订版)的标准,其规定见表 12.2。

表 12.2　中国高血压分类标准(2010 版)

分　级	收缩压(mmHg)		舒张压(mmHg)
正常血压	<120	和	<80
正常高值	120~139	和(或)	80~89
高血压	≥140	和(或)	≥90
1 级高血压(轻度)	140~159	和(或)	90~99
2 级高血压(中度)	160~179	和(或)	100~109
3 级高血压(重度)	≥180	和(或)	≥110
单纯收缩期高血压	≥140	和	<90

2.低血压 血压低于 90/60 mmHg 称为低血压。常见于大量失血、休克、急性心力衰竭等病人。

3.脉压的变化

（1）脉压增大：脉压>40 mmHg 称为脉压增大。常见于主动脉瓣关闭不全、主动脉硬化、甲状腺功能亢进等病人。

（2）脉压减小：脉压<30 mmHg 称为脉压减小。常见于主动脉瓣狭窄、心包积液、缩窄性心包炎等病人。

（二）异常血压病人的护理措施

1.加强观察 发现血压异常时，应加强血压监测，并密切观察其他伴随症状，作好记录。

2.用药护理 按医嘱给降压药，必要时配合医生进行处理。病人血压过高，应让其卧床休息；血压过低，应迅速安置平卧位，及时报告医生，作相应处理。

3.心理护理 测得血压异常时，护士应保持镇静，与病人基础血压对照后，给予合理的解释与安慰，以消除病人紧张、恐惧等心理。

4.合理饮食 根据病情选择易消化、低脂、低胆固醇、低盐、高维生素、富含纤维素的食物，并限制辛辣食物的摄入。

5.健康指导 根据血压情况指导休息与活动，高血压初期可适度运动，如散步、打太极拳等，但应限制重体力活动；戒烟戒酒，避免冷热刺激；保持大便通畅，保证足够的睡眠，注意保暖等；认识血压监测的重要性，学会正确测量血压及自我护理。

三、血压的测量方法

（一）测量工具

1.血压计的种类 有汞柱式血压计（台式和立式）、表式血压计（弹簧表式）和电子血压计 3 种（图 12.12）。

2.血压计的构造 血压计主要由 3 个部分组成：

（1）输气球及压力阀门：输气球向袖带气囊充气；压力阀门调节空气压力大小。

（2）袖带：由内层长方形扁平的橡胶气囊和外层布套组成。袖带的长度和宽度应符合标准，即长与宽的比例为(2~2.5):1，橡胶气囊的宽度应为上臂周径的 40%，长度应正好缠绕上臂 1 周，至少应包绕上臂的 80%。1999 年，世界卫生组织专家委员会推荐成人袖带的宽为 13~15 cm，长为 30~35 cm，上臂粗大和肥胖者袖带宽度应大于 20 cm。

小儿袖带要求：新生儿长为 5~10 cm，宽为 2.5~4 cm；婴儿长为 12~13.5 cm，宽为 6~8 cm；儿童长为 17~22.5 cm，宽为 9~10 cm。橡胶气囊上有两根橡胶管，其中一根连输气球，另一根与压力表相接。

（3）测压计：

1）汞柱式血压计（水银血压计）：固定在盒盖内壁上有一根玻璃管，管面标有刻度为 0~300 mmHg，每小格相当于 2 mmHg，玻璃管上端和大气相通，其下端和水银槽相通，水银槽内装有水银。汞柱式血压计所测得数值较准确可靠。

2）表式血压计：又称为无液血压计，外形似表，呈圆盘状，正面盘上标有刻度及读数，盘中央有一指针，指示血压数值，袖带与压力表相连。

护理学基础

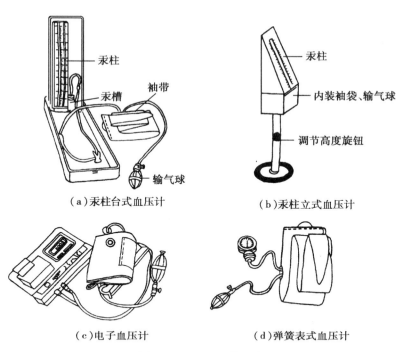

（a）汞柱台式血压计　　　　　　　　（b）汞柱立式血压计

（c）电子血压计　　　　　　　　　（d）弹簧表式血压计

图 12.12　血压计的种类

3）电子血压计：袖带内有一换能器，具有自动采样，微电脑控制数字运算，自动放气程序。直接在显示屏上显示收缩压、舒张压和脉搏数值，但需定期校验。对严重心律不齐或心力衰竭者、处于急救或手术后的重症监护病人、手臂过细或过短的婴幼儿不适用。

（二）测量方法

1.用物　血压计、听诊器、记录本和笔。

2.操作方法

（1）上肢血压测量法：以水银血压计测量上肢肱动脉为例。

1）测血压前，嘱病人休息 20～30 min，以消除劳累或缓解紧张情绪，防止影响血压测值；检查血压计，袖带宽窄合适，玻璃管无裂隙，管道连接正确，水银充足，橡胶管和输气球不漏气。

2）备齐用物携至床旁，核对病人床号、姓名，解释目的、配合方法及注意事项，以取得病人合作。

3）病人取坐位或仰卧位，使被测肢体与心脏在同一高度，露出手臂，将衣袖卷至肩部，伸直肘部，掌心向上。

4）放平血压计，打开盒盖成 90°垂直位置，打开水银槽开关，血压计水银柱确定在 0 的位置。

5）将袖带橡胶管向下正对肘窝，平整地缠于上臂，使袖带下缘距肘窝 2～3 cm，松紧以能放入一指为宜。

6）戴好听诊器，先触摸肱动脉搏动，再将听诊器胸件置于肱动脉搏动最明显处（勿塞在袖带内），操作者一手稍加压固定胸件，另一手关闭气门，均匀充气至肱动脉搏动音消失后，再升高 20~30 mmHg。

7）松开气门，使水银柱缓慢下降，放气速度为 4 mmHg/s，同时注意肱动脉搏动声音和水银柱刻度变化。

8）当听到第一声搏动音时，水银柱所指刻度为收缩压；随后搏动声逐渐增强，当搏动声突然减弱或消失时，水银柱所指刻度为舒张压。

9）测量完毕，驱除袖带内余气，整理袖带放回盒内适当位置，将血压计盒盖向右倾斜45°，使水银全部回流水银槽内，关闭水银槽开关，以防止水银倒流，关闭血压计盒盖。

10）协助病人取舒适体位，正确解释测量结果，整理床单位。

11）记录血压测值。记录方法：收缩压/舒张压 mmHg。读血压数值时，应先读收缩压，后读舒张压。如舒张压的变音和消失音之间有差异时，两个读数都应记录，如 160/90~50 mmHg。

（2）下肢血压测量法：常测量腘动脉，与测上肢血压的不同之处在于：

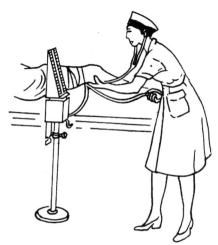

1）病人取仰卧、俯卧或侧卧位，露出大腿部。

2）将袖带缠于大腿下部，袖带下缘距腘窝3~5 cm，听诊器胸件置于腘动脉搏动最明显处（图12.13）。余同上肢血压测量法。

3）记录时注明为下肢血压。

3.注意事项

（1）需要密切观察血压的病人，应做到"四定"：定时间、定部位、定体位、定血压计，以确保所测血压的准确性及可比性。

（2）测血压时，血压计"0"点应与心脏、被测肢体肱动脉在同一水平位上。坐位时肱动脉平第四肋软骨，仰卧位时肱动脉平腋中线。

（3）为偏瘫病人测血压，应选择健侧，因患侧血液循环障碍，不能真实地反映血压的动态变化；肢体外伤或手术病人测血压时，也应选择健侧肢体测量。

图 12.13　下肢血压测量法

（4）充气不可过高、过猛，以免水银溢出影响测量结果；放气速度不可过快，以免读值误差。水银柱出现气泡，应及时调节、检修。

（5）避免导致血压测值偏低、偏高的因素：①肢体位置高于心脏，测得的血压值偏低；肢体位置低于心脏，测得的血压值偏高。②袖带缠得过紧，测得的血压值偏低；袖带缠得过松，测得的血压值偏高。③袖带过宽，测得的血压值偏低；袖带过窄，测得的血压值偏高。

（6）发现血压异常或听不清时，应重新测量。重测血压时，应先将袖带内的气体驱尽，使水银柱降至"0"点，稍待片刻后再进行测量。一般连测 2~3 次，取其最低值，必要时可测量双侧肢体血压进行对照。

第十三章
病人饮食的护理

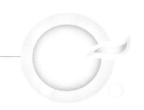

饮食与营养的重要意义不仅在于维持机体正常生长发育和各种生理功能,还可以促进组织修复,提高机体免疫能力等生命活动,饮食与营养在人类预防疾病和维持健康方面起着重要作用。

食物中含有可被人体消化、吸收和利用的营养成分并有一定生理功能者称为营养素。已知人体所需的营养素共有几十种,归纳起来可分为七大类,即蛋白质、脂肪、碳水化合物、无机盐、维生素、水和食物纤维。

合理的饮食调配不但能预防疾病,提高人的生存质量,而且还能治疗某些疾病,一些试验饮食还可以起到辅助临床诊断的作用。因此,护士必须掌握有关营养学方面的知识,做好饮食护理,满足护理对象对营养的需要。

第一节　医院饮食

为适应不同病情的需要,医院饮食分为基本饮食、治疗饮食、试验饮食三大类。

一、基本饮食

基本饮食是对营养素的种类、摄入量不作限制性调整的一种饮食,适合于一般病人的饮食需要。基本饮食分为普通饮食、软质饮食、半流质饮食和流质饮食4种,见表13.1。

表 13.1　基本饮食

饮食种类	适用范围	饮食原则	用　法
普通饮食	病情较轻、疾病恢复期,无发热,无消化道疾患,以及不需限制饮食的病人	营养平衡、易消化、无刺激性食物。对油煎、强烈调味品及易胀气食物应限制	一日 3 餐,总热量为 9.5~11.0 MJ/d,蛋白质为 70~90 g/d
软质饮食	老、幼病人、术后及肠道疾病恢复期,低热,以及咀嚼不便、消化不良的病人	以软、烂、碎为主,无刺激性,易于咀嚼消化,如软饭、切碎煮烂的菜、肉等	一日 3~4 餐,总热量为 8.5~9.5 MJ/d,蛋白质为 60~80 g/d

续表

饮食种类	适用范围	饮食原则	用　法
半流质饮食	体弱,手术后,中度热,以及吞咽咀嚼困难、消化道疾患等病人	食物呈半流质状,无刺激性,易于咀嚼、吞咽,纤维素含量少,营养丰富,应少食多餐,如粥、面条、蒸鸡蛋、馄饨、肉末、豆腐等	一日 5~6 餐,总热量为 6.5~8.5 MJ/d,蛋白质为 50~70 g/d
流质饮食	各种大手术后,高热,吞咽困难、口腔疾患、急性消化道疾患,以及危重或全身衰竭等病人	食物呈液体状,无刺激性,易吞咽、易消化,如牛奶、豆浆、米汤、稀藕粉、肉汁、菜汁、果汁等,因热能及营养素不足,故只能短期使用	一日 6~7 餐,每次 200~300 mL,总热量为 3.5~5.0 MJ/d,蛋白质为 40~50 g/d

二、治疗饮食

治疗饮食是在基本饮食的基础上,根据病情需要,适当调整总热量和某些营养素,以达到治疗的目的,见表 13.2。

表 13.2　治疗饮食

饮食种类	适用范围	饮食原则
高热量饮食	用于热能消耗较高的病人,如甲状腺功能亢进、结核病、高热、大面积烧伤、肝炎、胆道疾患、产妇,以及需要增加体重的病人	在基本饮食的基础上加餐 2 次高热量食物,如牛奶、豆浆、鸡蛋、藕粉、蛋糕、奶油、巧克力等,每日总热量约为 12.55 MJ
高蛋白饮食	用于高代谢性疾病,如结核病、大面积烧伤、严重贫血、营养不良、肾病综合征、大手术后及癌症晚期等病人	在基本饮食的基础上,增加富含蛋白质的食物,如肉类、鱼类、蛋类、乳类、豆类等。成人每日所需蛋白质总量为 90~120 g
低蛋白饮食	急性肾炎、尿毒症、肝性脑病等病人	成人每日蛋白质摄入量应<40 g,病情需要时也可<20~30 g。肾功能不全者应摄入动物性蛋白,忌用豆制品;肝性脑病者应以植物性蛋白为主。为维持正常热量,应多补充蔬菜和含糖高的食物
低盐饮食	急慢性肾炎、心脏病、肝硬化伴腹水、重度高血压等,但水肿较轻的病人	成人每日摄入食盐<2 g(含钠 0.8 g),但不包括食物内自然存在的氯化钠。禁食腌制食品,如咸菜、咸肉、香肠、火腿、皮蛋等
无盐低钠饮食	同低盐饮食,但水肿较重的病人	在进食及输液等治疗中不含任何钠盐,保证每日钠的摄入量<0.5 g,除无盐外,还须控制含钠食物及药物,如油条、挂面、汽水等食物和碳酸氢钠等药物

饮食种类	适用范围	饮食原则
低脂肪饮食	肝、胆、胰疾患,高脂血症,动脉粥样硬化、冠心病、肥胖症及腹泻等病人	成人每日脂肪摄入量<50 g,肝、胆、胰疾病病人<40 g。少用油,禁用肥肉、蛋黄、动物脑;高脂血症及动脉硬化病人不必限制植物油(椰子油除外)
低胆固醇饮食	高胆固醇血症、高脂血症、动脉粥样硬化、冠心病、高血压、胆石症等病人	成人每日胆固醇摄入量<300 mg,禁用或少用含胆固醇高的食物,如动物内脏、脑、蛋黄、鱼子、肥肉、动物油等
高膳食纤维饮食(多渣饮食)	便秘、高脂血症、肥胖、糖尿病等病人	选用含膳食纤维丰富的食物,如粗粮、韭菜、芹菜、豆类等
少渣饮食	伤寒、痢疾、肠炎、腹泻、食管胃底静脉曲张、咽喉部手术、胃肠道术后及盲肠肛门手术后等病人	食物细软、无刺激性,含膳食纤维少,如蛋类、嫩豆腐等,并注意少用油,不用刺激性强的调味品及坚硬、带碎骨的食物
要素饮食	要素饮食是一种化学精制的无渣饮食,由人工配制,含有人体需要的全部营养成分。其特点是无须经过消化过程即可直接被肠道吸收。主要适用于低蛋白血症、严重烧伤、胃肠道瘘、大手术后胃肠功能紊乱、营养不良、消化和吸收不良、急性胰腺炎、短肠综合征、晚期癌症等病人	使用时可用蒸馏水、盐水或冷开水稀释。可口服、鼻饲或造瘘置管滴注,温度保持在38～40 ℃,滴速40～60 滴/min,最快不超过150 mL /h

三、试验饮食

试验饮食也称为诊断饮食,指在特定时间内,通过对饮食内容进行调整,以协助疾病的诊断和提高实验检查的准确性,见表13.3。

表 13.3　试验饮食

饮食种类	适用范围	食用方法及注意事项
潜血(隐血)试验饮食	用于配合大便潜血试验,以协助诊断消化道有无出血	试验期为3天。在这3天中,禁食肉、血、肝、含铁剂药物和食物以及绿色蔬菜,以免产生假阳性反应;可食用米饭、馒头、牛奶、豆制品、白菜、土豆、冬瓜、粉丝、马铃薯等白色食物。第4天开始留取大便标本做潜血试验

饮食种类	适用范围	食用方法及注意事项
胆囊造影饮食	用于需要进行造影检查有无胆囊、胆管及肝胆管疾病的病人	试验期为2天。造影前一天,午餐进高脂肪饮食,使胆囊收缩、胆汁排空,有助于造影剂进入胆囊;晚餐进无脂肪、低蛋白、高碳水化合物的清淡饮食,以减少胆汁分泌,晚餐后口服造影剂,禁食、禁水、禁烟至次日上午 造影检查当日,禁早餐,第一次摄X线片,如胆囊显影良好,再让病人进食高脂肪餐(临床上常用油煎荷包蛋2个,脂肪量25~50 g)。待30 min后第二次摄X线片,观察胆囊的收缩情况
吸碘试验饮食	用于协助检查甲状腺功能	试验期为2周。试验期间禁食含碘食物,如海带、海蜇、紫菜、海参、海鱼、虾、干贝、加碘食盐等;禁用碘做局部消毒。2周后作甲状腺^{131}I功能测定
肌酐试验饮食	用于协助检查、测定肾小球的滤过功能	试验期为3天。在这3天中,禁食肉、禽、鱼类,忌饮茶和咖啡,每日主食<300 g,其中蛋白质的摄入<40 g,以排除外源性肌酐的影响;但蔬菜、水果、植物油不限,如热量不足可添加藕粉或含糖的点心等。第3天测尿肌酐清除率及血肌酐含量

第二节　饮食护理

在进行营养评估的基础上,对病人进行合理的饮食护理,可帮助病人维持或恢复良好的营养状态,促进早日康复。

一、影响饮食的因素

(一)生理因素

1.年龄　不同年龄阶段的人对营养的需求不同,对食物的喜好不同,饮食自理能力也不同。如婴幼儿期、青春期所需热能及营养素较多,老年人新陈代谢减慢,所需热能及营养素相对减少,但对钙的需求增加。在食物的喜好方面,婴幼儿咀嚼、消化功能尚未完善,而老年人咀嚼、消化功能减退,应给予柔软、易消化的食物。在饮食自理能力方面,婴幼儿、老年人也偏低。

2.活动　从事不同的职业,活动量不同,对营养的需求也不同,活动量大的人每日所需热能及营养素均高于活动量小的人。

3.其他　女性孕期、哺乳期对营养素的需求明显增加,同时需要增加蛋白质、钙、铁、碘、叶酸等营养物质的摄入量;体格高大、强壮的人需要更多的营养素。

（二）病理因素

1.疾病　发热、甲状腺功能亢进等高代谢性疾病,由于代谢率增加故需要更多营养素;口腔黏膜、牙齿病变可造成咀嚼困难,影响食物摄入;胃肠道疾病可影响食物的消化、吸收;危重病人因自理能力下降导致食物摄入困难;疾病本身所致的不良情绪及疼痛等因素也会使病人食欲减退。

2.药物　有些药物可刺激食欲,而有些药物则降低食欲,引起恶心、呕吐等,从而影响食物的摄入及营养物质的吸收。

3.食物过敏　少数病人对某些特定的食物会发生过敏反应或不耐受。过敏反应如对虾、蟹等海产品过敏所引起的荨麻疹、腹泻、哮喘等;对食物的不耐受如乳糖酶缺乏,引起机体对乳制品的不耐受,食用后导致腹泻等。

（三）心理因素

轻松、愉快的心理状态,愉悦的情绪能促进食欲,利于食物的消化吸收;而焦虑、恐惧、抑郁、烦躁、痛苦与悲哀等不良的情绪,可引起交感神经兴奋,抑制消化功能,使病人食欲降低,进食减少。

（四）社会文化因素

1.饮食习惯　一般自幼养成,不同的文化背景、种族、地理位置、宗教信仰、经济状况等会影响个人的饮食习惯,进而影响饮食的摄入和营养的吸收。

2.营养知识　对营养知识的掌握和理解影响对食物的选择,当营养知识缺乏时,食物的选择和搭配不合理,无法摄入均衡的营养,可导致不同程度的营养障碍。

二、饮食护理措施

（一）病区的饮食管理

病人入院后,医生根据病人病情开出饮食医嘱,确定病人所需饮食的种类,护士根据医嘱填写饮食通知单,送交营养室,并填写在病区的饮食单上,同时将饮食种类填写在病人的床尾或床头卡上,作为分发饮食的依据。

因病情需要更改饮食时,如流质饮食改为半流质饮食,手术前需要禁食等,由医生开出医嘱,护士按医嘱填写饮食更改通知单或饮食停止通知单,送交营养室,由营养室作出相应处理。

（二）协助病人进食

1.病人进食前的护理

（1）核对检查:根据饮食单上的饮食种类,掌握当日需要禁食、限量及延迟进食等要求,仔细核对,防止差错。检查家属或探视者带来的食物,符合病人的治疗原则方可食用。

（2）饮食指导:护士应根据医嘱所确定的饮食种类,对病人进行解释和指导,说明进食此类饮食的意义,每天进餐的次数等,使病人理解并愿意遵循饮食计划。

（3）提供良好的就餐环境:病人进食的环境应安静、整洁、空气流通,温度和湿度适宜等,不仅可促进病人的食欲,还可增强消化功能。进食前应暂停非紧急的治疗、检查和护理操作;

整理床单位,餐前 30 min 开窗通风;必要时以屏风遮挡,有条件的可在病室餐厅共同进餐,使病人能够分享进餐时的乐趣,轻松愉快地进餐。

(4)病人准备:

1)排除影响进食的干扰性因素,例如,疼痛病人,尽量缓解疼痛,必要时于餐前 30 min 给予止痛剂;高热病人及时降温;疲劳时,帮助病人更换卧位,必要时做背部按摩;注重心理护理,以减轻病人抑郁、焦虑等不良情绪。

2)督促并协助病人洗手、漱口或进行口腔护理,对卧床病人按需给予便器,用后撤去并协助洗手。

3)协助病人取舒适卧位,病情允许可协助下床进餐,不能下床时可协助病人坐起或用床上小桌,卧床病人取侧卧位,或仰卧位头偏向一侧,给予适当支托。病人允许,可将治疗巾围于胸前,以保持清洁。

2.病人进食时的护理

(1)及时分发食物:护士衣帽整洁,戴好口罩,洗净双手。根据饮食单上不同的饮食要求,协助配餐员及时将热饭菜准确无误地分发给每位病人,并放在病人易取到的位置。

(2)协助病人进食:

1)经常巡视病房,观察病人进食情况,鼓励病人进食。检查治疗饮食、试验饮食的实施情况,随时征求病人对饮食制作的意见,并及时向营养室反映。

2)对不能自行进餐者应耐心喂食,每匙量不可过多,以 1/3 为宜;注意速度适中,温度适宜,以便于咀嚼和吞咽;病人饮水或进流质饮食,可用吸管吸吮,注意温度适宜,以防烫伤,使用后冲净备用。

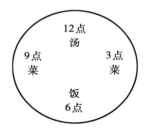

图 13.1　时钟图取食法

3)对双目失明或眼睛被遮盖的病人,除遵守上述喂食要求外,应告知喂食内容以增加病人进食的兴趣,促进消化液的分泌。如病人要求自行进食,可按时钟平面图放置食物,并告知方位、食品名称,利于病人按顺序摄取。例如,6 点钟放饭,12 点钟放汤,3 点和 9 点钟放菜等(图 13.1)。

(3)特殊问题处理:在进食过程中如出现恶心,应指导其做深呼吸,并暂时停止进食。如发生呕吐,应将病人头偏向一侧,以防呕吐物进入气管,并及时清除呕吐物,更换被污染的被服,帮助病人漱口,开窗通风换气,去除室内异味。同时应观察呕吐物的性质、颜色、量和气味等并作好记录。

3.病人进食后的护理

(1)及时撤去餐具,清理食物残渣,督促和协助病人饭后洗手、漱口或为病人作口腔护理,整理床单位,以保持餐后的清洁和舒适。

(2)餐后根据需要作好记录,如进食的种类、量、病人进食时和进食后的反应等,以评价病人的进食是否达到营养需求。

(3)对暂需禁食或延迟进食的病人应作好交接班。

(4)经常征求病人对医院饮食管理的意见,并及时反馈。

第三节 鼻饲法

鼻饲法是将胃管经一侧鼻腔插入胃内,从管内灌注流质食物、水分和药物的方法。

一、目的

1.不能由口进食者,如昏迷、口腔疾患、食管狭窄、食管气管瘘、口腔手术后、不能张口的病人(如破伤风病人)等。

2.早产儿、病情危重的婴幼儿。

3.拒绝进食的病人。

二、用物

1.插管用治疗盘　鼻饲包(治疗碗、治疗巾、压舌板、镊子、纱布)、胃管、50 mL注射器、棉签、石蜡油、胶布、夹子或橡胶圈、别针、听诊器、适量温开水、水杯、弯盘、流质饮食200 mL(温度为38~40 ℃)。

2.拔管用治疗盘　弯盘、纱布、棉签、松节油,根据需要备漱口液或口腔护理用物。

三、操作方法

(一)插管法

1.备齐用物携至病人床旁,核对床号、姓名,解释插胃管的目的及配合方法,以取得合作。

2.协助病人取坐位或半坐卧位,不能坐起者取右侧卧位。颌下铺治疗巾,弯盘至病人口角旁,准备胶布,酌情取义齿。

3.选择通畅的一侧鼻孔,用湿棉签清洁鼻腔。

4.打开鼻饲包,取出胃管,注入少量空气,检查胃管是否通畅。测量插管长度,成人为45~55 cm。测量方法有两种:①从前额发际至剑突的距离;②从鼻尖至耳垂再至剑突的距离。作好标记。

5.润滑胃管前段10~20 cm,一手持纱布托住胃管,另一手持镊子夹住胃管沿一侧鼻孔轻轻插入。

(1)当胃管插至咽喉部(10~15 cm)时,嘱病人做吞咽动作,顺势将胃管推进,插入至所标记处。

(2)如病人出现恶心,应暂停插管,嘱病人做深呼吸或吞咽动作,缓解后继续插入;如插入不畅,应检查口腔,观察胃管是否盘在口中,然后抽回一小段再小心向前推进;如出现呛咳、呼吸困难、发绀等现象,表示误入气管,应立即拔管,休息片刻,缓解后重新插管。

(3)昏迷病人,由于吞咽和咳嗽反射消失,不能配合,为提高插管的成功率,应注意:①在插管前,应协助病人取去枕平卧位,头向后仰[图13.2(a)];②当胃管插至咽喉部(10~15 cm)时,托起病人头部,使下颌靠近胸骨柄,以增大咽喉部通道的弧度,便于胃管沿后壁滑行,徐徐插入至预定长度［图 13.2（b）］。

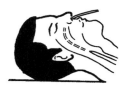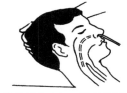

（a）开始头后仰　　　　（b）胃管插入 15 cm 抬高头部

图 13.2　为昏迷病人插鼻胃管示意图

6.胃管插至所标记处,先证实胃管在胃内,方法有 3 种:

（1）将胃管末端接无菌注射器回抽,有胃液抽出。

（2）将胃管末端放入盛水容器中,无气泡溢出。如有大量气泡,证明已误入气管。

（3）将听诊器置于病人胃部,用无菌注射器快速注入 10 mL 空气,能听到气过水声。

7.确定胃管在胃内后,用胶布固定胃管于鼻翼及面颊部。

8.灌注食物或药物:先注入少量(约 10 mL)温开水,再缓慢注入流质食物或药液,注入完毕,再注入少量温开水。以润滑、冲洗管腔,避免食物存积在管腔中变质,造成胃肠炎或堵塞管腔。

9.将胃管末端反折,用纱布包好、用橡皮圈系紧或夹子夹紧,再用别针固定于病人枕旁或衣领处。

10.整理床单位,嘱病人维持原卧位 20~30 min。清理用物,洗净注射器放于治疗盘内,用纱布盖好备用,所有用物每日消毒一次。

11.洗手,记录插管时间、病人的反应,鼻饲液的种类及用量等。

（二）拔管法

病人停止鼻饲或长期鼻饲需要更换胃管时,需要拔出胃管。

1.携用物至病人床旁,核对并解释。

2.置弯盘于病人颌下,用夹子夹紧胃管末端(避免拔管时,液体反流入呼吸道),放入弯盘内,轻轻揭去固定的胶布。

3.用纱布包裹近鼻孔处的胃管,嘱病人做深呼吸,在病人呼气时拔管,到咽喉部时快速拔出(以免液体滴入气管内)。用纱布包住胃管放于弯盘内。

4.清洁病人口、鼻及面部,擦去胶布痕迹,协助病人漱口或做口腔护理,取舒适卧位。整理床单位,清理用物。

5.洗手,记录拔管时间、病人的反应。

四、注意事项

1.鼻饲插管会给病人带来很大的心理压力,因此插管前应进行有效沟通,取得病人及家属的理解,并愿意配合。

2.插管时,动作应轻、稳,尤其胃管通过食管的 3 个狭窄处(环状软骨水平处、平气管分叉处、食管通过膈肌处)时,更应轻、慢,以免损伤食管黏膜。

3.鼻饲量每次不超过 200 mL,间隔时间不少于 2 h。

4.通过鼻饲管给药时,应先核对药物,并将药片研碎、溶解后,再灌入。

5.长期鼻饲的病人,应每天进行口腔护理,每周更换胃管一次(晚上最后一次喂食后拔管,第二天早晨再由另一侧鼻孔插入)。

6.食管、胃底静脉曲张,上消化道出血,食管癌和食管梗阻,以及鼻腔、食管手术后的病人禁忌鼻饲。

第四节　出入液量记录

正常情况下,人体每天液体的摄入量与排出量保持动态平衡。记录病人 24 h 摄入量和排出量,可以了解病情,为明确诊断、确定治疗方案、制订护理计划提供依据。适用于休克、大面积烧伤、大手术后,以及心脏病、肾脏病、肝硬化伴腹水等病人。

一、记录内容及要求

(一)每日摄入量

1.内容　包括饮水量、输液量、输血量、食物中的含水量等。

2.要求　病人饮水容器应固定并测定容量,或使用量杯,以便准确记录。固体食物应记录固体单位量及含水量(临床有常用食物含水量表)。如米饭 100 g,含水量 240 mL;水饺 10 g,含水量 20 mL 等。

(二)每日排出量

1.内容　包括尿量、粪便量、其他排出液量(呕吐量、咯血量、痰量、胸腹腔抽出液量、胃肠减压吸出液量、创面渗出液量、各种引流液量等)。

2.要求　能自行排尿的病人,可记录每次尿量,24 h 后总结,也可将每次尿液集中倒在一个容器内,定时测量记录,对尿失禁的病人应采取接尿措施或留置导尿管,以保证计量准确;大便记录次数;其他排出液量均以毫升为单位记录。

二、记录方法

1.记录应及时、准确、完整、字迹清晰。

2.出入液量记录在出入液量记录单上,眉栏项目如床号、姓名、住院号、日期等用蓝笔填写;晨 7 时至晚 7 时用蓝笔记录;晚 7 时至次晨 7 时用红笔记录。

3.一般每日晚上 7 时作 12 h 小结,次日晨 7 时作 24 h 总结,并用蓝笔填写在体温单的相应栏目内。

第十四章
冷热疗法

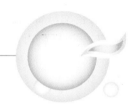

皮肤内分布着大量的神经末梢,能感受各种不同的外界刺激。当机体受到寒冷或温热的刺激时,可以反射性地引起皮肤和内脏器官的血管收缩或扩张,从而改变机体各系统的血液循环和新陈代谢,达到止血、止痛、消炎、退热等治疗目的。

第一节　冷疗法

一、冷疗的作用

1.控制炎症扩散　冷可使局部血管收缩,血流量减少,从而降低细胞的新陈代谢和细菌的活力,控制炎症的扩散,常用于炎症早期。

2.减轻局部组织充血或出血　冷可使毛细血管收缩,血管通透性降低,从而减轻局部组织充血和水肿;冷还可使血流减慢,血液黏稠度增加,有利于血液凝固而控制出血。常用于局部软组织损伤的初期(48 h内)、扁桃体摘除术后、鼻出血等。

3.减轻疼痛　冷可抑制细胞活动,降低神经末梢的敏感性而减轻疼痛;冷还可使血管收缩,渗出减少,从而减轻由于局部组织充血肿胀压迫神经末梢而引起的疼痛。常用于牙痛、烫伤等。

4.降低体温　冷直接与皮肤接触,通过传导、蒸发的物理作用而降低体温。常用于高热、中暑等病人;也可用于脑外伤、脑缺氧的病人,通过局部或全身降温,减少脑细胞需氧量,有利于脑细胞功能的恢复。

二、影响冷疗效果的因素

1.用冷方式　冷疗的方式有湿冷法和干冷法两种,一般湿冷比干冷效果好,因为水比空气传导性能强、渗透力大,所以应用湿冷法时,温度应高于干冷法。

2.用冷部位　因皮肤的厚薄不同,不同部位行冷疗,效果也不同,一般皮肤较薄的部位对冷更为敏感。此外,冷疗效果还受血液循环情况的影响,如在颈部、腋下、腹股沟等体表大血管流经处置冷,因血液循环良好,冷疗效果更好。

3.用冷时间　用冷时间与冷疗效果不成正比。冷疗的效应需要一定的时间才能产生,并随着时间的延长而增强,一般用冷时间为 15～30 min。时间过长会引起继发性效应(持续用冷或用热超过一定时间所产生的与生理效应相反的作用),不但能抵消治疗效果,还可导致不良反应,引起冻伤等,甚至造成组织细胞死亡。

4.用冷面积　用冷面积与冷疗效果成正比。用冷面积越大,冷效应就越强;反之,则越弱。但需要注意的是,冷疗面积越大,机体的耐受性越差,越容易引起全身反应。

5.用冷温度　用冷温度与体表皮肤的温度相差越大,机体对冷刺激的反应越强,反之,则越弱;此外,环境温度也会影响用冷效果,如在冷环境中用冷疗,冷效应会增强。

6.用冷对象　不同的个体对冷的耐受力不同,反应也不相同。如老年人因感觉功能减退,对冷疗刺激反应比较迟钝;婴幼儿因体温调节中枢未发育完善,对冷疗反应较为强烈;女性对冷的反应较男性敏感;意识不清、血液循环障碍、血管硬化、感受迟钝等病人,对冷刺激的敏感性降低。

三、冷疗的禁忌证

1.局部血液循环障碍　用冷可使局部血管收缩,继续加重血液循环障碍,导致组织缺血、缺氧而变性坏死,因此对休克、大面积组织受损、微循环明显障碍等病人,不宜用冷疗。

2.慢性炎症或深部有化脓病灶　用冷可使局部毛细血管收缩,血流量减少,组织营养不良,影响炎症吸收及伤口愈合。

3.对冷过敏　对冷过敏的病人用冷后可出现皮疹、关节疼痛、肌肉痉挛等现象。

4.冷疗的禁忌部位

(1)枕后、耳郭、阴囊处:以防引起冻伤。

(2)心前区:以防引起反射性心率减慢、心律不齐。

(3)腹部:以防引起腹痛、腹泻。

(4)足底:以防引起反射性末梢血管收缩而影响散热,或引起一过性的冠状动脉收缩。因此,对高热降温者及心脏病病人应避免足底用冷。

四、冷疗的方法

(一)局部冷疗法

1.冰袋、冰囊

(1)目的:降温、止血、镇痛、消炎、消肿。

(2)用物:冰袋或冰囊(图 14.1)及布套、脸盆(内盛冷水)、冰块、帆布袋、木槌、毛巾、勺。

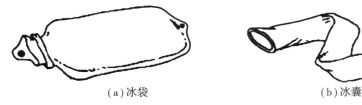

(a)冰袋　　　　　　　　　　(b)冰囊

图 14.1　冰袋、冰囊

(3)操作方法:

1)准备冰袋(囊):检查冰袋(囊)有无破损,将冰块放入帆布袋,用木槌敲击成小块,放进水盆内冲去棱角,装入冰袋(囊)内 1/2~2/3 满,排尽空气,夹紧袋口,擦干,倒提检查无漏水后套上布套。

2)使用冰袋(囊):携用物至床旁,核对并解释,置冰袋(囊)于所需部位。高热降温,可将冰袋置于前额(图 14.2)、头顶和体表大血管处(如颈部、腋窝、腹股沟等),忌压部位可用悬吊式;扁桃体摘除术后可将冰囊置于颈前颌下(图 14.3)。

3)用冷约 30 min 后,撤掉冰袋(囊)。

4)协助病人取舒适卧位,整理床单位。洗手,记录冷疗的部位、时间、效果及反应等。

5)将冰袋倒空,倒挂晾干后,装入少量空气,夹紧袋口存放于干燥阴凉处,以免两层橡胶粘连。布套清洁后晾干备用。

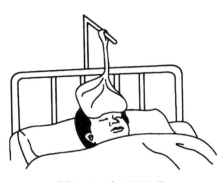 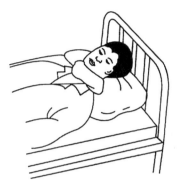

图 14.2　头部置冰袋　　　　图 14.3　颈前颌下置冰囊

(4)注意事项:

1)注意观察冷疗部位血液循环情况,如局部皮肤出现苍白、青紫、麻木感等,应立即停止使用。

2)随时观察冰袋(囊)有无漏水,冰块是否融化,以便及时更换或添加。

3)冷疗时间最长不超过 30 min,如需再用应间隔 60 min。

4)如为降温,冰袋(囊)使用后 30 min 需测体温,并绘制于体温单上。当体温降至 39 ℃以下,即可取下冰袋(囊)。

2.冰帽、冰槽

(1)目的:头部降温,防治脑水肿。临床上,常采用以头部降温为主、体表降温为辅的方法,以预防脑水肿,降低脑细胞的代谢率,减少其耗氧量,提高脑细胞对缺氧的耐受性,从而减轻脑细胞的损害。

(2)用物:冰帽或冰槽、脸盆(内盛冷水)、冰块、帆布袋、木槌、毛巾、勺、海绵垫 3 块、水桶、肛表、未脱脂棉球及凡士林纱布 2 块、治疗碗。

(3)操作方法:

1)准备冰帽(槽):检查冰帽(槽)有无破损,将冰块放入帆布袋,用木槌敲击成小块,放进水盆内冲去棱角,装入冰帽(槽)内,擦干表面的水迹。

2)使用冰帽(槽):携用物至床旁,核对并解释,后颈部和两耳郭处垫海绵垫,防止冻伤;两耳道塞不脱脂棉,防止冰水流入耳内;两眼用凡士林纱布覆盖,保护角膜。戴上冰帽或将病人头部置于冰槽内(图 14.4),将排水管置于水桶中。

3)观察病人体温、局部皮肤情况,以及全身反应和病情变化并记录。每 30 min 测量肛温一次,维持肛温在 33 ℃ 左右,不低于 30 ℃,以防心室纤颤等并发症的发生。

4)用毕,撤掉冰帽(槽)。

5)协助病人取舒适卧位,整理床单位。洗手,记录冷疗的时间、效果及病人的反应等。

6)冰帽处理同冰袋。将冰槽内冰水倒空,消毒后备用。

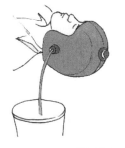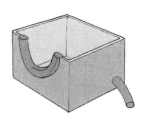

图 14.4　冰帽、冰槽

(4)注意事项:

1)注意观察头部皮肤的变化,尤其注意耳郭部位,防止发生青紫、麻木及冻伤。

2)监测病人心率的变化,防止心房纤颤、心室纤颤或房室传导阻滞的发生。

3.冷湿敷

(1)目的:止血、消炎、消肿、止痛、降温。

(2)用物:敷布 2 块、敷钳 2 把、脸盆(内盛冰水)、小橡胶单及治疗巾(或一次性治疗巾)、弯盘、纱布、凡士林、棉签、干毛巾。有伤口者需备换药用物。

(3)操作方法:

1)备齐用物携至病人床旁,核对床号、姓名,解释操作目的及配合方法,以取得合作。

2)协助病人取舒适卧位,暴露患处,在冷敷部位下面垫橡胶单及治疗巾,局部涂凡士林,上面盖一层纱布。

3)将敷布浸于冰水中,用敷钳拧敷布至不滴水为宜(图 14.5),抖开折好,敷于患处(高热者敷于前额)。

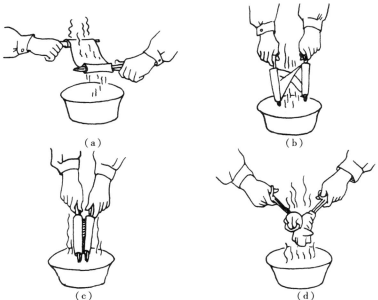

(a)　　　　　　　　　　(b)

(c)　　　　　　　　　　(d)

图 14.5　拧敷布法

4）每3~5 min更换敷布一次,冷敷时间为15~20 min。

5）冷敷完毕,用纱布擦净冷敷部位,整理床单位,清理用物。

6）洗手,记录冷敷的部位、时间、效果及反应等。

（4）注意事项:

1）注意观察局部皮肤的变化及病人的全身反应。如用于高热病人降温,应于冷湿敷30 min后测量体温,并绘制于体温单上。体温降至39 ℃以下时停用。

2）敷布需浸透,拧至不滴水为度,并及时更换敷布,以保证冷敷效果。

3）冷敷部位如为开放性伤口,应按无菌技术操作,敷后换药。

（二）全身冷疗法

全身冷疗法分为乙醇拭浴和温水拭浴两种,通过蒸发和传导作用来增加机体的散热,达到全身降温的目的。

1.乙醇拭浴

（1）目的:为高热病人降温。乙醇是一种挥发性液体,拭浴时在皮肤上迅速蒸发,吸收和带走机体大量的热,同时乙醇又可刺激皮肤血管扩张,因此散热效果较强。

（2）用物:盆内盛25%~35%的乙醇200~300 mL(温度30 ℃)、小毛巾或纱布2块、大毛巾、冰袋及套、热水袋及套、清洁衣裤、必要时备衣物、被单、便器、屏风。

（3）操作方法:

1）备齐用物携至病人床旁,核对并解释,关闭门窗,遮挡病人,松开床尾盖被,按需给予便器,松解衣裤。

2）将冰袋置于病人头部,以助降温并防止头部充血而致头痛。将热水袋置于病人足底,以促进足底血管扩张,有利于散热并减轻头部充血,且使病人感觉舒适。

3）拭浴方法:暴露拭浴部位,下垫大毛巾,将浸有乙醇的小毛巾拧至半干,呈手套式缠在手上,以离心方向进行拍拭,拍拭后,用大毛巾拭干。每侧部位(四肢、背腰部)拍拭3 min,拍拭毕,及时更换衣裤。

4）拍拭顺序:双侧上肢→背腰部→双侧下肢。①双侧上肢:颈部外侧→上臂外侧→前臂外侧→手背;侧胸→腋窝→上臂内侧→肘窝→前臂内侧→手掌。②背腰部:肩部→背部→腰部。③双侧下肢:髋部→大腿外侧→小腿外侧→足背;腹股沟→大腿内侧→小腿内侧→内踝;股下→大腿后侧→腘窝→小腿后侧→足跟。

5）拭浴完毕,取下足底热水袋。

6）协助病人取舒适卧位,整理床单位,清理用物。洗手,记录拭浴时间、效果及反应。

7）拭浴后30 min测量体温,并绘制于体温单上。当体温降至39 ℃以下时,取下头部冰袋。

（4）注意事项:

1）因全身用冷面积较大,拭浴过程中应注意观察病人的反应,如有面色苍白、寒战或脉搏、呼吸异常时,应立即停止操作,并通知医生。

2）拭浴时,为保证降温效果,应以拍拭(轻拍)方式进行,避免用摩擦方式,因摩擦容易生热。

3）拍拭腋窝、肘窝、腹股沟、腘窝等血管丰富处，应稍用力并适当延长时间，以增加散热。

4）一般拭浴时间为 15~20 min，以免时间过长产生继发效应，并防止病人受凉。

5）禁忌拍拭后颈部、心前区、腹部和足底，防止发生不良反应。

6）新生儿、血液病病人、乙醇过敏者禁用乙醇拭浴。

2.温水拭浴　为高热病人降温。常用于小儿、老人及体质虚弱病人的降温。

方法：盆内盛 32~34 ℃的温水 2/3 满，其余用物、操作方法、注意事项同乙醇拭浴法。

第二节　热疗法

一、热疗的作用

1.促进炎症消散和局限　热可使局部血管扩张，血流速度加快，利于组织中毒素的排出；同时促进血液循环，增加血流量，增强新陈代谢和白细胞的吞噬功能。在炎症早期用热，可促进炎性渗出物吸收，使炎症消散；在炎症后期用热，可促进白细胞释放蛋白溶解酶，溶解坏死组织，有助于坏死组织的清除及组织修复，使炎症局限。

2.减轻深部组织充血　热可使局部血管扩张，体表血流量增多，导致全身循环血量的重新分布，从而相对减轻深部组织的充血。

3.缓解疼痛　热既可降低痛觉神经的兴奋性，又可改善血液循环，加速致痛物质的运出和炎性渗出物吸收，解除对局部神经末梢的刺激和压迫，因而缓解疼痛。热疗还可使肌肉、肌腱和韧带等组织松弛，可缓解因肌肉痉挛、关节强直而引起的疼痛。常用于腰肌劳损、肾绞痛、胃肠痉挛等病人。

4.保暖　热可使局部血管扩张，促进血液循环，使体温升高，并使病人感觉温暖舒适。常用于年老体弱、早产儿、危重、末梢循环不良等病人。

二、影响热疗效果的因素

1.用热方式　热疗的方式有湿热法和干热法两种，一般干热以空气为导体，湿热以水为导体，因水比空气导热能力强且渗透力大，可达深层组织，故湿热效果比干热强。临床上应根据病变部位和治疗要求而选择不同的用热方式。应用湿热法时，温度应低于干热法。

2.用热部位　因皮肤的厚薄不同，不同部位的热疗效果也不同，一般皮肤较薄及经常不暴露的部位对热更为敏感。此外，热疗效果还受血液循环情况的影响，血液循环良好的部位热疗效果更好。

3.用热时间　用热时间与热疗效果不成正比。热疗效应需要一定的时间才能产生，并随着时间的延长而增强，一般用热时间为 15~30 min。时间过长会引起继发性效应，不但抵消治疗效果，还可导致不良反应，引起烫伤等。

4.用热面积　用热面积与热疗效果成正比。用热面积越大，热效应就越强；反之，则越弱。但需要注意的是，热疗面积越大，机体的耐受性越差，越容易引起全身反应。

5.用热温度　用热温度与体表皮肤的温度相差越大,机体对热刺激的反应越强;反之,则越弱。此外,环境温度也会影响用热效果,如室温越高,散热越慢,热效应越强;室温越低,散热越快,热效应越弱。

6.用热对象　不同的个体对热的耐受力不同,反应也不相同。如年老者因感觉功能减退,对热疗刺激反应比较迟钝;婴幼儿对热疗反应较为强烈;女性对热的反应较男性敏感;昏迷、瘫痪、感觉迟钝、麻痹及血液循环障碍等病人对热的敏感性降低,故应防止烫伤。

三、热疗的禁忌证

1.未明确诊断的急性腹痛　用热可缓解疼痛,从而掩盖病情真相而贻误诊断和治疗。

2.面部危险三角区感染　面部危险三角区血管丰富、无静脉瓣,且与颅内海绵窦相通,用热可使该处血管扩张、血流量增多,导致细菌和毒素进入血液循环,使炎症扩散,造成严重的颅内感染和败血症。

3.各种脏器出血　热疗可使局部血管扩张,增加脏器的血流量和血管的通透性而加重出血。

4.软组织损伤早期(48 h内)　软组织损伤,如挫伤、扭伤或砸伤等早期,忌用热疗。因热疗可促进局部血液循环,使血管扩张,通透性增加,从而加重皮下出血、肿胀及疼痛。

5.其他　治疗部位有恶性肿瘤、金属移植物;皮肤湿疹;治疗部位有急性炎症反应,如中耳炎、牙龈炎、结膜炎及面部肿胀等不可实施热疗。

四、热疗的方法

(一)干热疗法

1.热水袋

(1)目的:保暖、解痉、镇痛、舒适。

(2)用物:热水袋及布套,水壶或量杯、热水、水温计,小毛巾(必要时备大毛巾)。

(3)操作方法:

1)检查热水袋有无破损,测水温,调节水温至60~70 ℃。

2)去塞,放平热水袋,一手持热水袋口边缘,另一手灌入热水,边灌边提高袋口,以免热水溢出,灌水量为热水袋容积的1/2~2/3满。灌毕,逐渐放平,以驱尽袋内空气,拧紧塞子。

3)用小毛巾擦干热水袋,倒提并轻轻抖动,检查无漏水后装入布套内,系紧带子。

4)携热水袋至病人床旁,核对并向病人解释,协助病人取舒适卧位,置热水袋于所需部位,袋口朝向病人身体外侧,告之其注意事项。

5)用热时间:不超过30 min。

6)用毕,取下热水袋,协助病人取舒适卧位,整理床单位。

7)洗手,记录热疗的部位、时间、效果及反应等。

8)将热水袋倒空,倒挂晾干后,装入少量空气,拧紧袋口存放于干燥阴凉处,以免两层橡胶粘连。布套清洁后晾干备用。

（4）注意事项：

1）热水袋使用过程中，应经常巡视，观察局部皮肤变化，防止烫伤，如发现局部皮肤潮红、疼痛，应立即停止使用，并在局部涂凡士林以保护皮肤。

2）昏迷、麻醉未清醒、小儿、老年人、末梢循环不良、感觉障碍等病人，热水袋的水温应调节在 50 ℃ 以内，并用大毛巾包裹，以避免直接接触病人皮肤而引起烫伤。

3）热水袋如需持续使用，应根据需要及时更换热水，以维持温度保证疗效。

4）严格执行交接班制度。

2.红外线灯

（1）目的：消炎、解痉、镇痛，促进创面干燥结痂，促进肉芽组织生长，利于伤口愈合。适用于感染的伤口、压疮、臀红、神经炎、关节炎等。

（2）用物：红外线灯，根据需要选用不同功率的灯泡，如手、足等小部位以 250 W 为宜；胸、腹、腰背等部位可用 500～1 000 W 的灯泡。必要时备有色眼镜或湿纱布。

（3）操作方法：

1）准备并检查红外线灯，根据需要选择不同功率的灯泡。

2）携用物至病人床旁，核对，向病人解释治疗目的及有关注意事项，酌情遮挡病人。

3）协助病人取舒适体位，暴露治疗部位，将灯头移至治疗部位的斜上方或侧方，有保护罩的灯头可垂直照射，灯距一般为 30～50 cm（以病人感觉温热为宜）。

4）接通电源，打开开关，开始治疗。每次照射时间一般为 20～30 min。

5）照射完毕，关闭开关，协助病人穿好衣服，取舒适卧位，整理床单位。

6）洗手，记录照射的部位、时间、效果及反应等。

（4）注意事项：

1）照射病人面颈部和胸部时，应注意保护眼睛，可戴有色眼镜或用湿纱布遮盖。

2）照射前，应嘱咐病人，如在照射过程中感觉过热、头晕、心慌等，应及时告知医护人员。

3）照射过程中，应随时观察病人局部皮肤反应，如皮肤出现桃红色的均匀红斑，为合适剂量；如皮肤出现紫红色，应立即停止照射，局部涂凡士林以保护皮肤。

4）照射完毕，应嘱病人休息 15 min 后再离开治疗室，以防感冒。

（二）湿热疗法

1.热湿敷法

（1）目的：消炎、消肿、解痉、止痛。

（2）用物：小盆（内盛热水）、热水瓶或热源、敷布（大于患处面积）2 块、敷钳 2 把、弯盘、棉签、纱布、凡士林、棉垫或大毛巾、塑料纸、小橡胶单、治疗巾、水温计，必要时备热水袋。有伤口者需备换药用物。

（3）操作方法：

1）携用物至病人床旁，核对，向病人解释治疗目的及有关注意事项，酌情遮挡病人。

2）协助病人取舒适体位，暴露治疗部位，下垫橡胶单及治疗巾，局部涂凡士林（范围应略大于热敷面积），盖上单层纱布。

3）敷布浸于热水盆中，调节水温至 50～60 ℃，用敷钳拧干敷布至不滴水为宜，抖开敷布以手腕掌侧试温,如不烫手折叠敷布后敷于局部,上置塑料纸,再盖棉垫或大毛巾,以保持温度。如热敷部位不忌压,也可先放置热水袋再盖棉垫或大毛巾保温。如病人感到烫,可揭开敷布一角散热。

4)每3~5 min 更换敷布一次,可用热源维持水温或及时更换热水。热湿敷时间一般为15~20 min。

5)热湿敷完毕,撤去敷布,用纱布擦去凡士林,整理床单位,清理用物。

6)洗手,记录热湿敷的部位、时间、效果及反应等。

(4)注意事项:

1)注意观察局部皮肤的颜色及全身情况,防止烫伤。

2)热湿敷部位如为开放性伤口,应按无菌技术操作,热敷结束后按无菌换药法处理伤口。

3)面部热湿敷的病人,敷后 15 min 方能外出,以防受凉感冒。

2.热水坐浴法

(1)目的:消炎、消肿、止痛。常用于会阴、肛门疾患及手术后。

(2)用物:坐浴椅(图14.6)、消毒坐浴盆、遵医嘱备坐浴溶液(常用 1∶5 000 高锰酸钾溶液)、水温计、大毛巾、无菌纱布、热水瓶(内盛热水)。有伤口者需备换药用物。

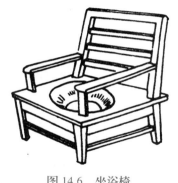

图 14.6　坐浴椅

(3)操作方法:

1)携用物至病人床旁,核对并解释治疗目的及有关注意事项,遮挡病人,协助病人排便,洗净局部。

2)将坐浴盆置于坐浴椅上,倒入坐浴溶液至浴盆的1/2满,水温调节至 40~45 ℃。

3)协助病人退裤至膝盖部,先用纱布蘸拭,使臀部皮肤适应水温后再坐浴,腿部用大毛巾遮盖。

4)随时调节水温,添加热水时要注意安全,嘱病人偏离坐浴盆,以防烫伤。

5)坐浴时间一般为 15~20 min。

6)坐浴完毕,擦干臀部,协助病人穿裤及卧床休息,整理床单位,清理用物。

7)洗手,记录坐浴的时间、药液、效果及反应等。

(4)注意事项:

1)坐浴过程中,应注意病人安全,随时观察其面色、脉搏等,如病人出现头晕、乏力等不适,应立即停止坐浴。

2)会阴、肛门部位有伤口的病人,应准备无菌坐浴盆及坐浴液,并于坐浴后按无菌换药法处理伤口。

3)女病人在月经期、妊娠后期、产后 2 周内、阴道出血和盆腔器官有急性炎症时,均不宜坐浴,以免引起感染。

3.局部浸泡法

(1)目的:消炎、镇痛、清洁和消毒伤口等。常用于手、足、前臂、小腿部位的感染,感染早期,使炎症局限;感染晚期伤口破溃者,促进伤口愈合。

(2)用物:浸泡盆、浸泡溶液(遵医嘱)、水温计、毛巾,需要时备镊子1把、纱布2块,必要时备换药用物。

（3）操作方法：

1）携用物至病人床旁，核对并解释治疗目的及有关注意事项，以取得合作。

2）将浸泡溶液倒入盆内至 1/2 满，调节水温至 40~45 ℃。

3）病人先试水温，适应后再将肢体浸入盆中。需要时用镊子夹纱布反复轻轻擦洗创面。

4）及时调节水温，以维持所需温度，添加热水及药物时嘱病人先将肢体移出盆外，防止烫伤。浸泡时间一般为 15~20 min。

5）浸泡完毕，擦干浸泡部位，协助病人取舒适卧位，整理床单位，清理用物。

6）洗手，记录浸泡的部位、时间、药液、效果及反应等。

（4）注意事项：

1）浸泡过程中，应注意观察病人局部皮肤情况，如出现发红、疼痛等反应，应及时处理。

2）浸泡的肢体有伤口时，需用无菌浸泡盆及浸泡溶液，且浸泡后按无菌换药法处理伤口。

3）擦洗时，镊子的尖端勿触及创面。

第十五章
排泄护理

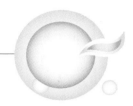

　　排泄是机体将新陈代谢所产生的废物排出体外的过程,包括排尿、排便等。它是人体的基本生理需要之一,也是维持生命活动的必要条件。病人因疾病丧失自理能力或缺乏有关的保健知识而不能正常进行排尿、排便活动时,护士应理解、同情和尊重病人,给予指导和帮助,以满足病人排泄方面的基本生理需要。

第一节　排尿护理

一、尿液的观察

（一）正常尿液的观察

　　正常情况下,排尿受意识支配,无痛、无障碍、可自主随意进行。

　　1.尿量与次数　正常成人 24 h 排出尿量为 1 000~2 000 mL,平均约 1 500 mL。一般白天排尿 3~5 次,夜间 0~1 次;每次尿量为 200~400 mL。

　　2.颜色与透明度　正常新鲜尿液呈淡黄色,澄清、透明,放置后因磷酸盐析出沉淀而呈浑浊状。

　　3.比重与酸碱度　成人正常情况下,尿比重为 1.015~1.025。pH 值为 5~7,平均值为 6,呈弱酸性。

　　4.气味　正常尿液的特殊气味来自尿中的挥发性酸;当尿液静置一段时间后,因尿素分解产生氨,故呈氨臭味。

（二）异常尿液的观察

　　1.尿量异常

　　（1）多尿:24 h 尿量经常超过 2 500 mL,称为多尿。常见于糖尿病、尿崩症等病人。

　　（2）少尿:24 h 尿量少于 400 mL 或每小时尿量少于 17 mL,称为少尿。常见于心脏、肾脏疾病和休克等病人。

　　（3）无尿或尿闭:24 h 尿量少于 100 mL 或 12 h 内无尿,称为无尿或尿闭。常见于严重休克和急性肾功能衰竭的病人。

2.颜色异常

（1）血尿：尿液内含有一定量的红细胞。淡红色或棕色为肉眼血尿（似洗肉水）。常见于急性肾小球肾炎、输尿管结石、泌尿系统结核及肿瘤等病人。

（2）血红蛋白尿：呈酱油色或浓茶色，隐血试验为阳性。常见于溶血反应、溶血性贫血等病人。

（3）胆红素尿：呈黄褐色或深黄色。常见于肝细胞性黄疸、阻塞性黄疸等病人。

（4）脓尿：呈白色絮状浑浊。常见于泌尿系结核、非特异性感染等病人。

（5）乳糜尿：因尿液中含有大量淋巴液而呈乳白色。常见于丝虫病病人。

3.透明度异常　尿中含有脓细胞、红细胞、大量上皮细胞、黏液、管型时，新鲜尿液即可呈浑浊状。常见于泌尿系统感染等病人。

4.比重异常　通过尿比重的测量，可了解肾脏的浓缩功能，如尿比重经常固定在1.010左右的低水平，提示肾功能严重受损。

5.气味异常　泌尿道感染时，新鲜尿液有氨臭味；糖尿病酮症酸中毒时，因尿中含有丙酮，尿液呈烂苹果味。

6.膀胱刺激征　主要表现为尿频、尿急、尿痛，每次尿量减少。尿频指单位时间内排尿次数增多。常见于膀胱及尿道感染等病人。

二、排尿异常的护理

（一）尿失禁病人的护理

尿失禁是指排尿失去控制，尿液不自主地流出。因膀胱括约肌损伤或神经功能障碍，使膀胱括约肌失去作用而引起。根据原因，尿失禁可分为：①真性尿失禁（完全性尿失禁）：膀胱完全不能贮存尿液，处于空虚状态，表现为持续滴尿，多见于昏迷病人；②假性尿失禁（充溢性尿失禁）：膀胱充盈达到一定压力时，尿液不自主地溢出或滴出，多见于糖尿病病人；③压力性尿失禁（不完全性尿失禁）：当腹部压力增加时出现的不自主排尿，如咳嗽、打喷嚏、大笑时，多见于中、老年女性。

尿失禁病人的护理措施如下：

1.心理护理　尿失禁常使病人产生极大的心理压力，导致自卑、忧郁等，同时也给病人的生活带来诸多不便，他们迫切期望得到理解和帮助。护士应理解、尊重病人，热情地提供必要的帮助，安慰和开导病人，以消除病人紧张、羞涩、焦虑、自卑等情绪，使其树立战胜疾病的信心，积极配合治疗及护理。

2.皮肤护理　保持病人会阴部清洁干燥，床上加铺橡胶单和中单，臀部使用尿垫；勤更换床单、尿垫、衣裤等；经常用温水擦洗会阴部及臀部；定时按摩受压部位，预防压疮发生。

3.设法接尿　应用接尿装置，女病人可用女式尿壶紧贴外阴部接取尿液；男病人可用尿壶接尿，也可用男性专用接尿袋接尿。

4.留置导尿管引流　对长期尿失禁的病人，必要时用留置导尿管引流，可持续导尿或定时放尿。

5.保持室内空气清新　定时打开门窗通风换气，以除去不良气味，保持室内空气清新。

6.健康教育

（1）鼓励病人多饮水：在病情允许的情况下,指导病人每日摄入液体 2 000~3 000 mL,以促进排尿反射,预防泌尿系统感染。入睡前适当限制饮水量,可减少夜间尿量,以免影响病人休息。

（2）训练膀胱功能：指导病人定时使用便器,开始白天每隔 1~2 h 送一次便器,以训练有意识地排尿。排尿时指导病人用手轻按膀胱,并向尿道方向压迫,使尿液被动排出。以后逐渐延长送便器时间,促进排尿功能的恢复。

（3）锻炼盆底肌：指导病人进行收缩和放松盆底肌肉的锻炼,以增强控制排尿的能力。方法:病人取坐位、立位或卧位,试做排尿（排便）动作,先慢慢收紧盆底肌肉,再缓缓放松,每次 10 s 左右,连续 10 遍,每日 5~10 次,以病人不感到疲乏为宜。

（二）尿潴留病人的护理

尿潴留是指膀胱内潴留大量尿液而又不能自主排出。尿潴留的原因包括机械性梗阻和非机械性梗阻。病人表现为膀胱高度膨胀至脐部,膀胱容积可增至 3 000~4 000 mL。病人主诉下腹部胀痛,排尿困难。体检可见耻骨上膨隆、扪及囊性包块,叩诊呈实音,有压痛。

尿潴留病人的护理措施如下:

尿潴留原因如为机械性梗阻,应给予对症处理;如为非机械性梗阻,可采用以下护理措施,以解除病人的痛苦。

1.心理护理 尿潴留病人常表现为急躁、紧张和焦虑,护士应针对病人的心态,给予解释和安慰,以消除焦虑和紧张情绪,使其树立战胜疾病的信心,积极配合治疗及护理。

2.提供隐蔽的排尿环境 关闭门窗或拉上床帘遮挡,使视觉隐蔽,以保护病人自尊;适当调整治疗和护理时间,使病人安心排尿。

3.调整体位和姿势 在病情许可的情况下,尽量以病人习惯的姿势排尿,如扶助病人坐起或抬高上身。对需绝对卧床休息或某些手术的病人,事先应有计划地训练其床上排尿,以避免术后不适应排尿姿势的改变而造成尿潴留,增加病人痛苦。

4.诱导排尿 利用某些条件反射诱导排尿,如让病人听流水声或用温水冲洗会阴部等。

5.热敷、按摩 热敷、按摩病人下腹部,使肌肉放松,以促进排尿。膀胱高度膨胀时,按摩应注意力度,以免造成膀胱破裂。

6.药物、针灸 根据医嘱肌内注射卡巴胆碱。利用针灸治疗,如针刺中极、三阴交、曲骨穴等刺激排尿。

7.导尿术 经上述措施处理无效时,可根据医嘱采用导尿术。

8.健康教育

（1）指导病人养成及时、定时排尿的习惯,教会病人自我放松的正确方法。

（2）前列腺肥大病人勿过度劳累和饮酒,并注意预防感冒等。

三、导尿术

导尿术是在严格无菌操作下,将无菌导尿管经尿道插入膀胱引出尿液的方法。

（一）目的

1.为尿潴留病人放出尿液,以解除痛苦。

2.协助临床诊断,如留取尿培养标本;测量膀胱容量、压力及残余尿量;进行尿道或膀胱造影等。

3.治疗膀胱和尿道疾病,如为膀胱肿瘤病人进行膀胱内化疗等。

（二）用物

1.清洗消毒包　治疗碗（内置棉球 10 余个）、血管钳、弯盘、无菌手套。

2.无菌导尿包　包布、治疗巾内置:弯盘 2 个或治疗碗及弯盘各 1 个、10 号和 12 号导尿管各 1 根、血管钳 2 把、纱布 2 块、小药杯内置棉球数只、洞巾、石蜡油棉球瓶、有盖标本瓶。

3.其他　无菌持物钳及容器、无菌手套、消毒溶液、小橡胶单及治疗巾 1 套（或一次性尿垫）、浴巾、便盆及便盆巾、必要时备屏风。男病人导尿时另备无菌纱布 2 块。

（三）操作方法

1.女病人导尿术　女性尿道粗、直、短,一般长为 4~5 cm,富于扩张性,尿道外口位于阴蒂下方,阴道口的上方,呈矢状裂。插导尿管时应正确辨认。其操作方法如下:

（1）备齐用物携至病人床旁,核对床号、姓名,解释导尿的目的及需配合事项,以取得合作。

（2）关闭门窗,用床帘或屏风遮挡病人。指导或协助病人清洗外阴。

（3）操作者站在病人右侧,帮助病人脱去对侧裤腿,盖于近侧腿部并盖上浴巾,上身和对侧腿用盖被遮盖。

（4）协助病人取屈膝仰卧位,两腿略外展,暴露外阴,将小橡胶单及治疗巾（或一次性尿垫）垫于病人臀下。

（5）初次消毒:弯盘放于近会阴处,治疗碗置弯盘后,左手戴无菌手套,右手持血管钳夹消毒液棉球,依次消毒:阴阜→对侧大阴唇→近侧大阴唇→左手拇指、食指分开大阴唇→对侧小阴唇→近侧小阴唇→尿道口（消毒顺序:由外向内,自上而下,先对侧后近侧,每个棉球限用一次）,将污棉球放于弯盘内。消毒完毕,脱下手套放于弯盘内,将弯盘及治疗碗移至治疗车下层。

（6）打开导尿包,将包置于病人两腿间,按无菌操作将内层治疗巾打开,倒适量消毒液于小药杯内。

（7）戴无菌手套,铺洞巾,使洞巾与导尿包内层治疗巾形成一无菌区域,按操作顺序摆放无菌用物,检查导尿管,用石蜡油棉球润滑导尿管前端置弯盘或治疗碗内备用。

（8）再次消毒:将弯盘放于近会阴处,小药杯置弯盘后,操作者左手拇指、食指分开并固定小阴唇,右手持血管钳夹消毒液棉球,依次消毒:尿道口→对侧小阴唇→近侧小阴唇→尿道口（消毒顺序:由内向外、自上而下,先对侧后近侧,每个棉球限用一次）,将污棉球置弯盘内,消毒完毕,用血管钳将小药杯放于弯盘内,再将弯盘移至床尾,左手继续固定小阴唇。

（9）嘱病人张口呼吸,使尿道括约肌松弛。右手将弯盘或治疗碗置近会阴处,用另一血管钳持导尿管前端对准尿道口轻轻插入尿道 4~6 cm（图 15.1）,见尿液流出后再插入约 1 cm,松开左手,下移固定导尿管,将尿液引流入弯盘或治疗碗内,待尿液盛满,及时夹住导尿管的末端,将尿液倒入便盆内,再打开导尿管继续放尿。

（10）如需留尿培养标本,用无菌标本瓶接取中段尿 5 mL,盖好放妥。

（11）导尿毕,夹闭导尿管末端并用纱布包裹导尿管,轻轻拔出置于弯盘内。

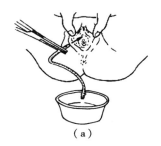
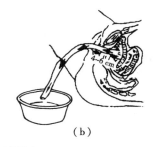

(a)   (b)

图 15.1 女病人导尿术

(12)撤下洞巾,擦净会阴并取浴巾遮盖,脱下手套,撤去导尿包、治疗巾及小橡胶单,放治疗车下层。

(13)协助病人穿裤并取舒适卧位,整理床单位,清理用物。

(14)洗手,记录导尿时间、引流量、尿液性状及病人反应。

(15)将尿标本瓶贴好标签,连同化验单送检。

2.男病人导尿术 成人男性尿道全长为 18~20 cm,有两个弯曲即耻骨前弯(活动的)和耻骨下弯(固定的);3 个狭窄即尿道内口、膜部和尿道外口。其操作方法如下:

(1)备齐用物携至病人床旁,核对床号、姓名,解释导尿的目的及需配合事项,以取得合作。

(2)关闭门窗,用床帘或屏风遮挡病人。

(3)操作者站在病人右侧,帮助病人脱去对侧裤腿,盖于近侧腿部并盖上浴巾,上身和对侧腿用盖被遮盖。

(4)协助病人取仰卧位,两腿平放略分开,暴露会阴部,将小橡胶单及治疗巾(或一次性尿垫)垫于病人臀下。

(5)初次消毒:弯盘放于近会阴处,治疗碗置弯盘后,左手戴无菌手套,右手持血管钳夹消毒液棉球,依次消毒:阴阜→阴茎背侧→阴茎腹侧→阴囊[图 15.2(a)]。用无菌纱布包住阴茎略提起,将包皮后推,暴露尿道外口,用右手持血管钳夹消毒液棉球自尿道口向外旋转擦拭尿道口、龟头及冠状沟数次[图 15.2(b)],每个棉球限用一次,将污棉球置弯盘内。消毒完毕,脱下手套放于弯盘内,将弯盘及治疗碗移至治疗车下层。

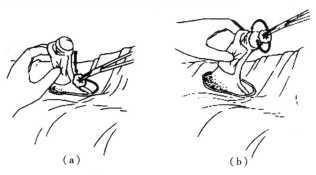

(a)   (b)

图 15.2 阴茎、阴囊消毒法

(6)打开导尿包,将包置于病人两腿间,按无菌操作将内层治疗巾打开,倒适量消毒液于小药杯内。

（7）戴无菌手套,铺洞巾,使洞巾与导尿包内层治疗巾形成一无菌区域,按操作顺序摆放无菌用物,检查导尿管,用石蜡油棉球润滑导尿管前端置弯盘或治疗碗内备用。

（8）再次消毒:左手用无菌纱布包住阴茎略提起,后推包皮,暴露尿道外口;右手持血管钳夹消毒液棉球再次消毒,方法同前。

（9）将病人阴茎提起,使之与腹壁成60°,使耻骨前弯消失(图15.3),伸直尿道以利插管。嘱病人张口呼吸,左手继续固定阴茎,右手用另一血管钳持导尿管前端对准尿道口轻轻插入尿道20～22 cm,见尿液流出再插入约2 cm,将尿液引流入弯盘或治疗碗内。

（10）其余操作方法同女病人导尿术(10)—(15)步。

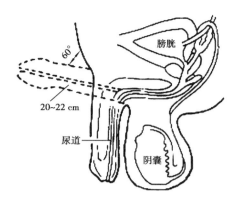

图 15.3　男病人导尿时阴茎与腹壁成 60°

（四）注意事项

1.严格执行无菌技术操作原则,预防泌尿系统感染。

2.操作前作好解释与沟通,操作时环境应遮挡,避免过多暴露病人,以维护病人自尊,保护病人隐私。

3.选择光滑且粗细适宜的导尿管,在插入、拔出导尿管时,动作要轻柔,勿用力过大,以免损伤尿道黏膜。

4.为女病人导尿时,如导尿管误插入阴道,应立即拔出,重新更换无菌导尿管后再插入。

5.为男病人导尿时,如插管遇到阻力,应稍停片刻,嘱病人做深呼吸,再缓缓插入,切忌用力过大增加病人痛苦,甚至损伤尿道黏膜。

6.膀胱高度膨胀且又极度虚弱的病人,首次放尿不应超过1 000 mL。因为大量放尿,导致腹腔内压力突然降低,大量血液滞留于腹腔血管内,可使血压突然下降而出现虚脱;也可因膀胱内压力突然降低,导致膀胱黏膜急剧充血而引起血尿。

四、导尿管留置术

导尿管留置术是指在导尿后将导尿管保留在膀胱内,持续引流尿液的方法。

（一）目的

1.抢救危重、休克病人时,准确记录尿量,测量尿比重,以观察病情变化。

2.为盆腔内器官手术前的病人留置导尿管,使膀胱持续保持空虚状态,避免术中误伤。

3.为某些泌尿系统疾病手术后的病人留置导尿管,便于持续引流和冲洗,还可减轻手术切口的张力,有利于愈合。

4.为截瘫、昏迷等尿失禁病人或会阴部有伤口的病人留置导尿管,可引流尿液,以保持会阴部清洁、干燥,预防压疮。

（二）用物

同导尿术,另备无菌气囊导尿管(16～18号)、无菌集尿袋、橡皮圈、安全别针、无菌生理盐水、5 mL注射器,如为普通导尿管需备宽胶布、备皮用物。

（三）操作方法

1.同导尿术。

2.插入导尿管后,见尿液流出再插入 5~7 cm。再根据导尿管上注明的气囊容积,用无菌注射器向气囊内注入等量的无菌生理盐水,轻拉导尿管有阻力感,可证实导尿管已经固定(图15.4)。

3.排出尿液后,夹住导尿管末端,脱去无菌手套,撤去洞巾。

4.将导尿管末端与无菌集尿袋相连,将引流管留出足够翻身的长度后,用别针固定在床单上,以防因翻身牵拉不慎将导尿管拉出。

5.将集尿袋妥善固定于床沿低于膀胱的高度,开放导尿管引流尿液(图15.5)。

6.协助病人穿裤并取舒适位,整理床单位,清理用物。

7.洗手,记录。

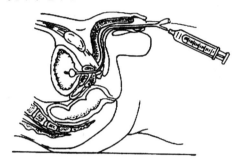

图 15.4　气囊导尿管固定法

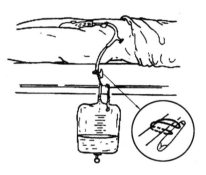

图 15.5　贮尿袋固定法

（四）护理措施

1.**保持引流通畅**　引流管应妥善放置,避免受压、扭曲、堵塞等导致引流不畅。

2.**防止逆行感染**

（1）每日用消毒液棉球消毒尿道口及外阴 1~2 次,以保持尿道口清洁。

（2）每日定时更换集尿袋。

（3）每周更换导尿管一次,硅胶导尿管可酌情适当延长更换时间。

（4）及时排空集尿袋内的尿液,并记录尿量。

3.**防止导尿管脱落**　病人离床活动时,导尿管和集尿袋应妥善安置,不可高于耻骨联合,以防尿液逆流并防止脱落。

4.**健康教育**

（1）向病人及家属解释留置导尿术的目的、重要性及护理方法,使其认识预防泌尿道感染的重要性,并主动配合护理。

（2）如病情允许,应鼓励病人多饮水,勤更换卧位,通过增加尿量,达到自然冲洗尿道的目的,避免感染与结石发生。

（3）注意观察尿液,每周查一次尿常规。若发现尿液浑浊、沉淀或出现结晶,应及时进行膀胱冲洗。

（4）训练膀胱反射功能,教会病人及家属在拔管前采用间歇性引流方式(每 3~4 h 开放一次导尿管),使膀胱定时充盈、排空,以促进膀胱功能的恢复。

五、膀胱冲洗术

膀胱冲洗术是通过三通导尿管,将无菌冲洗溶液灌入膀胱内,再利用虹吸原理将其引流出来的方法。膀胱冲洗术包括开放式膀胱冲洗术和密闭式膀胱冲洗术两种。

(一)目的

1.保持尿液引流通畅,预防感染,适用于留置导尿管病人。

2.清除膀胱内血凝块、黏液、细菌等异物,适用于前列腺、膀胱手术后病人。

3.治疗某些膀胱疾病,如膀胱炎、膀胱肿瘤等。

4.泌尿外科的术前准备及术后护理。

(二)用物

1.开放式膀胱冲洗术　治疗盘内置:治疗碗、镊子、70%乙醇棉球数个、纱布、无菌注洗器、冲洗液、手套、弯盘。

2.密闭式膀胱冲洗术　治疗盘内置:治疗碗、镊子、70%乙醇棉球数个、无菌膀胱冲洗装置一套、冲洗液、手套、弯盘,酌情配备输液架。

3.常用冲洗溶液　生理盐水、0.02%呋喃西林溶液、3%硼酸溶液等。冲洗溶液的温度为35~38 ℃。

(三)操作方法

1.备齐用物携至病人床旁,核对床号、姓名,解释膀胱冲洗的目的及需配合事项,以取得合作。

2.协助病人取仰卧位,注意保暖。

3.检查留置导尿管的固定情况,开放引流管,排空膀胱。

4.冲洗膀胱。

(1)开放式膀胱冲洗:①分开导尿管和集尿袋引流管连接处,用70%乙醇棉球消毒导尿管口和引流管接头,并用无菌纱布包裹。②取注洗器吸取冲洗液,连接导尿管,缓缓注入膀胱。③注入200~300 mL溶液后取下注洗器,让冲洗液自行流出或轻轻抽吸。如此反复冲洗,直至流出液澄清为止。

(2)密闭式膀胱冲洗:①将膀胱冲洗液悬挂于输液架上(液面距床面约60 cm),将冲洗管与冲洗液连接,"Y"形管主管连接冲洗管。②分开导尿管和集尿袋引流管连接处,用70%乙醇棉球消毒导尿管口和引流管接头后,分别与"Y"形管另外两端连接。③夹闭引流管,开放冲洗管,根据医嘱调节滴速(一般为60~80滴/min)。④待溶液滴入膀胱200~300 mL后夹闭冲洗管,开放引流管,将冲洗液全部引流出来(图15.6),再夹闭引流管。⑤打开集尿袋,排出冲洗液,如此反复冲洗,直至流出液澄清为止。

5.冲洗完毕,取下注洗器或冲洗管,消毒导尿管口和引流管接头并连接,清洁外阴部,固定好导尿管。

6.协助病人取舒适卧位,整理床单位,清理用物。

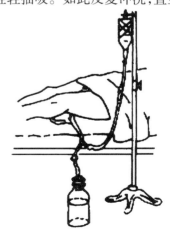

图15.6　膀胱冲洗术(密闭式)

7.洗手,记录冲洗液名称、冲洗液量、引流液性质、引流液量、病人的反应等。

（四）注意事项

1.严格执行无菌技术操作规程,防止导尿管和引流管接头污染。

2.冲洗过程中应密切观察,如流出量少于灌入量,应考虑是否有血块或脓液堵塞,可增加冲洗次数或更换导尿管;如病人感到剧痛不适或流出血性液体时,应停止冲洗,并通知医生处理。

3.冲洗速度不宜过快,以防病人尿意强烈,膀胱收缩,迫使冲洗液从导尿管侧溢出尿道外。

4."Y"形管应低于耻骨联合,以便彻底引流。若需持续冲洗,冲洗管和引流管需 24 h 更换一次。

5.如为滴入治疗用药,药物须在膀胱内保留 30 min 后再引出。

第二节 排便护理

一、粪便的观察

（一）正常粪便的观察

1.量与次数 正常成人每日排便 1~2 次(婴幼儿 3~5 次),平均排便量为 100~300 g。

2.形状与颜色 正常粪便柔软、成形,呈黄褐色或棕黄色。婴儿的粪便呈黄色或金黄色。

3.气味 粪便的气味是由于蛋白质被细菌分解发酵而产生的,与食物种类有关。

4.混合物 正常粪便含少量黏液,有时也伴有未消化的食物残渣。

（二）异常粪便的观察

1.次数异常 成人排便超过每日 3 次或每周少于 3 次,应视为排便次数异常,如腹泻、便秘。

2.形状异常 粪便呈糊状或水样,见于急性肠炎或消化不良;粪便干结坚硬或呈栗子样,见于便秘;粪便呈扁条状或带状,见于直肠、肛门狭窄或肠道部分梗阻。

3.颜色异常 柏油样便,见于上消化道出血;暗红色便,见于下消化道出血;陶土色便,见于胆道完全阻塞;果酱样便,见于阿米巴痢疾或肠套叠;粪便表面有鲜血或排便后有鲜血滴出,见于直肠息肉、肛裂或痔疮;霍乱、副霍乱粪便呈白色"米泔水"样。

4.气味异常 粪便呈酸臭味,见于消化不良;粪便呈腐败味,见于直肠溃疡、肠癌;粪便呈恶臭味,见于严重腹泻;粪便呈腥臭味,见于上消化道出血。

5.混合物 粪便中混有大量黏液,常见于肠炎;粪便中伴有脓血,见于直肠癌、痢疾;肠道寄生虫感染时,粪便中可见蛔虫、蛲虫等。

二、排便异常的护理

（一）便秘病人的护理

便秘是指正常排便形态改变，排便次数减少，无规律性，粪便干燥、坚硬，排便困难。

便秘病人的护理措施如下：

1.心理护理　根据病人情况，给予解释、指导，以稳定病人情绪，消除其思想顾虑。

2.提供排便环境　可用屏风或床帘遮挡，为病人创造隐蔽的排便环境；适当调整查房、治疗、护理和进餐时间，使病人安心排便。

3.选择适当的排便姿势　床上使用便盆时，协助病人取坐姿或酌情将床头抬高，以助排便，如病情允许可如厕排便。如为手术病人，应在术前有计划地训练床上使用便器排便。

4.按摩腹部　便秘病人排便时，根据结肠解剖位置，用手沿升结肠、横结肠、降结肠的顺序作环行按摩，以刺激肠蠕动，增加腹压，促使降结肠的内容物向下移动，促进排便。

5.口服缓泻剂　遵医嘱给口服缓泻剂，如蓖麻油、植物油、石蜡油、果导片、番泻叶、硫酸镁等。

6.使用简易通便剂　教会病人或家属正确使用简易通便剂，以软化粪便，促进排便。常用的有开塞露、甘油栓等。

（1）开塞露：由50%甘油或小量山梨醇制成，装在密封塑料壳内。成人用量20 mL，小儿10 mL。使用时剪去封口顶端，挤出少量液体润滑开口处，病人取左侧卧位，嘱其作排便动作以放松肛门括约肌，将开口处轻轻插入肛门，将药液全部挤入后退出（图15.7），嘱病人忍耐5~10 min后再排便。

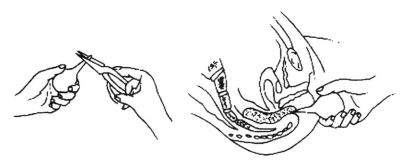

图15.7　开塞露使用方法

（2）甘油栓：用甘油和明胶制成的栓剂，适用于小儿及年老体弱的便秘病人。使用时戴手套或手垫纱布，捏住栓剂底部，嘱病人张口呼吸，将尖端轻轻插入肛门至直肠内（图15.8），用纱布抵住肛门轻轻按揉，嘱病人忍耐5~10 min后再排便。

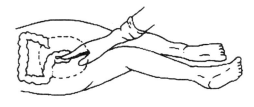

图15.8　甘油栓使用方法

7.灌肠　上述方法处理无效时，遵医嘱给予灌肠。

8.健康教育

（1）定时排便：向病人讲解有关排便知识，养成定时排便习惯。

（2）饮食护理：安排合理的膳食，多吃蔬菜、新鲜水果、小米、粗粮等富含膳食纤维和维生素的食物，多饮水，适量摄取油脂类食物。

（3）适当活动：鼓励病人参加力所能及的体力活动，如散步、打太极拳、做体操等；卧床病人可进行床上活动。

（二）粪便嵌塞病人的护理

粪便嵌塞是指粪便持久滞留堆积在直肠内，坚硬不能排出。常发生于慢性便秘的病人。

粪便嵌塞病人的护理措施如下：

1.心理护理　了解病人心态和排便习惯，解释粪便嵌塞的原因及护理措施。尊重和理解病人，以稳定病人情绪，消除其思想顾虑，鼓励其树立信心。

2.润肠通便　早期可使用栓剂、口服缓泻剂进行润肠通便。

3.保留灌肠　必要时先行油类保留灌肠，2～3 h后再做清洁灌肠。必要时，每日进行2次，直至大便排出为此。

4.人工取便　在清洁灌肠无效后遵医嘱进行。术者戴上手套，将涂润滑剂的示指慢慢插入病人直肠内，触到硬物时注意大小、硬度，然后机械地破碎粪块，再一块一块地慢慢取出。操作时应注意动作轻柔，避免损伤直肠黏膜。由于人工取便易刺激迷走神经，故心脏病、脊髓受损者须谨慎使用。操作中如病人出现心悸、头昏等症状，须立刻停止操作。

5.健康教育　向病人及家属讲解有关排便的知识，指导合理的膳食结构，协助建立并维持正常的排便习惯，防止便秘的发生。

（三）腹泻病人的护理

腹泻是指正常排便形态改变，肠蠕动增快，排便次数增多，粪便稀薄不成形或呈水样。

腹泻病人的护理措施如下：

1.心理护理　给予病人耐心的安慰和解释，消除焦虑不安的情绪，并主动关心、帮助病人，协助作好清洁护理，使其身心舒适。

2.卧床休息　可以减少体力消耗，并减少肠蠕动，注意腹部保暖。对不能自理的病人应及时给予便器。

3.饮食护理　鼓励病人多饮水，酌情给予低脂、少渣、清淡的流质或半流质饮食，严重腹泻者暂禁食。

4.遵医嘱给药　如止泻剂、抗感染药、口服补液盐等，必要时静脉输液以维持水、电解质平衡。

5.肛周皮肤护理　嘱病人每次便后用软纸擦净肛门，并用温水清洗，肛门周围涂油膏，以保护局部皮肤。

6.观察排便情况　观察记录粪便的次数、颜色及性质，需要时留标本送检。疑为传染病时，按肠道隔离原则护理。

7.健康教育　向病人解释引起腹泻的原因和防治措施；指导病人多饮水，饮食宜清淡并注意饮食卫生；指导病人观察排便情况，学会肛周皮肤护理方法。

（四）排便失禁病人的护理

排便失禁是指肛门括约肌不受意识控制而不自主地排便。

排便失禁病人的护理措施如下：

1.心理护理　排便失禁的病人会产生很大的心理压力，护士应理解、尊重病人，热情地提供必要的帮助，以消除病人紧张、羞涩、焦虑、自卑和忧郁等情绪。鼓励病人树立信心。

2.保持室内空气清新　定时打开门窗通风换气，以除去不良气味，保持空气清新。

3.皮肤护理　保持床铺清洁、干燥、平整，床上铺橡胶单和中单或一次性尿垫，及时更换污染的被单和衣裤；保持肛周皮肤清洁，每次便后用温水清洗，并在肛门周围涂油膏保护，以防止发生压疮。

4.重建排便能力　观察病人排便前的表现，了解病人排便时间及规律，如病人因进食刺激肠蠕动而引起排便，则应在饭后及时给予便盆；对排便无规律的病人，可定时给予便盆试行排便，以帮助病人重建排便的控制能力。

5.健康教育　向病人和家属解释排便失禁的原因及护理措施；指导病人及家属饮食卫生知识；教会病人进行肛门括约肌及盆底肌收缩锻炼的方法（同尿失禁护理），以促进肛门括约肌恢复控制能力。

三、灌肠法

灌肠法是将一定量的溶液通过肛管，由肛门经直肠灌入结肠，以帮助病人排便、排气、清洁肠道或由肠道供给药物、营养，达到协助诊断和治疗疾病的目的。

根据灌肠的目的可分为不保留灌肠和保留灌肠两大类。不保留灌肠又根据灌入的液体量分为大量不保留灌肠和小量不保留灌肠。如果为了达到清洁肠道的目的，而反复使用大量不保留灌肠，则为清洁灌肠。

（一）大量不保留灌肠法

1.目的

（1）解除便秘和肠胀气。

（2）清洁肠道，为某些手术、检查和分娩作准备。

（3）稀释和清除肠道内有害物质，减轻中毒。

（4）为高热病人降温。

2.用物

（1）治疗盘内备：灌肠筒一套（橡胶管和玻璃接管，全长 120 cm，筒内盛灌肠液）、肛管（24~26 号）、弯盘、血管钳、石蜡油、棉签、卫生纸、橡胶单及治疗巾（或一次性尿垫）、水温计。

（2）常用灌肠溶液：0.9%氯化钠溶液，0.1%~0.2%肥皂液。灌肠溶液的量及温度：成人每次用量为 500~1 000 mL，小儿每次用量为 200~500 mL。溶液温度为 39~41 ℃，降温时温度为 28~32 ℃，中暑病人用 4 ℃的 0.9%氯化钠溶液。

（3）其他：便盆及便盆巾、输液架、绒毯，必要时备屏风。

3.操作方法

（1）备齐用物携至病人床旁，核对床号、姓名，解释操作的目的及需配合事项，以取得合作。关闭门窗,用床帘或屏风遮挡,嘱病人排空膀胱。

（2）协助病人取左侧卧位,双膝屈曲(对不能控制排便的病人,取仰卧位,臀下放便盆),脱裤至膝部,臀部移至床边,将橡胶单和治疗巾(或一次性尿垫)垫于臀下,弯盘置于臀边,盖好被子。

（3）挂灌肠筒于输液架上,液面距肛门 40～60 cm,连接肛管,润滑肛管前端,排尽管内空气,夹闭橡胶管。

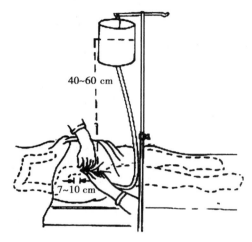

图 15.9　大量不保留灌肠

（4）左手垫卫生纸分开病人臀部,显露肛门,嘱病人做排便动作,使肛门括约肌放松,右手持肛管轻轻插入直肠 7～10 cm,固定肛管,松开血管钳,使溶液缓缓流入(图 15.9)。

（5）观察筒内液面下降情况和病人反应,如溶液流入受阻,可稍转动或挤压(捏)肛管;如病人感觉腹胀或有便意,可将灌肠筒适当降低以减慢流速或暂停片刻,并嘱病人张口呼吸,以放松腹部肌肉,减轻腹压。

（6）待溶液将流尽时,夹闭橡胶管,用卫生纸包住肛管轻轻拔出置弯盘内,擦净肛门。

（7）协助病人平卧,嘱其尽可能保留 5～10 min后再排便,以使粪便软化。

（8）能下床的病人协助其如厕排便,不能下床的病人,将便盆、卫生纸、呼叫器放在病人易取处。排便后,及时协助虚弱病人擦净肛门,取出便盆,撤去橡胶单和治疗巾。

（9）协助病人穿裤,取舒适体位。整理床单位,开窗通风换气。

（10）注意观察大便的性质、颜色及量,必要时留取标本送验。

（11）洗手,在体温单"大便"栏内记录灌肠结果。

（12）记录的方法:灌肠为"E",1/E 表示灌肠后排便 1 次,0/E 表示灌肠后未排便,1 $^1/_E$ 表示自行排便一次,灌肠后又排便一次,*/E 表示灌肠后排便若干次。

4.注意事项

（1）维护病人自尊,尽可能地减少暴露,防止受凉。

（2）根据医嘱及评估结果,准确掌握灌肠溶液的温度、浓度、流速、压力和液量。

（3）为伤寒病人灌肠时,溶液量不得超过 500 mL,压力要低,液面距肛门不得超过 30 cm;肝性脑病病人禁用肥皂水灌肠,以减少氨的产生和吸收;充血性心力衰竭和水钠潴留的病人,禁用 0.9%氯化钠溶液灌肠,以减少钠的吸收。

（4）降温灌肠时,应保留 30 min 后再排出,排便后隔 30 min 测量体温并记录。

（5）禁忌证:急腹症、消化道出血、妊娠、严重心血管疾病等病人,禁忌灌肠。

（6）灌肠过程中注意观察病情变化,如病人出现脉速、面色苍白、出冷汗、剧烈腹痛、心慌气急时,应立即停止灌肠,并通知医生及时处理。

（二）小量不保留灌肠法

1.目的　为年老体弱、幼儿、孕妇、危重病人及腹部或盆腔手术后的病人软化粪便,解除便秘;排除肠道内积气,减轻腹胀。

2.用物

(1)治疗盘内备:注洗器、量杯或小容量灌肠筒、肛管(20~22号)、温开水5~10 mL、弯盘、血管钳、石蜡油、棉签、卫生纸、橡胶单及治疗巾(或一次性尿垫)、水温计。

(2)常用灌肠溶液:"1,2,3"溶液(50%硫酸镁30 mL、甘油60 mL、温开水90 mL);油剂(甘油50 mL加等量温开水)。溶液温度为38 ℃。

(3)其他:便盆及便盆巾,必要时备屏风。

3.操作方法

(1)备齐用物携至病人床旁,核对床号、姓名,解释操作的目的及需配合事项,以取得合作。关闭门窗,用床帘或屏风遮挡。

(2)协助病人取左侧卧位,双膝屈曲,脱裤至膝部,臀部移至床边,将橡胶单和治疗巾(或一次性尿垫)垫于臀下,弯盘置于臀边。

(3)用注洗器抽吸灌肠液,连接肛管,润滑肛管前端,排气、夹管。

(4)左手垫卫生纸分开病人臀部,显露肛门,嘱病人做排便动作,使肛门括约肌放松;右手持肛管轻轻插入直肠7~10 cm,固定肛管,松开血管钳,将溶液缓缓注入[图15.10(a)]。如用小容量灌肠筒,液面距肛门应低于30 cm[图15.10(b)]。

(5)注毕夹管,取下注洗器再抽吸灌肠液,松开血管钳再行灌注,如此反复直至溶液全部注入,最后注入5~10 mL温开水,将肛管末端抬高,使溶液全部流入,夹管后用卫生纸包住肛管轻轻拔出,放于弯盘内,擦净肛门。

(6)协助病人取舒适卧位,嘱病人保留10~20 min后再排便。

(7)整理床单位,清理用物,开窗通风。

(8)洗手,观察病人反应并记录。

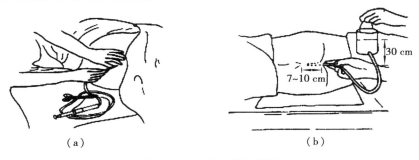

(a)　　　　　　　　　　　(b)

图15.10　小量不保留灌肠

4.注意事项

(1)每次抽吸灌肠溶液时,应反折肛管,以防空气进入肠道,造成腹胀。

(2)注入灌肠液的速度不宜过快,压力要低,如使用小容量灌肠筒,筒内液面距肛门的距离应低于30 cm。

(三)清洁灌肠法

清洁灌肠法即反复多次进行大量不保留灌肠的一种方法。

1.目的　彻底清除滞留在结肠内的粪便,为直肠、结肠X线摄片检查和手术前作肠道准备。

2.常用灌肠溶液　0.1%～0.2%肥皂液,0.9%氯化钠溶液。

3.操作方法　同大量不保留灌肠,第一次用肥皂液灌肠,排便后,再用0.9%氯化钠溶液灌肠,直至排出的液体清洁无粪块为止。

4.注意事项

(1)灌肠时压力要低,每次灌肠后让病人休息片刻。

(2)禁忌用清水反复灌洗,以防水、电解质紊乱。

附　两种替代清洁灌肠法

1.口服甘露醇溶液替代清洁灌肠

(1)适应证:直肠、结肠检查和手术前肠道准备。

(2)方法:病人术前三天给予流质饮食,术前一天下午2:00开始口服甘露醇溶液(即20%甘露醇溶液500 mL+5%葡萄糖溶液1 000 mL混匀即可),1 500 mL于2 h内服完。一般服后15～30 min即反复自行排便。1～3 h内排便2～5次。

(3)注意事项:服药速度不宜过快,以免引起呕吐。护士需注意观察病人的一般情况、排便次数和粪便性质,如粪便呈液状、清晰、无粪块,表示已达到清洁肠道的目的。

2.番泻叶泡茶替代清洁灌肠

(1)适应证:常用于外科手术及特殊检查前的肠道准备,也可用于治疗便秘。

(2)方法:术前2～3天每晚用番泻叶9 g加100～200 mL开水冲泡后代茶饮用,服药后4～10 h开始排便,可以替代清洁灌肠。

(四)保留灌肠法

保留灌肠法是指通过肛管灌入药液,保留在直肠或结肠内,通过肠黏膜吸收以达到治疗疾病的目的。

1.目的

(1)镇静、催眠。

(2)治疗肠道感染。

2.用物

(1)治疗盘内备:注洗器、量杯或小容量灌肠筒、肛管(20号以下)、温开水5～10 mL、弯盘、血管钳、石蜡油、棉签、卫生纸、橡胶单及治疗巾(或一次性尿垫)、水温计。

(2)常用溶液:镇静、催眠用10%水合氯醛;肠道感染用2%小檗碱、0.5%～1%新霉素或其他抗生素。药物剂量遵医嘱,灌肠溶液量不超过200 mL,温度为38 ℃。

(3)其他:便盆及便盆巾、必要时备屏风。

3.操作方法

(1)备齐用物携至病人床旁,核对床号、姓名,解释操作的目的及需配合事项,以取得合作。关闭门窗,用床帘或屏风遮挡,嘱病人排尿、排便。

(2)根据病情安置不同卧位,慢性细菌性痢疾病变部位多在乙状结肠和直肠,应取左侧卧位;阿米巴痢疾病变多在回盲部,应取右侧卧位,以提高治疗效果。

(3)病人双膝屈曲,脱裤至膝部,臀部移至床边,将橡胶单和治疗巾(或一次性尿垫)垫于臀下,用小垫枕将臀部抬高10 cm,以利于药液保留。弯盘置于臀边。

（4）用注洗器抽吸灌肠液,连接肛管,润滑肛管前端,排气、夹管。

（5）左手垫卫生纸分开病人臀部,显露肛门,嘱病人做排便动作,使肛门括约肌放松,右手持肛管轻轻插入直肠10~15 cm,固定肛管,松开血管钳,将溶液缓缓注入。如用小容量灌肠筒,液面距肛门应低于30 cm。

（6）待药液注入完毕,再注入5~10 mL温开水,并抬高肛管末端,使药液全部流入,夹管后用卫生纸包住肛管轻轻拔出,放于弯盘内,擦净肛门。

（7）协助病人取舒适卧位,用卫生纸在肛门处轻轻按揉,嘱病人尽可能忍耐,使药液保留1 h以上,以利药物吸收。

（8）整理床单位,清理用物,开窗通风。

（9）洗手,观察病人反应并记录。

4.注意事项

（1）灌肠前了解灌肠的目的和病变部位,以便掌握灌肠的卧位和肛管插入的深度。

（2）灌肠前先嘱病人排便、排尿,选择较细的肛管,插入要深,液量要少,压力要低,流速要慢,使灌入药液能保留较长时间,利于肠黏膜充分吸收。

（3）为提高疗效,保留灌肠在晚间睡眠前灌入为宜,因此时活动量少,药液易于保留吸收。

（4）肛门、直肠、结肠等手术后及排便失禁的病人,均不宜保留灌肠。

第三节　排气护理

一、肠胀气病人的护理

肠胀气是指胃肠道内有过多的气体积聚,不能排出。常伴腹胀、腹痛等不适症状。

肠胀气病人的护理措施如下:

1.心理护理　向病人解释肠胀气的原因及护理措施,缓解病人的紧张情绪。

2.适当活动　鼓励病人适当活动,卧床病人应经常更换卧位,病情允许应鼓励并协助病人下床散步。

3.必要时遵医嘱　给予药物治疗或进行肛管排气。

4.健康教育　嘱病人少食或勿食豆类、糖类、油炸类食物等产气食品及碳酸饮料,饮食宜清淡易消化,进食速度不宜过快。指导病人进行腹部热敷或按摩。

二、肛管排气法

肛管排气法是指将肛管由肛门插入直肠,以排出肠腔内积气的方法。

1.目的　排除肠腔内积气,以减轻腹胀。

2.用物　治疗盘内备肛管（26号）、玻璃接管、橡胶管、玻璃瓶（内盛水3/4满）、瓶口系带（图15.11）、石蜡油、棉签、胶布（1 cm×15 cm）、卫生纸、弯盘、橡皮圈及别针,必要时备屏风。

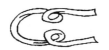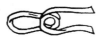

图 15.11 瓶口系带法

3.操作方法

(1)备齐用物携至病人床旁,核对床号、姓名,解释操作的目的及需配合事项,以取得合作。关闭门窗,用床帘或屏风遮挡。

(2)协助病人取左侧卧位或仰卧位。

(3)将玻璃瓶系于床边,橡胶管一端插入瓶内液面以下,另一端与肛管连接。

(4)润滑肛管前端,左手垫卫生纸分开病人臀部,显露肛门,嘱病人做排便动作,使肛门括约肌放松,右手持肛管轻轻插入直肠 15～18 cm,用胶布将肛管固定于臀部。橡胶管留出足以翻身的长度,用橡皮圈和别针固定于床单上(图 15.12)。

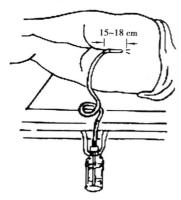

图 15.12 肛管排气法

(5)观察排气情况。如有气体排出,可见瓶中有气泡逸出;如瓶中气泡很少或无,则说明排气不畅,可帮助病人转换体位或按摩腹部,以助气体排出。

(6)拔出肛管,擦净肛门。

(7)整理床单位,清理用物,协助病人取舒适卧位。

(8)洗手,观察病人反应并记录。

4.注意事项

(1)注意遮挡病人,以保护病人隐私,维护其自尊。

(2)肛管保留时间不超过 20 min,因保留时间过长,会减弱肛门括约肌反应,甚至导致肛门括约肌永久性松弛,必要时可间隔 2～3 h 后再重复插管排气。

第十六章
药物疗法和过敏试验法

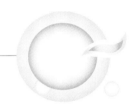

　　药物广泛用于治疗、诊断及预防疾病,药物治疗是最常用的一种治疗手段,而护士是给药的直接执行者。为了保证合理、安全、有效地给药,促进病人的健康,护士应详细地了解病人的用药史和药物的药理知识,包括作用、副作用、毒性反应、剂量、用法、给药途径和配伍禁忌等;指导病人安全用药和评估病人用药后的反应。

第一节　给药的基本知识

一、概述

(一)药物的种类

　　1.内服药　分为固体和液体两种剂型,固体剂型有片剂、胶囊、丸剂、散剂等;液体剂型有溶液、酊剂、合剂等。

　　2.注射药　包括溶液、油剂、粉剂、结晶及混悬液等。

　　3.外用药　包括溶液、酊剂、软膏、粉剂、洗剂、搽剂、栓剂、滴剂及涂抹剂等。

　　4.新剂型　粘贴敷片、植入慢溶药片及胰岛素泵等。

(二)药物的领取

　　药物领取的方法各医院规定不一,大致如下:

　　1.病区　病区内设有药柜,备有一定基数的常用药物,由专人负责保管,按规定到药房进行领取和补充。贵重药、特殊药物、剧毒药、麻醉药凭医生处方领取。

　　2.中心药房　医院内设中心药房,病人日间用药,一般根据医嘱由中心药房负责核对、配药,病区护士负责核对领回,经再次核对后发药。

(三)药物的保管

　　1.药柜放置　药柜应放在通风、干燥、光线明亮处,避免阳光直射。保持整洁,专人负责,定期检查药品质量,确保用药安全。

　　2.分类保管　药物按内服、外用、注射、剧毒药等分类放置,并按有效期的先后顺序排列,先领先用,以免失效。剧毒药及麻醉药应加锁保管,并专本登记,每班交接。个人专用的特种药物,应注明床号、姓名,并单独存放。

3.标签明确 药瓶应贴有明显的标签,标明药品的名称、浓度和剂量,药名应用中英文对照书写。标签颜色为内服药用蓝色边,外用药用红色边,剧毒药和麻醉药用黑色边。

4.定期检查 药品质量应定期检查,如发现药品有浑浊、沉淀、异味、变色、变性、潮解等现象,以及标签脱落、模糊不清或超过有效期等,均不能使用。

5.妥善保存 根据药物的不同性质,采取不同的保存方法。

(1)易挥发、潮解、风化的药物,应装瓶密闭保存,用后盖紧瓶盖,如乙醇、糖衣片、酵母片等。

(2)易氧化和遇光变质的药物,应装入有色密盖瓶中,放阴凉处,针剂应放在有黑纸遮盖的药盒内,如维生素 C、盐酸肾上腺素、氨茶碱等。

(3)易被热破坏的药物,须放置冰箱内保存(以 2~10 ℃为宜),如各种疫苗、胰岛素、抗毒血清、胎盘球蛋白、血液制品、青霉素皮试液等。

(4)易燃、易爆的药物,应单独存放于阴凉低温处,远离明火,以防意外,如乙醚、环氧乙烷、乙醇等。

(5)易过期的药物,如各种抗生素、胰岛素等应定期检查,按有效期时限的先后,有计划地使用,避免浪费。

(6)芳香性药物应密盖保存,各类中药均应置于阴凉干燥处。

二、给药原则

给药原则是一切药物治疗的总则,护士在给药中必须严格遵守,以确保安全给药。

(一)根据医嘱给药

护士必须严格遵医嘱给药,对有疑问的医嘱,应及时向医生提出,确认无误后方可给药,切忌盲目执行,更不可擅自更改医嘱。

(二)严格执行查对制度

1.做到"三查七对"。

(1)三查:操作前、操作中、操作后查(查"七对"内容)。

(2)七对:对床号、姓名、药名、浓度、剂量、方法、时间。

2.严格检查药物质量,以保证药物不变质,并在有效期内。

(三)正确安全给药

1.做到五准确 即将准确的药物,按准确的剂量,用准确的途径,在准确的时间,给准确的病人。

2.及时用药 准确掌握给药剂量、时间(表16.1)、方法和技术,备好的药物应及时分发使用,避免放置过久造成药效降低或污染。

3.做好用药指导 护士应指导病人用药的基本知识,并能与病人有效沟通,以提高病人正确用药的能力。

4.注意配伍禁忌 有两种或两种以上的药物联合使用时,应检查有无配伍禁忌。

5.防止过敏反应发生 对易引起过敏反应的药物,使用前应了解病人的用药史、过敏史、家族史,并做药物过敏试验,结果阴性方可使用。

表 16.1　给药时间与安排

给药时间	时间安排		给药时间	时间安排				
qm	6 am		qid	8 am	12 n	4 pm	8 pm	
qd	8 am		q2h	6 am	8 am	10 am	12 n	2 pm···
bid	8 am	4 pm	q4h	8 am	12 n	4 pm	8 pm	12 mn···
tid	8 am	12 n　4 pm	qn	8 pm				

(四)密切观察

1.用药后应注意观察药物的疗效和不良反应,并作好记录。

2.发现给药错误,应及时报告医生,予以处理。

三、给药途径

给药途径是根据药物的性质、剂型、组织对药物的吸收情况、治疗需要而决定的。给药途径包括口服、吸入、舌下含化、外敷、直肠给药、注射(皮内、皮下、肌内、静脉注射)等。不同的给药途径药物吸收速度各异,其顺序为:静脉>吸入>肌内>皮下>直肠黏膜>口服>皮肤。

四、给药次数和时间

给药次数和时间取决于药物的半衰期和人体的生理节奏,以维持血液中有效的血药浓度,发挥最大药效。临床给药的次数和时间常用外文缩写来表示,医院常用的外文缩写见表16.2。

表 16.2　医院常用的外文缩写与中文译意

外文缩写	中文译意	外文缩写	中文译意
qd	每日1次	prn	需要时(长期)
bid	每日2次	sos	必要时(限用1次)
tid	每日3次	ID	皮内注射
qid	每日4次	H	皮下注射
qod	隔日1次	IM 或 im	肌内注射
biw	每周2次	IV 或 iv	静脉注射
qm	每晨1次	ivgtt	静脉滴注
qn	每晚一次	Aa	各
qh	每小时1次	po	口服
q2h	每2h1次	Co	复方
q3h	每3h1次	g	克
q4h	每4h1次	mL	毫升
am	上午	gtt	滴、滴剂

外文缩写	中文译意	外文缩写	中文译意
pm	下午	Rp,R	处方
12 n	中午12时	ad	加至
12 mn	午夜12时	OS	左眼
ac	饭前	OD	右眼
pc	饭后	OU	双眼
Hs	睡前	AS	左耳
St	立即	AD	右耳
DC	停止	AU,R	双耳

第二节 口服给药法

口服给药是较为常用、较为方便,既经济又安全的给药方法。但口服给药吸收较慢,不适用于急救、意识不清、呕吐不止、禁食等病人。

一、安全给药指导

1.对牙齿有腐蚀作用或使牙齿染色的药物　如酸剂、铁剂,服用时应避免与牙齿接触,可用饮水管吸入,服药后及时漱口。

2.止咳糖浆　对呼吸道黏膜起安抚作用,服后不宜立即饮水。如同时服用多种药物,应最后服用止咳糖浆,以免冲淡药液,降低药效。

3.磺胺类药物　服药后指导病人多饮水,因药物经肾脏排出时,尿少易析出结晶,堵塞肾小管。

4.刺激食欲的药物　宜在饭前服,以刺激舌的味觉感受器,促进消化液分泌,增进食欲。

5.对胃黏膜有刺激的药物或助消化药　宜在饭后服用,前者使药物与食物充分混合,以减少对胃黏膜的刺激,后者有利于食物的消化。

6.发汗类药物　服药后指导病人多饮水,以助发汗降温,增强药物疗效。

7.强心苷类药物　服用前应先测量脉率(心率)及节律,如成人脉率低于60次/min或节律异常,应暂停服药并报告医生。

8.抗生素及磺胺类药物　须准时服药,以维持药物在血液中的有效浓度。

9.铁剂药物　服用铁剂时应忌饮茶,以免形成铁盐而影响铁剂的吸收。

10.缓释片、肠溶片、胶囊　服用时不可嚼碎。

二、口服给药方法

（一）目的

药物口服后经胃肠道吸收、利用而产生疗效，以达到预防、诊断和治疗疾病的作用。

（二）用物

服药本、小药卡、药盘、药杯、药匙、量杯、滴管、研钵、湿纱布、治疗巾、水壶（内备温开水），按需准备吸管、纸片。

（三）给药方法

1.备药

（1）洗手，戴口罩，备齐用物。

（2）核对服药本与小药卡，无误后按床号顺序将小药卡插入发药盘内，放好药杯。

（3）根据服药本上的床号、姓名、药名、浓度、剂量、时间，按床号顺序，依次进行配药。

（4）认真检查药物质量，根据药物剂型不同，采取不同的取药方法，一般先取固体药，再配水剂。一个病人的药配好后，再配另一个病人的。

1）固体药：用药匙取，药粉、含化药另用纸包好，放入药杯。

2）水剂：用量杯取。先将药液摇匀，开瓶盖，内面向上放置，一手持量杯，拇指置于所需刻度，举量杯使所需刻度与视线平行；另一手持药瓶，标签向掌心，倒药液至所需刻度（图16.1），再倒入药杯。倒毕，以湿纱布擦净瓶口，盖好瓶盖放回原处。更换药液品种时，应洗净量杯再用，同时服用几种药液时，应分别倒入不同药杯。

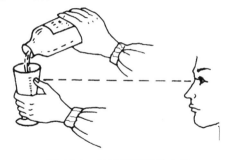

图 16.1　量杯取药液的方法

3）药液不足 1 mL、油剂、按滴计算的药液：用滴管取，并先在药杯内倒入少量温开水，以免药液附着杯壁，影响剂量准确；滴药时滴管应稍倾斜，以保证药量准确，1 mL 按 15 滴计算。

（5）备药完毕，应根据服药本重新核对一遍，盖上治疗巾。

（6）整理用物。

2.发药

（1）洗手，发药前由另一护士再核对一次，无误后方可发药。

（2）按规定时间，备好温开水，携带发药车、服药本，按床号顺序，送药到病人处。

（3）核对床号、姓名、药名、浓度、剂量、时间，作好解释。协助病人取舒适体位，并给予用药指导。

（4）协助病人服药，可根据病人病情、年龄等采用不同方法，确认病人服下后方可离开。尤其是服用麻醉药、催眠药、抗肿瘤药等更应待病人服下后方可离去。

3.发药后处理

（1）服药后，收回药杯，先浸泡消毒，再冲洗清洁，消毒备用；盛油剂的药杯，应先用纸擦净再消毒；一次性药杯应集中消毒后再销毁。清洁药盘及药车。

（2）注意观察药物疗效及不良反应，发现异常，及时联系医生进行处理。

（四）注意事项

1.禁止一次取出两位病人的药物进行发放，以确保病人用药安全。

2.发药时，如病人提出疑问，应重新核对，确认无误后给予耐心解释，再协助病人服下；如更换药物或停药，应及时告知病人；如病人不在或因故暂不能服药者（特殊检查或手术而禁食），应将药物带回保管，适时再发或进行交班；对危重病人、自行服药困难者，护士应喂服；鼻饲病人须将药研碎、溶解后，再由胃管注入。

3.病人服药后，应密切观察药物疗效和不良反应，如有异常及时通知医生，酌情处理。

第三节　吸入给药法

吸入给药法是利用雾化装置使药液形成气雾状喷出，通过口腔或鼻腔吸入呼吸道，达到预防和治疗疾病的目的。常用方法有超声波雾化吸入法、氧气雾化吸入法、手压式雾化吸入法等。

一、超声波雾化吸入法

超声波雾化吸入法是利用超声波声能，使药液变成细微的气雾，再由呼吸道吸入，达到治疗效果的方法。

（一）目的

1.预防和治疗呼吸道感染　消除炎症，减轻呼吸道黏膜水肿，稀释痰液，帮助祛痰。常用于肺炎、咽喉炎、肺脓肿、支气管扩张、肺结核等病人。预防呼吸道感染，常用于胸部手术前后的病人。

2.湿化气道　常用于气管切开术后、痰液黏稠，以及配合人工呼吸机湿化气道或间歇雾化吸入药物。

3.解除支气管痉挛　改善通气功能，保持气道通畅。常用于支气管哮喘等病人。

4.治疗肺癌　可间歇吸入抗癌药物，以达到治疗效果。

（二）用物

1.超声波雾化吸入器

（1）超声波雾化器结构（图16.2）：

1）超声波发生器：通电后可输出高频电能。雾化器面板上有电源开关、雾量调节开关、定时器、指示灯。

2）水槽和晶体换能器：水槽盛冷蒸馏水；水槽底部有一晶体换能器，可将发生器输出的高频电能转化为超声波声能。

3）雾化罐和透声膜：雾化罐盛药液；雾化罐的底部为透声膜，超声波声能可透过此膜作用于罐内药液，使其产生雾滴喷出。

4)螺纹管和口含嘴(或面罩):将雾状药液输送到呼吸道。

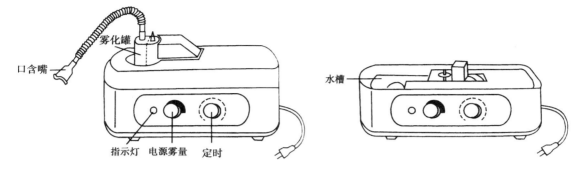

图 16.2　超声波雾化吸入器

（2）超声波雾化治疗的作用原理:通电后,超声波发生器输出高频电能,通过水槽底部的晶体换能器将电能转换为超声波声能,声能可振动并透过雾化罐底部的透声膜,作用于雾化罐内的药液,破坏其表面张力和惯性,使药液成为细微的气雾喷出,通过导管随病人的深吸气而进入呼吸道。

（3）超声波雾化吸入的特点:

1)雾滴小而均匀,直径<5 μm。

2)雾量大小可以调节。

3)治疗效果好,药液随着深而慢的吸气可到达终末细支气管及肺泡。

4)病人感觉温暖舒适,因雾化器电子部件产热,能对药液轻度加温。

2.常用药物

（1）预防和控制呼吸道感染,消除炎症:如庆大霉素、卡那霉素等抗生素。

（2）解除支气管痉挛:如氨茶碱、沙丁胺醇(舒喘灵)等。

（3）稀释痰液,帮助祛痰:如 α 糜蛋白酶、痰易净等。

（4）减轻呼吸道黏膜水肿:如地塞米松等。

3.其他用物　水温计、弯盘、冷蒸馏水、治疗巾、药液(按医嘱准备)。

（三）操作方法

1.使用前检查并连接雾化器各部件。

2.水槽内加入冷蒸馏水,液面高度约 3 cm,以浸没雾化罐底部的透声膜为宜。

3.核对并配制药液,将药液稀释至 30~50 mL,倒入雾化罐内,检查无漏水后放入水槽内,将盖盖紧。

4.备齐用物,携至床旁,核对床号、姓名,作好解释,以取得合作。协助病人取舒适体位,颌下铺治疗巾。

5.接通电源,先开电源开关,调整定时开关至所需时间(一般 15~20 min),再开雾量调节开关,根据需要调节雾量(大挡 3 mL/min,中挡 2 mL/min,小挡 1 mL/min)。

6.将口含嘴放入病人口中,或将面罩置于口鼻部,指导病人闭口深呼吸,以使药液达呼吸道深部,更好地发挥药效。

7.治疗完毕,取下口含嘴或面罩,擦净面部,先关雾化开关,再关电源开关,以免损坏雾化器。

8.安置病人,整理床单位,清理用物,将水槽内的水倒掉并擦干,口含嘴、雾化罐、螺纹管浸泡于消毒液中1 h,再洗净晾干备用。

（四）注意事项

1.使用前,先检查雾化器各部件是否完好,有无松动、脱落等异常情况。注意仪器的保养。

2.水槽和雾化罐内切忌加温水或热水;在使用过程中,如发现水槽内水温超过60 ℃或水量不足,应先关机,再更换冷蒸馏水;如发现雾化罐内药液过少,影响正常雾化,可增加药量,但不必关机,只需从盖上小孔注入即可。

3.水槽底部的晶体换能器和雾化罐底部的透声膜薄而质脆,易破碎,操作和清洗过程中,动作应轻稳,以免损坏。

4.连续使用雾化器时,中间需间歇30 min。

二、氧气雾化吸入法

氧气雾化吸入法是利用高速氧气气流,使药液形成雾状,随吸气进入呼吸道,以达到治疗效果的方法。

（一）目的

1.治疗呼吸道感染,消除炎症,减轻水肿。

2.解除支气管痉挛,改善通气功能。

3.稀释痰液,促进咳嗽,帮助祛痰。

（二）用物

1.氧气雾化吸入器　常用的氧气雾化吸入器为射流式雾化器,当高速氧气气流通过毛细管时,在管口产生负压,将药液自邻近小管吸出,同时被毛细管口高速的气流撞击,形成细小的雾滴,并随气流喷出。

2.常用药物　同超声波雾化吸入法。

3.其他用物　氧气装置一套(湿化瓶内不装水)、等渗盐水、药液、注射器、弯盘、毛巾。

（三）操作方法

1.将氧气雾化吸入器连接完好,不漏气。抽吸并稀释药液,注入药杯,药量在规定刻度内。

2.携用物至病人床旁,核对床号、姓名,作好解释,以取得合作。协助漱口,取坐位或半坐位。

3.连接氧气装置与雾化器,调节氧流量至6~8 L/min。

4.指导病人手持雾化器,口含嘴放入口中,嘱病人紧闭口唇深吸气,呼气用鼻,使药液充分到达支气管及肺部,更好地发挥药效。如此反复直至药液吸完(一般10~15 min)。

5.吸入完毕,先取出雾化器,再关闭氧气开关。

6.协助病人清洁口腔,整理床单位,清理用物。

（四）注意事项

1.使用前，先检查雾化器，以确保各部件完好，无松动。

2.初次做此治疗的病人，应教给其使用方法。

3.治疗中，如病人感到疲劳，可休息片刻再进行。

4.氧气湿化瓶内不装水，以防液体进入雾化器内使药液稀释。

5.在氧气雾化吸入过程中，应注意用氧安全，严禁接触烟火及易燃品。

第四节　注射法

注射给药法是将无菌药液注入体内的方法，以达到诊断、预防和治疗疾病的目的。注射给药法的优点是药物吸收快，适用于需要药物迅速发生疗效或不宜口服给药的病人。常用注射法包括皮内注射、皮下注射、肌内注射及静脉注射。

一、注射原则

（一）严格执行查对制度

1.认真执行"三查七对"，在注射前、中、后均应仔细查对。

2.仔细检查药物质量，如发现药液有浑浊、沉淀、变色、变质，药液已过有效期，以及安瓿有裂痕等现象，则不可应用。

3.同时注射多种药物，应注意查对有无配伍禁忌。

（二）严格遵守无菌操作原则

1.注射前护士应洗手、戴口罩、剪指甲，衣帽整洁；注射后再次洗手。

2.注射部位皮肤按要求进行消毒，用棉签蘸取2%碘酊，以注射点为中心，由内向外呈螺旋式涂擦，直径大于5 cm，待干(约20 s)后，再用75%乙醇同法脱碘，其范围大于碘酊消毒面积，乙醇干后方可注射。若用0.5%碘附或安尔碘，则以同法涂擦消毒2遍，无须脱碘。

（三）严防交叉感染

1.注射物品应做到一人一套，包括注射器、针头、止血带、小垫枕。所用物品须按消毒隔离要求处理，一次性物品按规定进行分类处理，不可随意丢弃；注射器空筒与活塞分离，按感染性废弃物处理；污染针头置损伤性锐器盒，按损伤性废弃物处理。

2.勿用手直接接触使用过的针头，禁止用双手将使用过的针头回套护针帽，防止针刺伤或划伤，如不慎发生，应立即采取锐器伤的紧急处理措施。

（四）选择合适的注射器和针头

根据药液的剂量、黏稠度、刺激性的强弱、注射部位，选择合适的注射器和针头。注射器应完整无裂痕，不漏气；针头应锐利、无钩、无生锈、无弯曲、型号合适；注射器和针头必须衔接紧密。一次性注射器应型号合适，包装密封好，在有效期内。

（五）选择合适的注射部位

注射部位应避开血管和神经处。不可在发炎、化脓感染、硬结、疤痕及患皮肤病处注射。长期注射的病人,应有计划地更换注射部位。

（六）注射药液应现用现配

注射药液应在规定注射时间临时配制和抽取,并立即注射,以防药液效价降低或被污染。

（七）进针前排尽空气

进针前,应排尽注射器内的空气,以防空气进入血管形成栓塞。排气时,应防止浪费药液。

（八）推药前检查回血

进针后推注药液前,应先抽动活塞,检查有无回血。皮下注射、肌内注射无回血方可注入药液,如有回血,应拔出针头,更换部位后重新进针;静脉注射必须见回血后,方可注入药液。

（九）运用无痛注射技术

1.解除病人思想顾虑,分散其注意力,协助病人取合适体位,使肌肉松弛,易于进针。

2.注射时做到"两快一慢",即进针快、拔针快、推药慢,且推药速度要均匀。

3.注射刺激性强的药物,应选择粗长针头,且进针要深。多种药物同时注射时,应先注射刺激性较弱的药物,再注射刺激性强的药物,以减轻疼痛感。

二、注射用物

1.注射盘　常规准备下列物品:

(1)无菌持物镊:浸泡于消毒液罐内或放于无菌干燥容器内。

(2)皮肤消毒液:2%碘酊、75%乙醇;0.5%碘附或安尔碘;喷雾式消毒液等。

(3)其他用物:无菌棉签、砂轮、开瓶器(启瓶器)、弯盘、无菌纱布或棉球及罐。静脉注射时加止血带、小垫枕等。

2.注射器和针头(图16.3)　注射器分为空筒和活塞两个部分。空筒前端为乳头,空筒上标有刻度,活塞后部为活塞轴、活塞柄。注射器的乳头、空筒内壁、活塞应保持无菌。针头分为针尖、针梗和针栓3部分。针头的针尖、针梗、针栓内面应保持无菌。注射器规格和针头型号有多种,见表16.3。

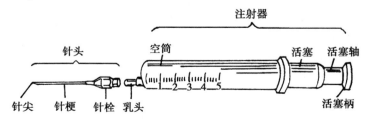

图 16.3　注射器和针头的构造

表 16.3　各种注射法选用的注射器和针头规格

注射法	注射器	针头
皮内注射	1 mL	4~5 号
皮下注射	1 mL,2 mL	5~6 号
肌内注射	2 mL,5 mL	6~7 号
静脉注射	5,10,20,30,50 或 100 mL	6~9 号
静脉采血	2 mL,5 mL,视采血量而定	9~16 号

3.注射药物　根据医嘱准备。常用的有溶液、油剂、混悬液、结晶、粉剂等。

三、药液抽吸法

(一)自安瓿内抽吸药液法

1.查对药物　根据医嘱进行查对,并仔细检查药物质量。备好无菌注射盘。

2.消毒及折断安瓿　轻弹安瓿,使安瓿尖端药液流至体部,用砂轮在安瓿颈部凹陷处划一锯痕,再用 75% 乙醇棉签消毒后,用无菌纱布或棉球按住颈部,折断安瓿。如安瓿颈部有蓝点标记,则不需划痕,用 75% 乙醇棉签消毒颈部后,用无菌纱布或棉球按住颈部,折断安瓿。

3.抽吸药液　手持注射器将针头斜面向下放入安瓿内的液面以下,一手固定安瓿及注射器,另一手持活塞柄,抽动活塞吸取药液(图 16.4、图 16.5)。吸药时手不得握住活塞,以免污染空筒内面及药液。

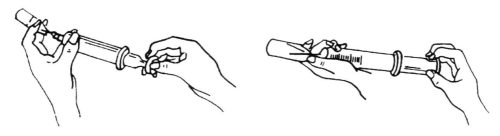

图 16.4　自小安瓿内抽吸药液　　　　图 16.5　自大安瓿内抽吸药液

4.排尽空气　将针头垂直向上,示指固定针栓,轻拉活塞,将针头中的药液吸入注射器内,并使气泡聚集在乳头口,然后轻推活塞,驱出气体,注意不要浪费药液。如注射器乳头偏向一侧,应将注射器乳头向上倾斜,使气泡集中于乳头处,再按上法驱出气体。

5.查对备用　排气毕,将空安瓿套在针头上,再次查对后,放于备好的无菌注射盘内备用。抽尽药液的安瓿或空药瓶不可立即丢弃,以备查对。

(二)自密封瓶内抽吸药液法

1.查对药物　根据医嘱进行查对,并仔细检查药物质量。备好无菌注射盘。根据药液剂量和性质选择合适的注射器。

2.去铝盖并消毒　用开瓶器除去铝盖中心部分,常规消毒瓶塞,待干。

3.抽吸药液　检查并打开一次性注射器;注射器内抽吸与所需药液等量的空气,并注入瓶内,以增加瓶内压力,避免形成负压,利于吸药;倒转药瓶和注射器,使针尖斜面在液面下,抽吸药液至所需药量,以示指固定针栓,拔出针头(图16.6)。

4.排尽空气 同安瓿内吸药法排尽空气。

5.查对备用 排气毕,将密封空药瓶套在针头上,再次查对后,放于备好的无菌注射盘内备用。

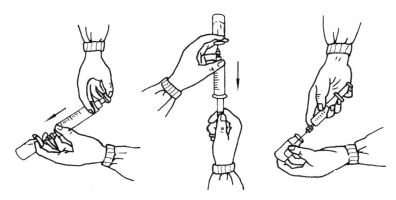

图 16.6 自密封瓶内抽吸药液法

(三)其他注射剂的抽吸法

1.结晶、粉剂 先用无菌 0.9%氯化钠溶液、注射用水或专用溶媒将药物充分溶解,然后再抽吸。

2.油剂 可先稍加温或用双手对搓药瓶(药液易被热破坏者除外),然后选用较粗的针头抽吸药液。

3.混悬液 应先摇匀后,选用稍粗的针头抽吸。

上述抽吸药液的方法与安瓿、密封瓶相同。

四、常用注射法

(一)皮内注射

皮内注射(ID)是将小量无菌药液或生物制品注射于表皮与真皮之间的方法。

1.目的

(1)药物过敏试验,观察有无过敏反应。

(2)预防接种(卡介苗接种)。

(3)局部麻醉的起始步骤。

2.部位

(1)药物过敏试验:选用前臂掌侧下段。因该处皮肤较薄,易于注射,且肤色较淡,便于辨认局部反应。

(2)预防接种:常选用上臂三角肌下缘。

(3)局部麻醉的起始步骤:在实施局部麻醉处。

3.用物 注射盘内用物,另加 1 mL 注射器、4~5 号针头、注射卡、按医嘱备药液,做药物过敏试验时备 0.1%盐酸肾上腺素。

4.操作方法

（1）核对医嘱，按医嘱查对药物，检查并取出一次性注射器，抽取药液（或按无菌原则配制皮试液），排气，放无菌注射盘内备用。

（2）备齐用物携至床边，核对床号、姓名。如做过敏试验，应详细询问用药史、过敏史、家族史。向病人解释方法与注意事项，以取得合作。

（3）协助病人取适当体位，根据目的选择注射部位，用75%乙醇棉签消毒皮肤，待干。

（4）再次核对药物并排尽空气。

（5）左手绷紧局部皮肤，右手以平执式（图16.7）持注射器，示指固定针栓，针尖斜面向上，与皮肤成5°刺入皮内（图16.8），待针尖斜面全部进入皮内后，放平注射器，固定针栓，推入药液 0.1 mL，使局部隆起呈半球状皮丘，皮肤变白并显露毛孔。

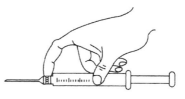

图 16.7　平执式持注射器

（6）待注射完毕，迅速拔出针头，勿用棉签按压。

（7）再次查对，并交代注意事项。做过敏试验者，嘱病人切勿揉擦局部，不要离开病室，20 min 后观察结果，如有不适应立即告知护士。

（8）安置病人舒适卧位，整理床单位，清理用物。

（9）做过敏试验者，20 min 后观察并作出判断，洗手，记录皮试结果。

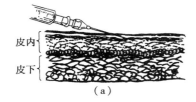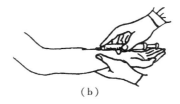

（a）　　　　　　　　　　　　（b）

图 16.8　皮内注射法

5.注意事项

（1）做药物过敏试验前，应详细询问用药史、过敏史、家族史，备 0.1%盐酸肾上腺素；如病人对所注射的药物有过敏史，则忌做皮试，并与医生联系，更换其他药物。

（2）消毒皮肤忌用含碘消毒剂，以免着色影响对皮试结果的判断，且易与碘过敏反应相混淆。

（3）拔针后切勿按揉局部，以免影响结果的观察。

（4）对反应结果判断有困难时，可做对照试验，即用另一注射器和针头，在另一前臂的相同部位，注入 0.9%氯化钠溶液 0.1 mL，20 min 后，对照观察反应。

（二）皮下注射

皮下注射（H）是将小量无菌药液或生物制品注入皮下组织的方法。

1.目的

（1）用于不能或不宜经口服给药，而需在一定时间内发挥药效时。适合小剂量、刺激性弱的药物注射，如胰岛素、肾上腺素等，以免吸收不良造成局部硬结。

（2）预防接种，如菌苗、疫苗的预防接种。

（3）局部供药，如局部麻醉用药。

2.部位 常选用上臂三角肌下缘、腹部、后背、大腿前侧及外侧等(图16.9)。

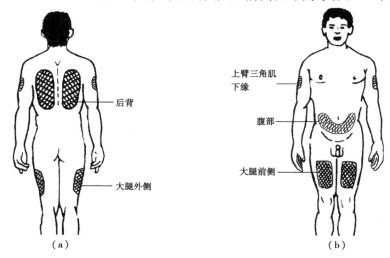

图16.9 皮下注射部位

3.用物 注射盘内用物,另加1~2 mL注射器、5~6号针头、注射卡,按医嘱备药液。

4.操作方法

(1)核对医嘱,按医嘱查对药物,检查并取出一次性注射器,抽取药液,排气,放无菌注射盘内备用。

(2)备齐用物携至床边,核对床号、姓名。向病人解释方法与注意事项,以取得合作。如注射胰岛素应告知病人及家属,在进餐前30 min注射。

(3)协助病人取适当体位,根据目的选择注射部位,常规消毒或安尔碘消毒皮肤,待干。

(4)再次核对药物并排尽空气。

(5)左手绷紧局部皮肤,右手持注射器,示指固定针栓,针尖斜面向上,与皮肤成30°~40°,迅速刺入针梗的1/2~2/3(图16.10)。松开左手,抽吸无回血,缓慢推药。

(6)待注射完毕,用无菌干棉签轻按进针处,快速拔针后按压片刻。

(7)再次查对,安置病人舒适卧位,整理床单位,清理用物。

(8)洗手,记录。

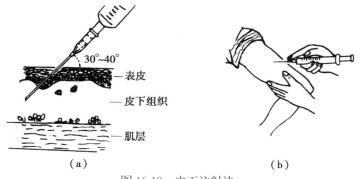

图16.10 皮下注射法

5.注意事项

（1）刺激性过强的药物不宜做皮下注射。

（2）进针角度不宜超过 45°,以免刺入肌层;过瘦者可捏起注射部位并减小进针角度。

（3）注射药液少于 1 mL 时,应用 1 mL 注射器抽吸药物,以保证注入药液的剂量准确。

（4）如病人需长期进行皮下注射（如糖尿病病人胰岛素治疗时）,应建立注射部位的使用计划,采用多部位皮下轮流交替注射法,以利药物的吸收,避免局部产生硬结。

附一　胰岛素注射笔

胰岛素注射笔（诺和笔）是一种笔式胰岛素注射器。外观轻巧,便于携带,且操作简便、快捷,在任何时间、任何地点都可以快速地完成注射,病人容易掌握和接受,适合糖尿病病人终身家庭治疗。

胰岛素注射笔的剂量可精确至 1 单位,是传统注射器精确度的 12 倍,只需排气、选择剂量、注射三步,即可完成整个注射过程,深受糖尿病病人的青睐。

（三）肌内注射

肌内注射（IM）是将一定量无菌药液注入肌肉组织的方法。

1.目的

（1）药物不宜或不能口服或静脉注射,且要求比皮下注射更迅速发挥疗效时采用。

（2）注射剂量较大或刺激性较强的药物。

2.部位　一般选择肌肉丰厚、离大血管、大神经较远的部位。其中最常用的部位为臀大肌,其次为臀中肌、臀小肌、股外侧肌及上臂三角肌。

（1）臀大肌注射定位法:注射时,应避免损伤坐骨神经。定位方法有联线法和"+"字法两种。

1）联线法:取髂前上棘和尾骨联线的外上 1/3 处为注射部位[图 16.11（a）]。

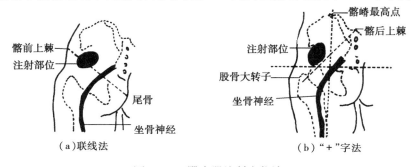

图 16.11　臀大肌注射定位法

2）"+"字法:从臀裂顶点向左侧或右侧画一水平线,再从髂嵴最高点向下作一垂直线,将臀部分为 4 个象限,其外上象限避开内角（从髂后上棘至大转子连线）为注射区[图 16.11（b）]。

（2）臀中肌、臀小肌注射定位法:此处血管、神经分布较少,且脂肪组织也较薄,目前使用较广。定位方法有三横指法和三角形法两种。

1）三横指法:髂前上棘外侧三横指处（以病人自己手指宽度为标准）为注射部位[图 16.12（a）]。

2)三角形法:将示指尖、中指尖分别置于髂前上棘和髂嵴下缘处,髂嵴、示指、中指所构成的三角形区域为注射部位[图16.12(b)]。

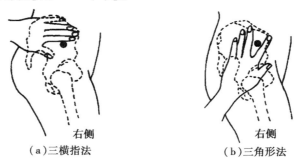

（a）三横指法　　　　　　　（b）三角形法

图16.12　臀中肌、臀小肌注射定位法

（3）股外侧肌注射定位法:大腿中段外侧,成人取髋关节下10 cm至膝关节上10 cm,宽约7.5 cm（图16.13）。该处大血管、神经干很少通过,且注射范围较广,可供多次注射。

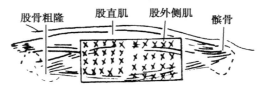

图16.13　股外侧肌注射定位法

（4）上臂三角肌注射定位法:上臂外侧,自肩峰下2~3横指处。该处肌层较薄,只能用于小剂量注射。

3.用物　注射盘内用物,另加2~5 mL注射器、6~7号针头（据药液性质和黏稠度而定）、注射卡,按医嘱备药液。

4.操作方法

（1）核对医嘱,按医嘱查对药物,检查并取出一次性注射器,抽取药液,排气,放无菌注射盘内备用（病区内集体肌内注射铺无菌盘）。

（2）备齐用物携至床边,核对床号、姓名。向病人解释方法与注意事项,以取得合作。

（3）协助病人取适当体位,肌内注射时,病人可采用以下体位:

1)侧卧位:上腿伸直,下腿稍弯曲。

2)俯卧位:足尖相对,足跟分开,头偏向一侧。

3)仰卧位:常用于危重和不能自行翻身的病人,采用臀中肌、臀小肌注射较为方便。

4)坐位:常用于门诊、急诊病人,座椅应稍高,以便于操作。可选上臂三角肌或臀部肌内注射。

（4）选择注射部位,准确定位,常规消毒皮肤,待干。

（5）再次核对药物并排尽空气。

（6）左手拇指和示指绷紧局部皮肤,右手以执笔式（握毛笔姿势）持注射器,中指固定针栓,用前臂带动腕部的力量,将针头迅速垂直刺入针梗的2/3（2.5~3 cm）,如图16.14所示。松开左手,抽吸无回血,缓慢推药。

（7）待注射完毕,用无菌干棉签轻按进针处,快速拔针后按压片刻（图16.15）,至不出血即可。

（8）再次查对，安置病人于舒适卧位，整理床单位，清理用物。

（9）洗手，记录。

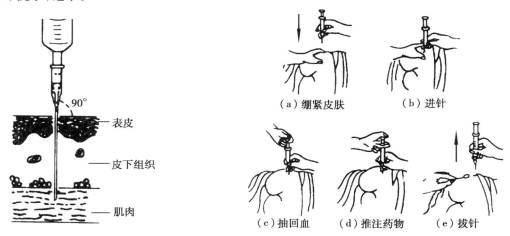

图 16.14　肌内注射针头进针角度及深度　　　　　图 16.15　肌内注射法

5.注意事项

（1）2 岁以下婴幼儿不宜选用臀大肌注射，因臀大肌尚未发育完善，注射时有损伤坐骨神经的危险，最好选用臀中肌、臀小肌注射。

（2）注射时切勿将针梗全部刺入，以防针梗从衔接处折断。若针头折断，应保持局部与肢体不动，以防针头移位，速用血管钳将断端取出。

（3）需同时注射两种或两种以上的药物时，应注意药物的配伍禁忌。

（4）需长期注射者，应交替更换注射部位，避免或减少硬结的发生。如一旦发生，可采用热敷或理疗等方法处理硬结。

（四）静脉注射

静脉注射（Ⅳ）是将一定量无菌药液自静脉注入体内的方法。药液直接进入血液循环，是发挥药效最快的给药方法。

1.目的

（1）药物不宜口服、皮下或肌内注射，又需迅速发挥药效时。

（2）作诊断性检查或试验，如静脉注入造影剂。

（3）静脉营养治疗。

（4）输液或输血。

2.部位　上肢常选用肘部静脉（肘正中静脉、贵要静脉、头静脉）、腕部及手背浅静脉；下肢常选用大隐静脉、小隐静脉、足背浅静脉（图 16.16）。

3.用物　注射盘内用物，另加注射器（根据药量选择）、6~9 号针头或头皮针、止血带、小垫枕、胶布、注射卡，按医嘱备药物。

4.操作方法

（1）核对医嘱，按医嘱查对药物，检查并取出一次性注射器，抽取药液，排气，放无菌注射盘内备用。

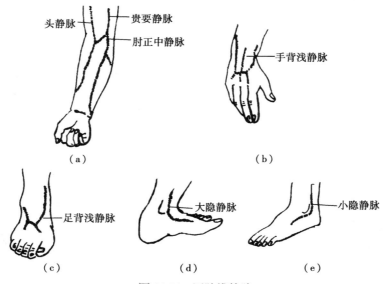

图 16.16　四肢浅静脉

（2）备齐用物携至床边，核对床号、姓名。向病人解释方法与注意事项，以取得合作。

（3）协助病人取舒适体位，选择粗、直、弹性好、易于固定的静脉，并避开关节及静脉瓣，同时以手指探明静脉方向和深浅，在穿刺部位的肢体下垫小垫枕。如采用头皮针则备好胶布。

（4）在穿刺部位的上方（近心端）约 6 cm 处扎紧止血带，止血带的末端向上。以选定的穿刺点为中心，常规消毒皮肤，待干。上肢注射，嘱病人握拳，以使静脉充盈。

（5）再次核对药物并排尽空气。

（6）左手拇指绷紧静脉下端皮肤，右手持注射器（或头皮针针柄），示指固定针栓，针尖斜面向上，与皮肤成 15°～30°，由静脉上方或侧方刺入皮下，再沿静脉方向潜行刺入静脉［图 16.17（a）、（b）］，见回血后，可再顺静脉进针少许。松开止血带，嘱病人松拳，固定针头（头皮针用胶布固定针柄），缓慢推药（图 16.18）。

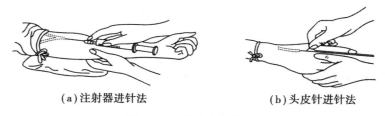

（a）注射器进针法　　　　　　（b）头皮针进针法

图 16.17　静脉注射进针法

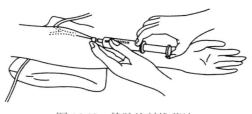

图 16.18　静脉注射推药法

（7）在推注药液的过程中，应缓慢试抽回血，以检查针头是否仍在血管内。若局部疼痛、肿胀，试抽无回血，提示针头滑出静脉，应拔出针头重新穿刺。

（8）待注射完毕，用无菌干棉签轻按穿刺点上方，快速拔针后按压片刻，至不出血即可，或嘱病人屈肘。

（9）再次核对，协助病人舒适卧位，整理床单位，清理用物。

（10）洗手，记录。

5.注意事项

（1）静脉注射应选择粗、直、弹性好、易于固定的静脉，并避开关节及静脉瓣。

（2）需长期静脉给药者，为了保护静脉，应有计划地由远心端到近心端选择静脉进行注射。

（3）根据病人的年龄、病情和药液的性质，严格掌握推注药液的速度。同时在注射过程中，应随时倾听病人的诉说，观察注射局部及病情变化。若局部出现肿胀疼痛，则提示针头滑出静脉，应拔出针头，更换部位，重新进行注射。

（4）注射对组织有强烈刺激的药物，注射前应先备抽吸少量 0.9%氯化钠溶液的注射器及头皮针，静脉穿刺成功后，先注入少量 0.9%氯化钠溶液，证实针头确在静脉内，再更换抽有药液的注射器缓慢推药，以防药液外溢造成组织坏死。

6.静脉注射失败的常见原因

（1）针头刺入过浅（针头刺入皮下组织），或因松解止血带，致针头未刺入静脉，抽吸无回血，推药时药液溢出至皮下，使局部皮肤隆起[图 16.19（a）]，病人有痛感。

（2）针头未完全刺入静脉，针尖斜面一半在静脉内，一半在静脉外，抽吸有回血，推药时部分药液溢出至皮下，使局部皮肤隆起[图 16.19（b）]，病人有疼痛感。

（3）针头刺入较深，针尖斜面一半穿破对侧静脉壁，抽吸有回血，推药时部分药液溢出至深层组织，病人有疼痛感，推注少量药液局部无隆起[图 16.19（c）]。

（4）针头刺入过深，针尖穿透对侧静脉壁，抽吸无回血，药物注入深部组织，局部无隆起，有痛感[图 16.19（d）]。

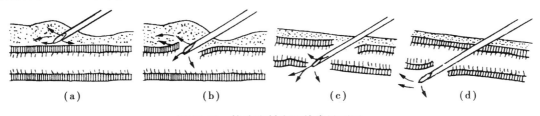

（a）　　　　　（b）　　　　　（c）　　　　　（d）

图 16.19　静脉注射失败的常见原因

附二　特殊病人的静脉穿刺要点

1.肥胖病人　皮下脂肪较厚，静脉较深而不易显露，但较固定、不滑动，穿刺时用手指探明静脉走向及深浅，顺静脉上方进针，稍加大进针角度。

2.水肿病人　沿肢体浅静脉解剖位置，用手按压局部，以暂时驱散皮下水分，使血管充分显露后，尽快穿刺。

3.脱水、休克病人　血管充盈不良，穿刺困难，可在扎止血带后，从穿刺部位远心端向近心端方向反复推揉按压，或热敷穿刺部位血管，待血管充盈后再进针。

4.老年病人　皮下脂肪较薄，血管易滑动、脆性大，易被穿破，穿刺时用左手示指和拇指分别固定穿刺段静脉上下端，再沿静脉走向穿刺，勿用力过猛。

附三　微量注射泵的应用

微量注射泵是电子调速注射装置,能将小剂量药液精确、均匀、持续地注入人体,达到精确控制药物推注速度的目的。多用于危重病人、小儿及某些需要连续稳定、微量注入的药物,如杜冷丁(哌替啶)、毛花苷丙、硫酸镁、氨茶碱、胰岛素等。

目前临床上使用的微量注射泵种类繁多,现以 JMS-SP-500(图 16.20)型注射泵为例,介绍其使用方法。

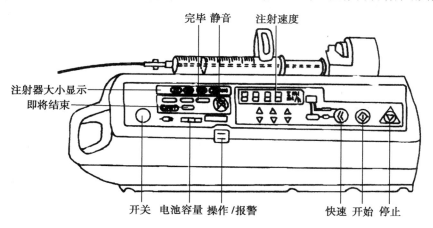

图 16.20　微量注射泵

(1)连接电源,将吸有药液的注射器固定在注射泵上,打开开关,根据医嘱设定注射速度和时间。

(2)将注射器与静脉穿刺针连接,排尽空气,常规消毒皮肤,按静脉注射法穿刺血管,用胶布固定针头。

(3)启动"开始"键,注射开始。

(4)注意观察药液注入情况及病人的反应,必要时作好记录。

(5)药液推注完毕,机器自动停止。按压拔针,整理床单位。取出注射器,关闭微量注射泵,切断电源。

(五)股静脉注射

1.目的　常用于抢救危重病人时注入药物、置管加压输液输血或采集血标本。

2.部位　在股三角区,髂前上棘和耻骨结节连线中点为股动脉定位点,股静脉在股动脉内侧 0.5 cm 处(图 16.21)。

3.用物　注射盘内用物,另加大小合适的无菌干燥注射器、6~8 号针头、无菌纱布、胶贴、沙袋、注射单或医嘱单,按医嘱备药物或标本瓶。

4.操作方法

(1)核对医嘱,按医嘱查对药物,检查并取出一次性注射器,抽取药液,排气,放无菌注射盘内备用。

(2)备齐用物携至床边,核对床号、姓名。向病人解释方法与注意事项,以取得合作。

(3)操作者位于穿刺侧,协助病人取仰卧位,下肢略屈膝外展外旋,必要时臀下垫小枕,暴露注射部位。准确定位,常规消毒局部皮肤,待干。

(4)再次核对药物并排尽空气。

(5)操作者常规消毒左手示指和中指或戴无菌手套,然后扪及股动脉搏动最明显处并固定。右手持注射器,针头与皮肤成 90°或 45°,在股动脉内侧 0.5 cm 处刺入;抽动活塞,见暗红色血液,固定针头,根据需要缓慢推注药液或采集血标本。

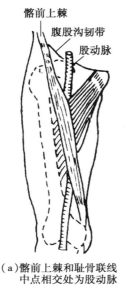
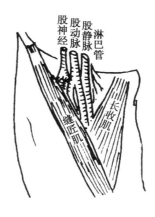

（a）髂前上棘和耻骨联线
中点相交处为股动脉

（b）股静脉在股动脉内侧

图 16.21　股静脉的解剖位置

（6）注射或抽血完毕，快速拔针，局部用无菌纱布加压止血 3～5 min，确认无出血，用胶布固定。

（7）再次查对，安置病人至舒适卧位，整理床单位，清理用物。

（8）洗手，记录。

5.注意事项

（1）严格执行无菌操作，防止感染。

（2）有出血倾向的病人，不宜采用股静脉注射法。

（3）如抽出鲜红色血液，提示误入股动脉，应立即拔出针头，用无菌纱布紧压穿刺处 5～10 min，直至无出血，再改由另一侧股静脉穿刺。

（4）勿反复穿刺，以免形成血肿。

第五节　药物过敏试验法

药物是诊断、治疗疾病的重要手段之一，但某些药物也会引起不同程度的过敏反应，甚至发生过敏性休克，如不及时抢救，可危及病人生命。药物过敏反应是一种异常的免疫反应，其特点：仅发生于少数过敏体质的人，不具普遍性；很小剂量即可发生过敏反应；与正常药理反应或毒性无关；与给药途径、剂量、剂型无关；一般发生于再次用药过程中。因此，在使用某些药物前，除详细询问用药史、过敏史及家族史外，还应作药物过敏试验，以防过敏反应的发生。

一、青霉素过敏试验法

青霉素容易引起过敏反应，其发生率为 3%～6%，而且任何年龄、任何给药途径（注射、口服、外用等)、任何剂量、任何剂型、任何给药时间均可发生过敏反应。因此,在使用各种青霉素制剂前都应先做过敏试验,试验结果阴性者方可用药。

(一)过敏反应发生机制

过敏反应是抗原与抗体在致敏细胞上相互作用而引起的。青霉素是一种半抗原,进入人体后与组织蛋白结合而形成全抗原,抗原刺激机体产生相应的抗体(IgE),IgE 附着在某些组织的肥大细胞上和血液中的白细胞表面,使机体呈致敏状态。此阶段不发生过敏反应,但有免疫反应,故称致敏阶段。当机体再次接受青霉素时,则抗原与特异性抗体 IgE 结合,发生抗原抗体反应,导致细胞破裂,释放组胺、缓激肽、慢反应物质、5-羟色胺等血管活性物质。这些物质分别作用于效应器官,使平滑肌痉挛、微血管扩张、毛细血管通透性增高、腺体分泌增多,出现一系列过敏反应。

(二)过敏反应的预防

1.使用青霉素前必须做过敏试验　①使用各种剂型的青霉素前都应做过敏试验;②已知有青霉素过敏史者,禁做过敏试验;③停药 3 天以上,或用药过程中更换药物批号时,均须重做过敏试验。

2.正确实施药物过敏试验　准确配制皮试液,正确实施皮内注射,及时观察和判断试验结果。结果阴性方可用药。

3.皮试结果阳性的处理　①皮试结果为阳性者,禁止使用青霉素;②在体温单、医嘱单、注射卡、床头卡、门诊病历上醒目地注明"青霉素(+)";③告知病人及家属。

4.青霉素应现配现用　因青霉素水溶液在室温下极不稳定,易产生青霉烯酸(半抗原)和高分子聚合物,导致过敏反应,还可使药物效价降低,影响治疗效果。故使用时应新鲜配制,不宜放置过久。

5.加强工作责任心　①严格执行"三查七对"制度,用药前认真核对有无过敏史;②注射前应做好急救的准备工作,备好盐酸肾上腺素和注射器等;③药物过敏试验和用药过程中严密观察病人反应;④首次注射后应观察 30 min,以防迟缓性过敏反应的发生。

(三)过敏试验的方法

1.试验液(皮试液)的配制

(1)用物:同皮内注射法,另备青霉素、0.9%氯化钠溶液、5 mL 注射器。

(2)青霉素皮试液标准:每毫升含青霉素 200~500 U。

(3)配制方法:以一瓶 80 万 U 青霉素为例,具体配制方法见表 16.4。

表 16.4　青霉素皮试液配制方法(500 U/mL)

青霉素	加 0.9%氯化钠溶液	青霉素含量	要　求
1 瓶 80 万 U	4 mL	20 万 U/mL	溶解
取上液 0.1 mL	0.9 mL	2 万 U/mL	摇匀
取上液 0.1 mL	0.9 mL	2 000 U/mL	摇匀
取上液 0.25 mL	0.75 mL	500 U/mL	摇匀

（4）注意事项：配制青霉素皮试液须用0.9%氯化钠溶液进行稀释；每次配制皮试液时，均应将溶液混匀；配制方法应正确，剂量应准确。

2.试验方法　按皮内注射的方法，在病人前臂掌侧下段注入青霉素皮试液0.1 mL（含50 U）。20 min后观察判断皮试结果并记录。

3.皮试结果判断

阴性：皮丘无改变，周围无红肿，全身无自觉症状。

阳性：局部皮丘隆起，出现红晕、硬块，直径大于1 cm，或红晕周围有伪足、痒感。严重时可出现头晕、心慌、恶心，甚至发生过敏性休克。

（四）过敏反应的临床表现

1.过敏性休克　它是最严重的反应，属Ⅰ型变态反应，可危及生命。过敏性休克可发生在做青霉素皮试或注射青霉素过程中，也可发生在注射青霉素后，极少数病人发生于连续用药的过程中。一般在用药后数秒钟或数分钟内发生，呈闪电般出现，也有的在用药30 min后发生。其临床表现主要有：

（1）呼吸道阻塞症状：由于喉头水肿和肺水肿所致，病人表现为胸闷、气促、呼吸困难、发绀、喉头堵塞伴濒危感。

（2）循环衰竭症状：由于周围血管扩张，导致有效循环血量不足，病人表现为烦躁不安、面色苍白、出冷汗、脉细弱、血压下降等。

（3）中枢神经系统症状：由于脑组织缺氧所致，病人表现为头晕、眼花、面部及四肢麻木、抽搐、意识丧失、大小便失禁等。

（4）皮肤过敏症状：瘙痒、荨麻疹等。

上述症状中常以呼吸道症状或皮肤瘙痒最早出现，因此应密切观察病人病情变化，注意倾听病人的主诉。

2.血清病型反应　一般发生于用药后7～14天内。其临床表现与血清病相似，病人有发热、皮肤瘙痒、荨麻疹、腹痛、关节肿痛、全身淋巴结肿大等症状。

3.各器官或组织的过敏反应

（1）皮肤过敏反应：轻者有皮疹（荨麻疹），严重者可发生剥脱性皮炎。

（2）呼吸道过敏反应：可引起哮喘或促使原有的哮喘发作。

（3）消化系统过敏反应：可引起过敏性紫癜，以腹痛和便血为主要症状。

（五）过敏性休克的急救措施

处理原则：迅速及时、分秒必争、就地抢救。

1.立即停药，就地抢救平卧、保暖、同时报告医生。

2.立即皮下注射0.1%盐酸肾上腺素0.5～1 mL，小儿酌减。如症状不缓解，可每隔30 min再皮下或静脉注射0.5 mL，也可气管内滴入，直至脱离危险期。盐酸肾上腺素具有收缩血管、增加外周阻力、兴奋心肌、增加心排出量、松弛支气管平滑肌的作用，是抢救过敏性休克的首选药物。

3.立即给予氧气吸入，以改善缺氧症状。如呼吸受抑制，应立即进行口对口人工呼吸，并肌内注射尼可刹米或洛贝林等呼吸兴奋剂。喉头水肿影响呼吸时应立即准备气管插管或配合进行气管切开。

4.根据医嘱给药。

1)地塞米松5~10 mg静脉注射,或氢化可的松200 mg加入5%或10%葡萄糖液500 mL静脉滴注,此药为抗过敏药物,可迅速缓解症状。

2)根据病情给予升压药物,如多巴胺、间羟胺等。

3)给予纠正酸中毒和抗组胺类药物等。

5.如出现心跳呼吸骤停,应立即进行心肺复苏,抢救病人。

6.密切观察病人生命体征、尿量及神志等变化,并做好病情动态的详细护理记录。病人未脱离危险期,不宜搬动。

二、头孢菌素过敏试验法

头孢菌素是高效、低毒、广谱的一类抗生素。随着头孢菌素在临床上的广泛应用,其发生过敏反应的报道也随之增多,故用药前须做过敏试验。头孢菌素与青霉素之间呈现不完全的交叉过敏反应,对青霉素过敏者有10%~30%对头孢菌素过敏,而对头孢菌素过敏者绝大多数对青霉素过敏。

1.试验液(皮试液)的配制(以先锋霉素为例)

(1)用物:同皮内注射法,另备先锋霉素、0.9%氯化钠溶液、5 mL注射器。

(2)先锋霉素皮试液标准:每毫升含先锋霉素500 μg。

(3)配制方法:以一瓶先锋霉素(含0.5 g)为例,具体配制方法见表16.5。

表16.5　先锋霉素 V 皮试液配制方法(500 μg/mL)

先锋霉素 V	加0.9%氯化钠溶液	先锋霉素含量	要　　求
1瓶0.5 g	2 mL	250 mg/mL	溶解
取上液0.2 mL	0.8 mL	50 mg/mL	摇匀
取上液0.1 mL	0.9 mL	5 mg/mL	摇匀
取上液0.1 mL	0.9 mL	500 μg/mL	摇匀

2.试验方法　按皮内注射的方法,在病人前臂掌侧下段注入先锋霉素皮试液0.1 mL(含50 μg)。20 min后观察判断皮试结果并记录。

3.皮试结果判断、过敏反应的处理　等同青霉素皮内试验法。

三、链霉素过敏试验法

链霉素由于本身的毒性作用及所含杂质释放组胺的作用,可引起中毒反应和过敏反应,而过敏性休克的发生率仅次于青霉素,但病死率较青霉素高,因此使用时应引起重视。

(一)过敏试验的方法

1.试验液(皮试液)的配制

(1)用物:同皮内注射法,另备链霉素、0.9%氯化钠溶液、5 mL注射器。

(2)链霉素皮试液标准:每毫升含链霉素2 500 U(2.5 mg)。

(3)配制方法:以一瓶链霉素(100万U,1 g,)为例,具体配制方法见表16.6。

表 16.6　链霉素皮试液配制方法［2 500 U（2.5 mg）/mL］

链霉素	加 0.9%氯化钠溶液	链霉素含量	要　求
1 瓶 100 万 U（1 g）	3.5 mL（溶解为 4 mL）	25 万 U（250 mg）/mL	溶解
取上液 0.1 mL	0.9 mL	2.5 万 U（25 mg）/mL	摇匀
取上液 0.1 mL	0.9 mL	2 500 U（2.5 mg）/mL	摇匀

2.试验方法　按皮内注射的方法,在病人前臂掌侧下段注入链霉素皮试液 0.1 mL（含 250 U 或 0.25 mg）。20 min 后观察判断皮试结果并记录。

3.皮试结果判断　其判断方法同青霉素过敏试验。

（二）过敏反应的临床表现

1.过敏反应　链霉素过敏反应的临床表现与青霉素过敏反应基本相同,但较少见。

2.毒性反应　链霉素过敏常伴有毒性反应,表现为全身麻木、肌肉无力、抽搐、眩晕、耳鸣、耳聋等。

（三）过敏反应的处理

1.过敏反应　链霉素过敏反应的处理方法与青霉素大致相同。

2.毒性反应　静脉缓慢推注 10%葡萄糖酸钙（或 5%氯化钙）10 mL,使钙离子与链霉素络合而减轻中毒症状。

四、破伤风抗毒素过敏试验法

破伤风抗毒素（TAT）是一种用破伤风类抗毒素免疫马血清经物理、化学方法精制而成,能中和病人体液中的破伤风毒素。破伤风抗毒素对人体是一种异性蛋白,具有抗原性,注射后容易出现过敏反应,因此,用药前须做过敏试验。曾用药但停药超过 7 天者,如再使用,须重做过敏试验。

（一）过敏试验的方法

1.试验液（皮试液）的配制

（1）用物:同皮内注射法,另备破伤风抗毒素药液、0.9%氯化钠溶液。

（2）破伤风抗毒素皮试液标准:每毫升含破伤风抗毒素 150 IU。

（3）配制方法:TAT 注射液每支为 1 mL,含破伤风抗毒素 1 500 IU。取 0.1 mL,加 0.9%氯化钠溶液稀释至 1 mL,则每毫升含 150 IU,摇匀即可。

2.试验方法　按皮内注射的方法,在病人前臂掌侧下段注入破伤风抗毒素皮试液 0.1 mL（含 15 IU）。20 min 后观察判断皮试结果并记录。

3.皮试结果判断

阴性:皮丘无改变,全身无反应。

阳性:局部皮丘红肿、硬结,直径大于 1.5 cm,红晕直径超过 4 cm,有时出现伪足、痒感。全身过敏反应、血清病型反应与青霉素过敏反应相同。

如皮试结果为阴性,可将剩余药液 0.9 mL 肌内注射;如皮试结果不能确定,可做对照试验;当皮试结果证实为阳性反应时,须采用脱敏注射法。

（二）TAT 脱敏注射法

脱敏注射法是给 TAT 过敏试验阳性者分多次少剂量注射药液,以达到脱敏目的的方法。由于破伤风抗毒素的特异性,没有可替代的药物,故对试验结果为阳性的病人,在一定时间内,用少量抗原多次消耗体内的抗体,使之全部消耗掉,最终将全部药液注射后,病人不产生过敏反应。具体方法为见表 16.7。

表 16.7　破伤风抗毒素脱敏注射法

次　数	TAT 剂量（mL）	加 0.9%氯化钠溶液（mL）	注射方法
1	0.1	0.9	肌内注射
2	0.2	0.8	肌内注射
3	0.3	0.7	肌内注射
4	余量	稀释至 1 mL	肌内注射

每隔 20 min 肌内注射一次,在脱敏注射过程中应密切观察病情变化。如发现病人有面色苍白、气促、发绀、荨麻疹及过敏性休克时,应立即停止注射,并通知医生,迅速处理。如反应轻微,可待症状消退后,再酌情增加注射的次数,减少每次的剂量,直至注射完所需的全部药液。

五、普鲁卡因过敏试验法

普鲁卡因是一种常用局部麻醉药,临床上可作浸润麻醉、传导麻醉、腰椎麻醉、硬膜外麻醉。极少数病人用药后可发生过敏反应,故首次使用普鲁卡因前,须做药物过敏试验,结果阴性者方可用药。

1.试验液（皮试液）的配制

（1）用物:同皮内注射法,另备 0.25%普鲁卡因溶液。

（2）普鲁卡因皮试液标准:以 0.25%普鲁卡因为标准,即每毫升含普鲁卡因 2.5 mg。

（3）配制方法:如用 0.25%普鲁卡因溶液做皮试,则不需配制。下面以一支 1%普鲁卡因（1 mL,10 mg）为例,取 0.25 mL 药液,加 0.9%氯化钠溶液稀释至 1 mL,则每毫升含 2.5 mg,摇匀即可。

2.试验方法　按皮内注射的方法,在病人前臂掌侧下段注入普鲁卡因液皮试液 0.1 mL（含 0.25 mg）,20 min 后观察判断皮试结果并记录。

3.皮试结果判断及过敏反应的处理　与青霉素过敏反应相同。

六、细胞色素 C 过敏试验法

细胞色素 C 是一种细胞呼吸激活剂,是治疗组织缺氧的辅助药物,偶见过敏反应发生,用药前须做过敏试验。过敏试验常用方法有皮内试验法和划痕试验法两种。

（一）皮内试验法

1.试验液（皮试液）的配制

（1）用物:同皮内注射法,另备细胞色素 C 药液、0.9%氯化钠溶液。

（2）细胞色素 C 皮试液标准：每毫升含细胞色素 C 0.75 mg。

（3）配制方法：以一支 2 mL 细胞色素 C（含 15 mg）为例，取 0.1 mL 药液，加 0.9%氯化钠溶液稀释至 1 mL，则每毫升含 0.75 mg，摇匀即可。

2.试验方法　按皮内注射的方法，在病人前臂掌侧下段注入细胞色素 C 皮试液 0.1 mL（含 0.075 mg）。20 min 后观察判断皮试结果并记录。

3.皮试结果判断　局部发红，直径大于 1 cm，有丘疹者为阳性。

（二）划痕试验法

在前臂掌侧下段，用 75%乙醇消毒皮肤。取细胞色素 C 原药液（每毫升含 7.5 mg），在皮肤上滴 1 滴，并用无菌针头在表皮划痕两道，长约 0.5 cm，深度以微量渗血为宜。20 min 后，观察判断试验结果并记录。结果判断同皮内试验法。

七、碘过敏试验法

临床上常用碘化物造影剂作肾脏、胆囊、膀胱、支气管及心脑血管造影，少数病人可发生过敏反应，故造影前 1~2 天须做过敏试验，阴性者方可作碘造影检查。目前，临床上多采用皮内试验法和静脉注射试验法。

1.试验方法

（1）口服法：口服 5%~10%碘化钾 5 mL，每日 3 次，共 3 天，观察判断试验结果并记录。

（2）皮内注射法：按皮内注射的方法，在前臂掌侧下段注射碘造影剂 0.1 mL，20 min 后观察判断试验结果并记录。

（3）静脉注射法：按静脉注射的方法，在静脉内缓慢推注碘造影剂（30%泛影葡胺）1 mL，5~10 min 后观察判断试验结果并记录。

静脉注射造影剂前，必须先做皮内试验，阴性者再做静脉注射试验，静脉试验阴性者方可进行碘剂造影。

2.试验结果判断

（1）口服法：出现口麻、眩晕、心慌、恶心、呕吐、流泪、流涕、荨麻疹等症状为阳性。

（2）皮内注射法：局部有红肿、硬结，直径大于 1 cm 为阳性。

（3）静脉注射法：出现血压、脉搏、呼吸、面色等改变为阳性。

少数病人试验结果为阴性，但在注射造影剂时仍可能发生过敏反应，故在造影时须备好急救药品，并密切观察病情。过敏反应的处理同青霉素过敏试验法。

第十七章
静脉输液与输血法

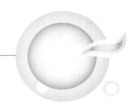

　　静脉输液和输血是临床上常用的抢救和治疗病人的重要措施。许多疾病和创伤,可导致人体水、电解质及酸碱平衡失调,通过静脉输液与输血可以维持体液、电解质和酸碱平衡,恢复内环境稳定状态;通过静脉输入药物,还可达到治疗疾病的目的。护士应熟练掌握及准确地运用静脉输液与输血的有关知识和技能,使病人获得安全、有效的治疗,以促进康复。

第一节　静脉输液法

　　静脉输液是利用大气压和液体静压的物理原理,将一定量的无菌溶液或药液直接输入静脉的方法。

一、静脉输液的目的

　　1.补充水分和电解质,维持酸碱平衡　常用于各种原因导致的脱水、酸碱平衡失调等病人,如剧烈呕吐、腹泻、大手术后等病人。

　　2.补充营养,供给热能　常用于慢性消耗性疾病,胃肠道吸收障碍、禁食及不能经口进食者。

　　3.补充血容量,改善微循环,维持血压　常用于严重烧伤、大出血、休克等病人。

　　4.输入药物,治疗疾病　常用于各种中毒、严重感染等病人。

　　5.输入脱水剂　降低颅内压,达到利尿消肿的目的。

二、常用溶液及作用

(一)晶体溶液

　　晶体溶液的分子量小,在血管内存留时间短,对维持细胞内外水分的相对平衡有重要作用,可有效纠正体内的水、电解质失调。临床常用的晶体溶液:

　　1.葡萄糖溶液　用于补充水分和热能,也常作为静脉给药的载体和稀释剂。常用溶液有5%葡萄糖溶液、10%葡萄糖溶液。

　　2.等渗电解质溶液　用于补充水分和电解质,维持体液容量和渗透压平衡。常用溶液有

0.9%氯化钠溶液、5%葡萄糖氯化钠溶液、复方氯化钠溶液（林格液）等。

3.碱性溶液　用于纠正酸中毒，调节酸碱平衡。常用溶液有 5%碳酸氢钠溶液、11.2%乳酸钠溶液等。

4.高渗溶液　用于利尿脱水，消除水肿，同时可降低颅内压，改善中枢神经系统的功能。常用溶液有 20%甘露醇、25%山梨醇、25%～50%葡萄糖溶液等。

（二）胶体溶液

胶体溶液的分子量大，在血液内存留时间长，能有效维持血浆胶体渗透压，增加血容量，改善微循环，提升血压。常用的胶体溶液有：

1.右旋糖酐　为水溶性多糖类高分子聚合物。常用溶液有两种：一种是中分子右旋糖酐，可提高血浆胶体渗透压，扩充血容量；另一种是低分子右旋糖酐，可降低血液黏稠度，改善微循环及抗血栓形成。

2.代血浆　其作用与低分子右旋糖酐相似，扩容效果良好，输入后循环血量和心排出量均增加，急性大出血时可与全血共用。常用溶液有羟乙基淀粉（706 代血浆）、聚维酮、氧化聚明胶等。

3.浓缩白蛋白注射液　可提高胶体渗透压，补充蛋白质，减轻组织水肿。

4.水解蛋白注射液　可补充蛋白质，纠正低蛋白血症，促进组织修复。

（三）静脉高营养液

静脉高营养液能供给病人热能，维持正氮平衡，补充多种维生素和矿物质。常用溶液有复方氨基酸、脂肪乳剂等。

三、常用输液部位

静脉输液时，应根据病人的年龄、神志、病情急缓、病程长短、静脉情况、输入溶液种类、输液时间长短、即将进行的手术部位、体位及合作程度等情况选择合适的穿刺部位。

（一）周围浅静脉

1.上肢浅静脉　常用的有肘部浅静脉（肘正中静脉、贵要静脉、头静脉）、手背静脉网。其中，手背静脉网是成人静脉输液的首选部位，肘正中静脉、贵要静脉、头静脉还可用于经外周中心静脉置管（PICC）的穿刺部位。

2.下肢浅静脉　常用的有踝部浅静脉（大隐静脉、小隐静脉）、足背静脉网。小儿常用足背静脉输液，成人因下肢静脉有静脉瓣，容易形成血栓而增加静脉栓塞和血栓性静脉炎的危险，故不主张选择足背静脉输液。

（二）头皮静脉

头皮静脉输液常用于小儿静脉输液。小儿头皮静脉具有分支多，互相沟通交错成网，浅表、不易滑动、便于固定的特点。进行头皮静脉输液既不影响病儿保暖，又不影响肢体活动。较大的头皮静脉有颞浅静脉、额静脉、耳后静脉、枕静脉。

（三）颈外静脉、锁骨下静脉

颈外静脉和锁骨下静脉管径粗大，不易塌陷，中心静脉导管插入后保留时间长，故常用于中心静脉置管、需长期持续静脉输液或需要静脉高营养的病人。

四、常用静脉输液法

(一)周围静脉输液法

1.目的　同静脉输液目的。

2.用物

(1)密闭式静脉输液法:注射盘1套,另备止血带、小垫枕、治疗巾、输液贴或胶布、启瓶器、砂轮、瓶套、输液标签、输液记录卡、根据医嘱准备药液、输液器、输液架;必要时备夹板及绷带。

(2)静脉留置针输液法:同密闭式静脉输液法,另备静脉留置针,透明敷贴。

(3)开放式静脉输液法:同密闭式静脉输液法,另备开放式输液瓶。

3.操作方法

(1)密闭式静脉输液法:即将一次性无菌输液器插入密闭输液瓶(袋)进行输液的方法。其操作方法如下:

1)核对检查:核对输液单与医嘱;检查溶液标签上的名称、浓度、剂量和有效期,溶液瓶盖有无松动、瓶身有无破裂或塑料瓶(袋)有无渗液,对光线检查溶液有无变色、浑浊、沉淀、絮状物等。

2)配制药液:根据医嘱填写输液标签,倒贴在输液瓶(袋)上(勿遮盖瓶签);玻璃瓶装溶液,启开瓶盖中心部分,套上瓶套,常规消毒瓶塞(塑料瓶装溶液,拉开瓶塞保护盖,常规消毒瓶塞;塑料袋装溶液,常规消毒塑料袋开口处),按医嘱加入药物。

3)备输液器:检查输液器在有效期之内,型号合适,外包装无破损、密封良好;打开输液器包装,将输液管和通气管针头取出插入瓶塞至针头根部。

4)核对解释:携用物至病人床旁,核对床号、姓名,解释输液目的及配合方法,以取得合作;备好输液贴或胶布。

5)首次排气:关闭调节器,拧紧头皮针,倒挂输液瓶于输液架上,一手持头皮针和调节器,一手倒置茂菲滴管,抬高滴管下端输液管[图17.1(a)],打开调节器,使液体流入滴管内,待茂菲滴管内液面为1/2~2/3满,迅速倒转滴管,使液体缓慢下降[图17.1(b)],当液体流入头皮针管内即可关闭调节器,将输液管吊挂妥当。

6)扎带消毒:协助病人取舒适卧位;选择静脉,在穿刺静脉肢体下垫小垫枕及治疗巾,于穿刺点上方6 cm处扎止血带;常规消毒穿刺部位皮肤,待干。

7)再次核对:再次核对床号、姓名及药液。

8)再次排气:打开调节器,排尽空气,关闭调节器,检查无气泡,去除头皮针针帽。

9)穿刺固定:嘱病人握拳,左手拇指固定静脉,右手持针柄,使针头斜面向上并与皮肤成15°~30°,从静脉上方或侧方刺入皮下,再沿静脉方向潜行刺入,见回血后,将针头顺血管方向潜行再送入少许。"三松"(松开止血带、嘱病人松拳、松调节器),待液体滴入通畅后,分别固定针柄、针梗及头皮针下段输液管(图17.2),必要时用夹板绷带固定肢体。

10)调节滴速:根据年龄、病情及药物性质调节输液速度。①一般成人为40~60滴/min,儿童为20~40滴/min。②对年老、体弱、婴幼儿、心肺功能不良者输入速度宜慢;脱水严重、血容量不足、心肺功能良好者输液速度可适当加快。③一般溶液的输入速度可稍快,高渗盐水、含钾药物、升压药输入速度宜慢。

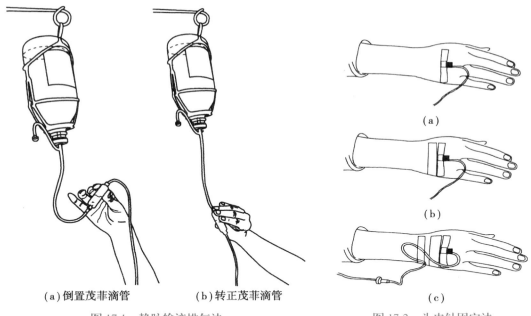

(a)倒置茂菲滴管	(b)转正茂菲滴管	(a)

图 17.1　静脉输液排气法　　　　　　　　　　图 17.2　头皮针固定法

11)整理嘱咐:取出止血带、小垫枕和治疗巾,协助病人取舒适卧位,将床旁呼叫器置于病人易取处,交代输液过程中的注意事项。

12)核对记录:再次查对病人床号、姓名、药名、浓度、剂量、给药时间及给药方法;在输液卡上记录输液的时间、药物、滴速、签名后挂于输液架上。

13)巡视观察:输液过程中密切观察有无输液反应,穿刺部位有无肿胀,及时处理输液故障,保证输液通畅。

14)更换液体:核对第二瓶(袋)液体,常规消毒瓶塞(管口)或撕去消毒瓶塞贴,从上瓶(袋)中拔出输液管及通气管针头,迅速插入第二瓶(袋)中,观察输液通畅,确保滴管下端输液管无空气。

15)拔针按压:输液完毕,关闭调节器,轻轻揭去针柄及头皮针管处输液贴,轻压穿刺点上方,快速拔针,按压片刻至无出血。

16)整理记录:协助病人取舒适体位。整理床单位,清理用物,洗手、记录。

(2)静脉留置针输液法:静脉留置针又称为套管针(图 17.3),其外套管的材料与血管相容性好,且柔软、无刺激,可减少穿刺的次数,有利于保护静脉,减轻反复穿刺给病人带来的痛苦;保持静脉的畅通,便于治疗和抢救。它适用于需长期静脉输液及静脉穿刺困难的病人。

1)输液准备:同密闭式静脉输液法 1)~3)。

2)核对解释:携用物至病人床旁,核对床号、姓名,解释输液目的及配合方法,以取得合作;备好胶贴及透明敷贴,注明穿刺日期、时间及穿刺者姓名。

3)排气连接:将输液瓶倒挂在输液架上,排尽空气,检查并取出静脉留置针,将输液器上的头皮针插入留置针的肝素帽内。

4)扎带消毒:协助病人取舒适卧位;选择弹性好、粗直的静脉,在穿刺静脉肢体下垫小垫枕及治疗巾,于穿刺点上方 10 cm 处扎止血带;常规消毒穿刺部位皮肤、待干。

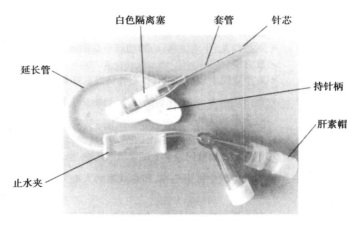

白色隔离塞　套管　针芯

延长管

持针柄

肝素帽

止水夹

图 17.3　静脉留置针

5）再次核对：再次核对床号、姓名及药液。

6）旋转套管：取下针套，旋转针芯松动外套管，以免粘连，调整针头斜面。

7）静脉穿刺：排尽留置针内空气，关闭调节器。嘱病人握拳，绷紧皮肤，固定静脉，一手持留置针针翼，针尖斜面向上，使针尖与皮肤成15°～30°进针，见回血后放平针翼，降低穿刺角度，沿静脉方向再进针0.3～0.5 cm。左手持 Y 接口，右手后撤针芯 0.5 cm，持针座将外套管全部送入静脉内。

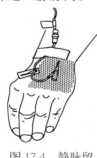

图 17.4　静脉留置针固定法

8）三松固定：松开止血带和调节器，嘱病人松拳，待输液通畅后一手固定针翼，一手将针芯抽出，用无菌透明敷贴固定留置针，用胶贴固定三叉接口、头皮针及输液管（图 17.4）。

9）调速整理：调节滴速、核对记录、整理嘱咐及巡视观察均同密闭式静脉输液法。

10）输毕封管：输液完毕，关闭调节器，拔出头皮针，常规消毒肝素帽，用注射器向肝素帽内注入封管液，一边推注一边退针，直至针头全部退出，以确保正压封管，夹闭留置针。

11）再次输液：常规消毒肝素帽，将排好气的输液器头皮针头全部插入肝素帽内，调节滴速，完成输液。

12）拔留置针：去除胶贴和敷贴，关闭调节器，拔出留置针，按压至不出血。

13）整理记录：同密闭式静脉输液法。

（3）开放式静脉输液法：将药液倒入开放式输液瓶内进行输液的方法。优点：可随时添加药物，能灵活更换药液种类及数量。缺点：较易污染。开放式静脉输液法适用于抢救时及儿科病人输液。

1）按密闭式静脉输液法准备溶液，松开瓶塞，打开输液瓶包，一手持输液瓶，并折叠输液管，另一手按取用无菌溶液法先倒入 30～50 mL 溶液，冲洗输液瓶和输液管，以减少输液反应，然后倒入所需溶液量（图 17.5），盖好瓶盖，排尽管内空气，关闭调节器，连接头皮针备用。

2）开放式静脉输液法同密闭式静脉输液法穿刺输液。

3）输液过程中如需添加溶液，溶液瓶勿触及输液瓶口，以免污染输液瓶；如需在输液瓶中加药，应用注射器抽吸药液，取下针头，避免针头脱落至输液瓶内污染药液，在距输液瓶口约

1 cm处注入药液,并轻轻摇匀后盖好瓶盖。余同密闭式静脉输液法。

4.注意事项

(1)严格执行无菌操作和查对制度,预防感染及并发症,杜绝差错事故发生。

(2)根据病情、用药原则及药物的性质合理安排输液顺序。如需加入药物,应注意配伍禁忌。

(3)对需要长期输液的病人,应注意保护和合理使用静脉,一般从四肢远端小静脉开始,避开静脉瓣及关节。

(4)输液前必须排尽输液管及针头内的空气,输液过程中应在药液滴尽前及时更换输液瓶(袋),输液完毕应及时拔针,严防造成空气栓塞。

(5)输液过程中应加强巡视,认真倾听病人的主诉,严密观察输液情况,注意有无局部或全身反应,以便及时处理输液故障及输液反应,保证输液顺利进行。

(6)采用留置针输液时,应严格掌握留置时间,一般可保留 3~5 天,最多不超过 7 天,并注意保护相应肢体,一旦发现针管内有回血,应立即用肝素液冲洗,以免堵塞管腔。若出现静脉炎、液体渗漏及皮下血肿等情况,应及时拔针。

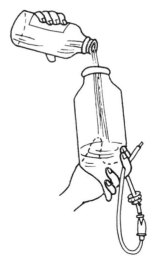

图 17.5　开放式静脉输液法

(7)保持输液器及药液的无菌状态,连续输液超过 24 h,应每日更换输液器。

(二)头皮静脉输液法

头皮静脉输液是小儿静脉输液的常用方法。小儿头皮静脉具有分支多、互相沟通交错成网、浅表不易滑动的特点。对小儿进行头皮静脉输液既不影响患儿保暖,又不影响肢体活动。临床常选择颞浅静脉、额静脉、耳后静脉、枕静脉(图 17.6)。穿刺时,应注意对头皮静脉、动脉进行鉴别(表 17.1)。

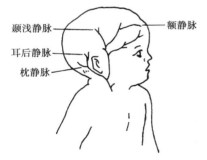

图 17.6　小儿头皮静脉分布

表 17.1　小儿头皮静脉与动脉的鉴别

鉴别项目	头皮静脉	头皮动脉
外观	浅蓝色	正常肤色或浅红色
搏动	无	有
管壁	薄、易压瘪	厚、不易压瘪
活动度	不易滑动	易滑动
血流方向	向心	离心
血液颜色	暗红	鲜红
推药感觉	阻力小	阻力大,局部血管呈树枝分布状苍白

1.目的　同静脉输液法。

2.用物　同周围静脉输液法,另备注射器、无菌生理盐水、头皮针。

3.操作方法

（1）输液准备:同密闭式静脉输液法。

（2）核对解释:携用物至患儿床旁,核对床号、姓名,向患儿或家属解释输液目的,以取得合作。

（3）挂瓶排气:挂输液瓶于输液架上,排尽空气,备输液贴。

（4）选择静脉:使患儿仰卧或侧卧,头垫小枕。助手站在患儿一侧或脚端,固定其头部及肢体。操作者立于患儿头端选择较粗直的头皮静脉。

（5）消毒皮肤:用75%乙醇消毒局部皮肤,待干。

（6）穿刺固定:注射器抽取适量生理盐水,连接头皮针,排尽空气,以一手拇指、示指分别固定静脉两端,一手持头皮针柄,沿静脉向心方向几乎平行进针,见回血后,再进针少许,缓慢推入少量生理盐水,确定针头在血管内后,用输液贴固定针头。

（7）调节滴速:分离注射器,连接输液器,待液体滴入通畅后,调节滴速,一般不超过20滴/min。

（8）核对记录:同密闭式静脉输液法。

（9）整理巡视:为患儿安置舒适卧位,整理床单位,清理用物,告知注意事项,加强巡视。

4.注意事项

（1）在操作过程中应密切观察患儿的面色及一般情况,以及时发现病情变化。

（2）对长期输液的患儿,应经常更换卧位,以防发生压疮及坠积性肺炎。

五、输液速度与时间的计算

在输液过程中,点滴系数是指该输液器每毫升溶液的滴数(滴/mL)。目前常用静脉输液器的点滴系数有10,15,20三种型号。静脉点滴的速度和时间可按下列公式计算。

1.已知输入液体总量与计划需用输液时间,计算每分钟滴数。

$$每分钟滴数 = \frac{液体总量（mL）×点滴系数}{输液时间（min）}$$

例如,病人需输液体750 mL,计划5 h内输完,所用输液器点滴系数为20,求每分钟滴数。

$$每分钟滴数 = \frac{750\ mL×20}{5×60\ min} = 50\ 滴/min$$

2.已知每分钟滴数与液体总量,计算输液所需用的时间。

$$输液时间（h） = \frac{液体总量（mL）×点滴系数}{每分钟滴数×60（min）}$$

例如,病人需输液体1 000 mL,每分钟滴数为50滴,所用输液器点滴系数为15,需用多长时间输完?

$$输液时间（h） = \frac{1\ 000\ mL×15}{50\ 滴×60\ min} = 5\ h$$

附一　输液泵的应用

输液泵是一种电子输液控制装置,它通过作用于输液导管达到控制输液速度的目的。常用于需要严格控制输入液量和药量的情况,如危重病人、心血管疾病病人及婴幼儿的治疗和抢救。使用输液泵可将药液均匀、精确、持续地输入病人体内,常用于输入升压药物、抗心律失常药物和静脉麻醉等。使用时,可根据病人的具体情况设定输液速度、输液总量,以达到调节滴速、控制入量、治疗疾病的目的。

当输液遇到阻力、15 s 内无药液滴入或电源中断时能自动报警。如输液发生故障,电磁开关能将输液管道立即关闭,以保证病人安全。

输液泵(图 17.7)的种类很多,其主要组成与功能大体相同。

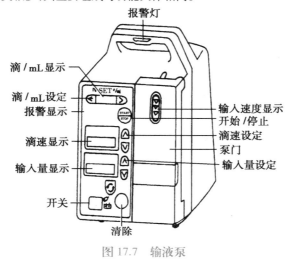

图 17.7   输液泵

操作方法:

1.将输液泵固定在输液架上。

2.接通电源,打开电源开关。

3.按密闭式静脉输液法准备药液,排尽空气。

4.打开泵门,将输液管放置在输液泵的管道槽中,关闭泵门。

5.遵医嘱设置每毫升滴数,以及输液量限制。

6.按常规穿刺静脉后,将输液针头与输液泵连接。

7.确认输液泵设置无误后,按"开始/停止"键,启动输液。

8.当输液量接近预先设定的"输液量限制"时,"输液量显示键"闪烁,提示输液结束。

9.终止输液时,再次按"开始/停止"键,停止输液。

10.按"开关"键,关闭输液泵,关闭电源开关,打开泵门,取出输液管。

注意事项:

1.经常巡视,注意输液泵的工作是否正常,及时发现和处理输液泵的故障。

2.严密观察液体输注情况,防止空气栓塞的发生。

3.应规范使用输液泵,做好输液泵的维护和保养。

六、常见输液故障及排除方法

(一)溶液不滴

1.**针头滑出血管外**   液体注入皮下组织。表现:局部肿胀、疼痛。处理:立即拔针,更换针头,另选静脉重新穿刺。

2.**针头斜面紧贴血管壁**   表现:液体滴入不畅或不滴,局部无肿胀,有回血。处理:调整针头位置或适当变换肢体位置,直到点滴通畅为止。

3.针头阻塞 表现:溶液不滴,轻轻挤压输液管有阻力、无回血。处理:立即拔针,更换针头,另选静脉重新穿刺。

4.压力过低 因输液瓶位置过低或病人周围循环不良引起。表现:滴速缓慢或不滴,局部无肿胀,有回血。处理:适当抬高输液瓶或放低病人肢体位置。

5.静脉痉挛 因穿刺肢体暴露在冷的环境中时间过长或输入的液体温度过低引起。表现:液体滴入不畅或不滴,局部无肿胀,有回血。处理:用热毛巾或热水袋热敷穿刺部位上端血管,以缓解静脉痉挛。

(二)茂菲滴管内液面过高

1.滴管侧壁无调节孔 可将输液瓶取下并倾斜瓶身,使插入瓶内的针头露出液面,待溶液缓缓流下,直至滴管露出液面时,再将输液瓶挂回输液架上,继续输液。

2.滴管侧壁有调节孔 可夹闭滴管上端的输液管,打开调节孔,待滴管内液面降至滴管露出液面时,关闭调节孔,松开滴管上端输液管,继续输液;也可采用与滴管侧壁无调节孔相同的方法进行处理。

(三)茂菲滴管内液面过低

反折茂菲滴管下端的输液管,用手挤捏滴管,使液体流至滴管内,待滴管内液面升至1/2～2/3高度时,松开滴管下端输液管即可。

(四)茂菲滴管内液面自行下降

输液过程中,如茂菲滴管内液面自行下降,应检查滴管上端输液管与茂菲滴管的衔接是否紧密,有无漏气或裂隙,必要时更换输液器。

七、输液反应及护理

(一)发热反应

发热反应是输液过程中最常见的一种输液反应。

1.原因 因输入致热物质引起。多由于输液器灭菌不彻底或被污染,已过有效期;输入的液体或药物制剂不纯、灭菌不彻底或已经过期、变质;输液过程中未严格执行无菌技术操作等。

2.临床表现 多发生于输液后数分钟至1 h,表现为畏寒、寒战及发热。轻者体温在38 ℃左右,可于停止输液后数小时内恢复正常体温;严重者初起寒战,继之高热,体温可达40 ℃以上,并伴有恶心、呕吐、头痛、脉速等全身症状。

3.预防 严格执行查对制度和无菌技术操作,认真检查溶液及药液的标签、质量、外包装等,检查输液器具的生产日期、有效期及外包装是否完好、不漏气。

4.护理措施

(1)反应轻的病人可减慢输液速度或停止输液,严重的病人应立即停止输液,及时通知医生。

(2)遵医嘱给予抗过敏药物或激素治疗。

(3)密切观察病情及体温变化。

(4)对症处理,寒战时适当调节室温,注意保暖,可适当增加盖被或给热水袋;高热时可给予物理降温。

（5）保留剩余药液和输液器，以便进行检测，查找发热反应的原因。

（二）循环负荷过重（急性肺水肿）

1.原因　由于输液速度过快，短时间内输入过多液体，使循环血量急剧增加，心脏负荷过重引起。

2.临床表现　在输液过程中，病人突然出现呼吸困难、胸闷、气促、咳嗽、咯粉红色泡沫样痰；严重时，痰液可从口、鼻涌出，听诊肺部布满湿啰音，心率快且节律不齐。

3.预防　输液时应严格控制输液速度和输液量，对心肺功能不良的病人、年老体弱的病人及婴幼儿更应慎重，并密切观察。

4.护理措施

（1）发现肺水肿症状，应立即停止输液，并通知医生进行紧急处理。

（2）协助病人取端坐位，两腿下垂，以减少下肢静脉血液回流，减轻心脏负担。

（3）给予高流量吸氧，氧流量为 6~8 L/min，以增加肺泡内压力，减少肺泡内毛细血管渗出液的产生；同时，湿化瓶内加入 20%~30% 乙醇湿化氧气，以降低肺泡内泡沫的表面张力，使泡沫破裂消散，从而改善肺部气体交换，减轻缺氧症状。

（4）遵医嘱给予镇静剂、强心剂、利尿剂和扩血管药物，以舒张周围血管，加速体液排出，减少回心血量，减轻心脏负荷。

（5）必要时进行四肢轮扎，用止血带或血压计袖带适当加压四肢，以阻断静脉血流，但要保证动脉血流畅通。每隔 5~10 min 轮流放松一侧肢体上的止血带，可有效减少静脉回心血量，待症状缓解后，再逐渐解除止血带。

（三）静脉炎

1.原因　长期输入高浓度、刺激性较强的药物，静脉内长时间留置刺激性强的输液导管，引起局部静脉壁的化学炎性反应；输液过程中未严格执行无菌技术操作，导致局部静脉感染。

2.临床表现　沿静脉走向出现条索状红线，局部组织发红、肿胀、灼热、疼痛，有时伴有畏寒、发热等全身症状。

3.预防　严格执行无菌技术操作，对血管壁有刺激性的药物应充分稀释后再应用，并减慢输液速度，防止药物漏出血管外，静脉内置管时间不宜过长，同时，要有计划地更换静脉穿刺部位，以保护静脉。

4.护理措施

（1）停止在发生静脉炎的血管处输液，抬高患肢并限制活动。

（2）局部用 50% 硫酸镁溶液或 95% 乙醇热湿敷，每日 2 次，每次 20 min。

（3）超短波理疗，每日 1 次，每次 15~20 min。

（4）中药治疗，将如意金黄散加醋调成糊状，局部外敷，每日 2 次。

（5）合并感染者，遵医嘱给予抗生素治疗。

（四）空气栓塞

1.原因　输液时空气未排尽，输液管连接不紧或有裂隙；加压输液、输血时，无人守护，液体输完未及时更换药液或拔针，导致空气进入静脉，发生空气栓塞。

进入静脉的空气形成空气栓，随血液循环进入右心房再到达右心室。如空气量少，则被右心室压入肺动脉并分散到肺小动脉内,最后经毛细血管吸收,损害较小;如空气量大,空气在右心室内阻塞肺动脉入口(图17.8),使血液不能进入肺内进行气体交换,引起机体严重缺氧而危及生命。

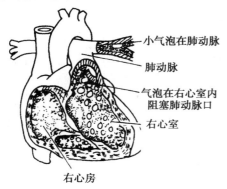

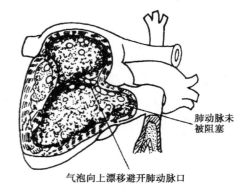

图17.8　空气在右心室内阻塞肺动脉入口　　图17.9　左侧头低足高位,使气泡避开肺动脉入口

2.临床表现　病人感到胸部异常不适或胸骨后疼痛,随即出现呼吸困难和严重发绀,伴濒死感。听诊心前区可闻及响亮、持续的"水泡声"。心电图可表现为心肌缺血和急性肺心病的改变。

3.预防　输液前,认真检查输液器的质量,并将输液管内的空气排尽;输液过程中,应加强巡视,以便及时更换输液瓶或添加药液;输液完毕,及时拔针;加压输液、输血时,应安排专人守护。

4.护理措施

(1)立即停止输液,通知医生进行抢救。立即给病人安置左侧卧位和头低足高位,使肺动脉的位置低于右心室,让阻塞肺动脉入口的气泡向上飘移至右心室尖部,以避开肺动脉入口(图17.9),随着心脏的舒缩,将空气混成泡沫,使较大的气泡破碎,分次小量进入肺动脉内,逐渐被吸收。

(2)给予高流量氧气吸入,纠正缺氧状态。

(3)如果病人置有中心静脉导管,可经导管抽出空气。

(4)严密观察病情变化,发现异常及时处理,并作好病情的动态记录。

附二　输液微粒污染

1.概念　输液微粒污染是指在输液过程中,将液体中的非代谢性颗粒杂质带入人体,对人体造成严重危害的过程。这些非代谢性颗粒杂质即输液微粒,肉眼不易观察到,直径多为 1~15 μm,少数可达 300 μm。临床上常见的 10 类输液微粒有玻璃屑微粒、橡胶微粒、塑料微粒、尘埃微粒、滑石粉微粒、活性炭微粒、纤维素微粒、胶体微粒、脂肪栓微粒、药物结晶体微粒。

2.对人体的危害

(1)液体中微粒过多,直接堵塞血管,造成血管供血不足,组织缺血、缺氧,甚至坏死。

(2)微粒本身作为抗原,引起发热反应、静脉炎等输液反应。

(3)微粒可因巨噬细胞增殖包围造成肉芽肿,易受微粒阻塞损害的有肺、脑、肝、肾等器官。

3.输液微粒的来源

(1)药液生产的环境和生产过程中的各环节混入异物与微粒,如不洁净的空气、水或工艺过程中的污染。

（2）盛放药液的容器不洁净。

（3）输液器不洁净。

（4）输液前准备工作中的污染，如输液环境不洁净，切割安瓿、开启瓶塞、反复穿刺橡胶瓶塞等。

4.预防和消除微粒污染的措施

（1）配液与输液环境的空气应净化。定期对病室进行空气消毒或安装空气净化装置，减少病原微生物和尘埃的数量。

（2）选用有过滤装置的一次性输液器。

（3）对输入药液及包装进行严格查对。

（4）输入药液最好现用现配，避免污染。

（5）严格无菌技术操作。在输液过程的各个环节均应严格操作规程，防止因操作不当可能造成的污染。

（6）选用工艺及技术先进厂家的制剂。

第二节　静脉输血法

将全血或成分血通过静脉输入体内的方法，称为静脉输血法。输血是急救和治疗疾病的重要措施之一，在临床上广泛应用。

一、静脉输血的目的

1.补充血容量　输血可增加有效循环血量，提高血压，改善全身血液灌流，促进血液循环；常用于失血、失液导致的血容量减少或休克病人。

2.补充血红蛋白　促进血液携氧功能；常用于严重贫血病人，以纠正贫血。

3.补充血小板和凝血因子　改善凝血功能，有助于止血；常用于凝血功能障碍的病人。

4.补充抗体、补体　增强机体免疫力，提高抗感染能力；常用于免疫力低下、严重感染的病人。

5.补充白蛋白　维持血浆胶体渗透压，减轻组织渗出和水肿；常用于低蛋白血症、严重灼伤的病人。

二、血液制品的种类

（一）全血

全血是指从人体内采集的血液未经任何加工而全部存于保养液血袋中的血液。全血分为新鲜血和库存血两种。

1.新鲜血　指在4℃的冰箱内，可保存1周内的血液。基本保留了血液中原有的成分，输入新鲜血可补充各种血细胞、凝血因子和血小板。新鲜血主要适用于血液病病人。

2.库存血　指在4℃的冰箱内，可保存2~3周的血液。库存血仅保留了血液中的血细胞及血浆蛋白，且保存时间越长，血液成分破坏越大，血液中钾离子含量增多，酸性增高。因此，大量输注库存血，可导致酸中毒和高血钾症。库存血主要适用于各种原因引起的大出血。

3.自体血　指收集病人自身血液，在需要时输还给本人。输自体血不需作血型鉴定及交

叉配血试验,还可节省血源、防止输血反应。其方法有以下 3 种:

(1)术前预存自体血:在手术前 2~3 周内,定期反复采血保存,待手术时回输给病人。适用于身体情况良好的择期手术者,如进行体外循环的病人。

(2)术前稀释血液回输:适用于手术病人。在手术开始前采集病人血液的同时,输入等量的替代的血浆制品,使血液稀释而血容量保持不变,以减少术中红细胞丢失,采集的血液可在术中或术后再回输给病人。

(3)术中失血回输:适用于脾破裂、输卵管破裂大失血,血液流入腹腔 6 h 内,无污染、无凝血的病人。在手术中收集失血,利用血液回收装置,加入适量抗凝剂,经过滤后回输给病人,总量应限制在 3 500 mL 以内。

(二)成分血

成分血是将血液成分进行分离提纯,加工成各种高浓度、高纯度的血液制品,再根据病人治疗需要,有针对性地输入相关血液成分。成分输血是目前临床上常用的输血方法。优点:纯度高,体积小,可节约血源,一血多用,治疗效果好,不良反应少,便于保存及运输。常用的成分血如下所述。

1.红细胞制品　从离心的全血分离血浆后的制品,因浓度和加工方法不同可分为:

(1)浓缩红细胞(比容红细胞):新鲜全血分离血浆后剩余的部分,仍含有少量血浆。适用于急性失血、血容量正常的贫血、心肺功能不全的病人。

(2)红细胞悬液:全血提取血浆后的红细胞加入等量红细胞保养液制成,适用于战地急救及中小手术的病人。

(3)洗涤红细胞:红细胞经 0.9% 氯化钠溶液洗涤 3 次后,再加入适量 0.9% 氯化钠溶液而成,适用于一氧化碳中毒、免疫性溶血性贫血、输全血或血浆过敏等病人。

2.白细胞浓缩悬液　新鲜全血经离心后所提取的白细胞。要求保存于 4 ℃ 的环境中,48 h 内有效。适用于粒细胞缺乏合并严重感染的病人。

3.血小板浓缩悬液　新鲜全血经离心后所得。要求保存于 22 ℃ 的环境中,24 h 内有效。适用于血小板减少或血小板功能障碍性出血的病人。

4.血浆　全血经分离后的液体部分。其主要成分为血浆蛋白,不含血细胞,也无凝集原,且保存期较长。常用的有以下几种:

(1)新鲜血浆:采血后立即分离输入,保存了血液中除红细胞外的各种成分,含正常量的全部凝血因子,适用于凝血因子缺乏的病人。

(2)冰冻血浆:保存在 -30 ℃ 的低温下,有效为 1 年;应用时先放在 37 ℃ 温水中溶化,并在 6 h 内输入。

(3)干燥血浆:冰冻血浆放在真空装置下加以干燥而成,有效期为 5 年,使用时加适量0.9% 氯化钠溶液溶解。

(三)其他血液制品

1.白蛋白液　从血浆中提取制成,临床上常用的是 5% 白蛋白液,能提高机体胶体渗透压、增加血浆蛋白。适用于低蛋白血症、营养性水肿的病人。

2.纤维蛋白原　适用于纤维蛋白缺乏症、弥散性血管内凝血(DIC)的病人。

3.免疫球蛋白和转移因子　含多种抗体,能增强机体抵抗力。

三、静脉输血的方法

(一)输血前准备

1.备血　根据医嘱抽取血标本 2 mL,与已填写的输血申请单和配血单一并送交血库,做血型鉴定和交叉配血试验。

2.取血　凭取血单到血库取血,同时应与血库工作人员共同做好"三查八对"工作。"三查"即查对血液的有效期、血液的质量、输血装置是否完好;"八对"即对床号、姓名、住院号、血袋(瓶)号、血型、交叉配血试验结果、血液种类及剂量。确认无误后,护士在交叉配血试验单上签全名,并取回血液。

3.取血后　血液取出后勿剧烈震荡,以免红细胞大量破坏而引起溶血;不能将血液加温,以免血浆蛋白凝固变性而导致输血反应;取回的库存血可在室温下放置 15～20 min 后再输入(自然复温),一般应在 4 h 内输完。

4.再核对　输血前必须两名护士按上述要求再次进行核对,确认无误后方可输入。

5.知情同意　输血前应先取得病人的理解,征得其同意,并签署知情同意书。

(二)间接输血法

间接输血法是将血液制品按静脉输液的方式输给病人的方法。

1.用物　同密闭式周围静脉输液法,将一次性输液器换为一次性输血器,按医嘱备血液制品,0.9%氯化钠溶液。

2.操作方法

(1)携用物至病人床旁,核对床号、姓名、血型,解释输血的目的及注意事项,以取得病人合作。

(2)协助病人取舒适体位,按密闭式输液法进行静脉穿刺,先输入少量 0.9%氯化钠溶液。

(3)两名护士再次进行"三查八对",并认真核对血液,确认无误后,两名护士签全名。

(4)将血袋内血液轻轻摇匀,打开血袋封口处,消毒开口处塑料管,将输血器针头从0.9%氯化钠溶液瓶上拔出,插入血袋塑料管内(图 17.10),将血袋倒挂于输液架上。

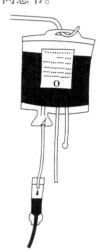

图 17.10　输血器插入血袋内

(5)调节输血速度,开始宜慢,15 min 内不超过 20 滴/min,观察无不良反应,再根据病情需要调节滴速,成人一般为 40～60 滴/min,老人及儿童酌情减少。

(6)洗手,在输血记录单上记录输血开始时间、滴速、病人的局部及全身状况,签全名。

(7)向病人及家属交代有关注意事项,将呼叫器置于易取处,整理床单位,清理用物。

(8)再次核对血型,加强巡视,密切观察病人有无输血反应。

(9)输血完毕或需输另一袋血时,更换 0.9%氯化钠溶液继续输入,直到将输血器内的血液全部输入体内,拔针或更换另一袋血继续输入。拔针后按压时间应长于静脉输液,直至不出血。

（10）安置病人于舒适卧位，整理床单位，清理用物。

（11）洗手，记录输血时间、血型、血袋号、种类、剂量、有无输血反应等。

（三）直接输血法

将供血者的血液抽出后，立即按静脉注射的方式直接输给病人的方法。该方法适用于无库存血而病人急需输血或婴幼儿少量输血时。

1.用物　同静脉注射，另备数具 50 mL 注射器（根据输血量准备）及针头数个、3.8%枸橼酸钠溶液（每 50 mL 血液中加 3.8%枸橼酸钠溶液 5 mL）、血压计袖带。

2.操作方法

（1）协助供血者和病人分别卧于相邻的两张床上，取仰卧位并露出一侧手臂。

（2）认真核对病人的床号、供血者和病人的姓名、血型、交叉配血试验结果，并作好解释工作，以取得合作。

（3）用备好的 50 mL 注射器分别抽取 3.8%枸橼酸钠溶液 5 mL 备用。

（4）将血压计袖带缠于供血者上臂并充气，压力维持在100 mmHg左右，使静脉充盈。

（5）选择粗大静脉（多选肘正中静脉），常规消毒穿刺部位皮肤，按静脉穿刺法抽取供血者的静脉血，立即按静脉注射法直接输给病人。

（6）操作时需要 3 人合作，一人抽血，一人传递，另一人输血，如此连续进行。在连续抽血时，不必拔出针头，只需更换注射器，并在更换时放松血压计袖带，用手指压住穿刺部位前端静脉，以减少出血。

（7）输血完毕，拔出针头，用无菌纱布按压穿刺点至无出血。

（8）安置病人及供血者，整理床单位，清理用物，洗手，记录血型、血量、输血时间，以及有无输血反应等。

（四）注意事项

（1）采集血标本须根据医嘱及输血申请单，且每次只能为一位病人采集，禁止同时采集两位及两位以上病人血标本，以避免差错。

（2）严格执行查对制度及无菌技术操作，输血前须经两人查对无误后方可输入。

（3）库存血输入前必须认真检查其质量。正常库存血分为两层：上层血浆呈淡黄色；下层血细胞呈暗红色，两层界限清楚，无凝块；如上层血浆变红，下层血细胞呈暗紫色，两层界限不清，有明显血凝块，提示血液可能溶血，不可再使用。

（4）输血前、输血后、输入两袋血液之间，均应输入少量 0.9%氯化钠溶液，以免发生不良反应。

（5）输入血液内不能随意加入其他药物，如钙剂、酸性或碱性药物、高渗或低渗溶液，以防止血液变质，出现血液凝集或溶解。

（6）输血过程中，应加强巡视，注意倾听病人的主诉，观察有无输血反应。如发现严重输血反应，须立即停止输血，及时通知医生、配合处理，并保留余血以备检查分析原因。

（7）直接输血时，从供血者静脉内抽血不可过急过快，向病人静脉内推注也不可过快，并注意观察供血者及病人的情况，倾听其主诉。

（8）输血完毕，血袋应保留 24 h，以备病人出现输血反应时查找原因。

四、输血反应及护理

(一)发热反应

发热反应是输血过程中最常见的一种输血反应。

1.原因　血液、保养液、贮血袋或输血用具被致热原污染;违反无菌技术操作原则,造成输血过程中的污染;多次输血后,病人血液中产生白细胞抗体和血小板抗体,当再次输血可发生抗原抗体反应,从而引起发热反应。

2.临床表现　常发生于输血后 1~2 h 内。表现为畏寒、寒战,继而体温升高,可达38~41 ℃,持续时间由 30 min 至数小时不等;可伴有皮肤潮红、头痛、恶心、呕吐等全身症状。

3.预防　严格管理输血用具及血液保养液,有效去除致热原;输血过程中严格执行无菌技术操作,防止污染。

4.护理措施

(1)轻者可减缓输血速度或暂停输血,一般症状可自行缓解;重者立即停止输血,静滴0.9%氯化钠溶液维持静脉通道,及时通知医生,以便处理。

(2)给予对症处理,寒战者给予保暖,高热者给予物理降温。严密观察病情,监测生命体征的变化。

(3)遵医嘱给予退热药、抗过敏药或肾上腺皮质激素等。

(4)将输血器、贮血袋及剩余血液一并送血库进行检验,以便查明原因。

(二)过敏反应

1.原因　病人为过敏体质,所输入血液中的异体蛋白质与过敏机体的蛋白质结合,形成全抗原而导致过敏反应;多次输血的病人,体内已产生过敏性抗体,当再次输血时,此抗体和抗原发生相互作用而导致过敏反应;所输入的血液中含有致敏物质,如供血者在献血前服用过可致敏的药物或食物等。

2.临床表现　轻者表现为皮肤瘙痒、荨麻疹,可在局部或全身出现,也可出现血管神经性水肿,表现为眼睑、口唇水肿;严重者可因喉头水肿、支气管痉挛而导致呼吸困难,两肺可闻及哮鸣音,甚至发生过敏性休克。

3.预防　不选用有过敏史的供血者;供血者在献血前 4 h 内,不宜进食富含蛋白质和脂肪的食物,可食用少量清淡饮食或饮糖水,且不宜服用易致敏的药物;对有过敏史的病人,可在输血前给予抗过敏药物。

4.护理措施

(1)轻者减慢输血速度,给予抗过敏药物,严密观察病情及生命体征变化。

(2)重者立即停止输血,及时通知医生。根据医嘱给予 0.1%盐酸肾上腺素 0.5~1 mL 皮下注射,或静脉注射地塞米松等抗过敏药物。

(3)给予对症处理,呼吸困难者,给予氧气吸入;严重喉头水肿者,应配合气管插管或进行气管切开;循环衰竭者,给予抗休克治疗;如发生过敏性休克,应立即配合抢救。

(4)保留余血及输血器等,以便查明原因。

(三)溶血反应

溶血反应是指输入血中的红细胞或受血者的红细胞发生异常破坏或溶解而引起的一系

列临床表现。它是输血反应中最严重的一种反应。

1.原因

（1）输入异型血：由于供血者与受血者 ABO 血型不符而造成的溶血。一般反应迅速，症状出现快，后果严重。

（2）输入变质血：输血前红细胞已被破坏，发生溶解变质。如血液贮存过久、血液保存时温度过高或过低、血液加温或剧烈震荡、血液被污染等；另外，血液中加入高渗或低渗溶液、加入对血液 pH 有影响的药物等，均可致红细胞大量破坏。

（3）输入 Rh 因子不同的血：Rh 阴性的病人首次输入 Rh 阳性血液后，不会发生溶血反应，但在 2~3 周后血清中产生抗 Rh 阳性的抗体，当再次输入 Rh 阳性血液时，即可发生溶血反应。Rh 因子不合所引起的溶血反应发生较慢，一般在输血后几小时至几天后发生，且症状较轻。

2.临床表现　典型症状通常在输血 10~15 mL 后出现，随输血量的增加症状逐渐加重，死亡率高。溶血反应按其临床表现可分为以下 3 个阶段：

（1）开始阶段：由于病人血浆中的凝集素和输入血中红细胞的凝集原发生凝集反应，导致红细胞凝集成团，阻塞部分小血管，从而造成组织缺血缺氧。病人表现为头部胀痛、四肢麻木、腰背部剧痛、胸闷等。

（2）中间阶段：由于凝集的红细胞发生溶解，大量血红蛋白释放到血浆中，病人表现为黄疸和血红蛋白尿，并伴有寒战、高热、呼吸急促、血压下降等。

（3）最后阶段：由于大量的血红蛋白进入肾小管，遇酸性物质变成结晶体，从而阻塞肾小管；同时由于抗原抗体的相互作用，使肾小管内皮缺血、缺氧而坏死脱落，进一步加重肾小管阻塞而造成急性肾功能衰竭，病人表现为少尿或无尿，尿中出现蛋白和管型，尿素氮滞留，高血钾症和酸中毒，严重者可导致死亡。

3.预防　认真做好血型鉴定和交叉配血试验；严格执行"三查八对"，做好输血前的核对工作，杜绝差错；严格执行血液保存制度，不可使用变质血液。

4.护理措施

（1）立即停止输血，维持静脉输液通道，以备急救时静脉给药，并通知医生紧急处理。

（2）双侧腰部封闭，用热水袋在双侧肾区进行热敷，以解除肾血管痉挛，保护肾脏。

（3）遵医嘱静脉滴注 5%碳酸氢钠溶液，以碱化尿液，防止血红蛋白结晶阻塞肾小管。

（4）严密观察病情变化，定时测量生命体征和尿量，并作好记录。

（5）对少尿、尿闭者，按急性肾功能衰竭处理；出现休克症状，立即配合医生进行抗休克抢救。

（6）保留余血和病人输血前后的血标本，一同送检，重新做血型鉴定和交叉配血试验。

（四）大量输血后反应

大量输血是指在 24 h 内紧急输血量大于或等于病人的总血容量。常见的反应有急性肺水肿（循环负荷过重）、出血倾向、枸橼酸钠中毒等。

1.急性肺水肿（循环负荷过重）　其原因、临床表现、预防及护理措施同静脉输液反应。

2.出血倾向

（1）原因：长期反复输入库存血或短时间内大量输入库存血，由于库存血中血小板已基本被破坏,凝血因子不足,使凝血功能障碍而引起出血。

（2）临床表现:皮肤、黏膜出现瘀点或瘀斑,牙龈出血,穿刺部位可见大块瘀血或手术后伤口渗血。

（3）预防:如大量输库存血,应遵医嘱间隔输入新鲜血或血小板浓缩悬液,以补充足够的血小板和凝血因子,防止发生出血。

（4）护理措施:在短时间内大量输入库存血时,应密切观察病人出血倾向,注意皮肤、黏膜及手术切口处有无出血,同时注意观察病人意识、血压、脉搏等变化。

3.枸橼酸钠中毒

（1）原因:库存血中含有枸橼酸钠,随病人静脉输血而进入体内,正常情况下枸橼酸钠在肝脏内很快代谢,因此血液输入缓慢不会引起中毒;当大量输入库存血时,进入体内的枸橼酸钠也过量,如病人肝功能不全,枸橼酸钠不能被完全氧化和排出,即与血中游离钙结合,使血钙下降,导致凝血功能障碍、毛细血管张力降低、血管收缩不良、心肌收缩无力等。

（2）临床表现:病人出现手足抽搐、出血倾向、血压下降、心率缓慢,心室纤维颤动,甚至心跳骤停等。

（3）预防:输入库血 1 000 mL 以上时,遵医嘱静脉注射 10% 葡萄糖酸钙或氯化钙 10 mL,以补充钙离子,防止发生低血钙。

（4）护理措施:严密观察病情变化及病人输血后的反应,出现症状及时通知医生并配合处理。

（五）其他反应

如空气栓塞、细菌污染反应,以及因输血传染的疾病(病毒性肝炎、疟疾、艾滋病、梅毒)等。应积极采取防范措施,严格把握采血、贮血和输血操作的各个环节,以确保病人输血安全。

第十八章
标本采集

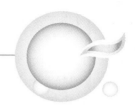

第一节　标本采集的意义及原则

一、标本采集的意义

标本采集是指采集病人的排泄物、分泌物、血液、痰液、呕吐物、体液或组织等标本,通过物理、化学或生物学的实验室技术和方法进行检验。随着现代医学科学的不断发展,诊断疾病的方法也日趋增多,但最基本的临床诊断方法,仍是以临床症状、体征及必要的检验配合来协助疾病的诊断。

标本检验是临床上诊断疾病的重要方法之一,正确地采集和送检标本,是获得正确检验结果的保证,对确定诊断、观察病情、制订防治措施和判断预后等均有着重要意义。因此,护理人员应掌握正确的采集和送检标本的方法,以防止由于方法不当而影响检验结果的准确性。

二、标本采集的原则

(一)按医嘱采集标本

检验申请单由医生填写并签全名,护理人员在采集标本时,均应遵照医嘱。凡对检验申请单内容有疑问,应及时核对,无误后方可执行。

(二)作好采集前准备

1.明确检验项目及目的,认真评估病人的病情、心理反应及合作程度,选择采集的方法,确定采集标本的量,了解注意事项。

2.作好解释,向病人说明检验目的及注意事项,以消除顾虑,取得病人配合。

3.根据检验目的,选择适当的标本容器,并按要求贴上标签。

(三)严格查对制度

采集标本前应认真查对医嘱,核对检验申请单及病人信息,以防发生差错。如检验项目、病室、床号、姓名、性别、住院号、申请时间、采集容器及方法等。

（四）确保标本质量

（1）掌握正确的采集方法，既要保证及时采集标本，又要保证采集量的准确。如作妊娠试验要留晨尿，因为晨尿内绒毛膜促性腺激素的含量高，容易获得阳性检验结果。

（2）采集细菌培养标本，应在病人使用抗生素前采集，如已经用药，应在血药浓度最低时采集，并在检验单上注明；采集时严格执行无菌操作；标本应放入无菌容器内，且容器无裂缝，瓶塞干燥，培养液应足量，无浑浊、变质；标本内不可混入消毒剂、防腐剂或药物。

（五）及时留取和送检

标本应按时采集、及时送检，不应放置过久，以免标本污染或变质影响检验结果，某些特殊标本还应注明采集时间。

第二节　各种标本采集法

一、血标本采集法

血液检查是临床上常用的检验项目之一，它不仅可以反映血液系统本身的疾病，也可以判断病情的进展程度，为治疗疾病提供依据。

血液标本采集法包括静脉血标本采集法、动脉血标本采集法和毛细血管采集法 3 种。

（一）静脉血标本采集法

1.目的

（1）全血标本：用于测定血液中某些物质的含量，如血糖、血氨、尿素氮、尿酸、肌酐、肌酸，以及作红细胞沉降率等。

（2）血清标本：用于测定血清酶、脂类、电解质、肝功能等。

（3）血培养标本：用于查找血液中的病原菌。

2.用物　检验单，注射盘内备小垫枕、消毒溶液、止血带、棉签、真空采血针、真空采血管（图 18.1）。或备 5 mL 或 10 mL 一次性注射器（按采血量选用）、干燥试管、抗凝试管（图 18.2）、血培养瓶（图 18.3），按需备酒精灯、火柴。

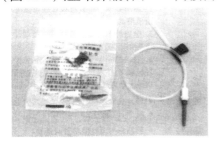
图 18.1　采血针

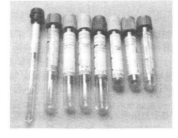
图 18.2　血标本试管

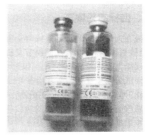
图 18.3　血培养瓶

3.操作方法

（1）核对解释：备齐用物携至病人床旁，核对床号、姓名，说明抽血目的及配合方法，以取得病人合作。

（2）准备容器：核对检验单，根据采血项目选择合适的真空采血管，并按要求在试管外贴好标签。电子条形码外贴时不可遮盖刻度。

（3）采集标本

1）真空采血器采血

①协助病人取舒适体位，选择合适静脉，垫小垫枕，扎紧止血带，消毒皮肤，嘱病人握拳，再次查对。

②手持真空采血针，按静脉注射法行静脉穿刺，见回血后，将真空采血针另一端针头刺入真空采血管，血液迅速流入管内，自动留取至所需血量后，取下真空采血管，如需继续采集，置换另一真空采血管。

③当最后一支采血管即将完毕时（血流变慢），松止血带并嘱病人松拳，用干棉签按压穿刺点，快速拔出针头，使采血针内血液被采血管剩余负压吸入管内，嘱病人屈肘按压穿刺点片刻。

2）一次性注射器采血

①同真空采血器采血。

②手持一次性注射器，按静脉注射法行静脉穿刺，见回血后，抽取所需血量，松止血带并嘱病人松拳，用干棉签按压穿刺点，快速拔出针头，嘱病人屈肘按压穿刺点片刻。

③立即取下针头，将血液注入标本容器中。同时抽取几个项目的标本时，注入血液顺序如下：

a.血培养标本：注入密封瓶时，除去铝盖中心部分，消毒瓶盖，更换针头后，将抽出的血液注入瓶内，轻轻摇匀；注入三角烧瓶时，先点燃酒精灯，将封瓶纱布松开，取出塞子，在酒精灯火焰上消毒瓶口，取下针头，将血液注入瓶内，轻轻摇匀，再将塞子和瓶口经火焰消毒后塞好，扎紧封瓶纱布。

b.全血标本：将血液沿管壁缓慢注入盛有抗凝剂的试管内，并轻轻转动试管，以使血液和抗凝剂混匀，防止血液凝固。

c.血清标本：将血液沿管壁缓慢注入干燥试管内，勿将泡沫注入，不可摇动，以防红细胞破裂溶血而影响检验结果的准确性。

（4）整理记录：再次查对，整理床单位，清理用物，协助病人取舒适卧位。洗手，记录。

（5）送检标本：将血标本连同检验单及时送检。

4.注意事项

（1）做血生化检验宜清晨空腹时采血，采血前应提前通知病人禁食、禁饮，以避免影响检验结果。

（2）根据检验目的的不同，选择标本容器，并计算所需的采血量。

（3）严禁在输液、输血的针头处或同侧肢体抽取血标本，应在对侧肢体采集，以免影响检验结果。

（4）真空试管采血时，不可先将真空试管与采血针头连接，避免试管内负压消失而影响采血。

（5）采集血培养标本,应在病人使用抗生素前或伤口局部治疗前、高热寒战期采集,已经使用抗生素或不能停用的药物应注明。一般血培养标本取血 5 mL,亚急性细菌性心内膜炎病人,为提高细菌培养的阳性率,应采血 10～15 mL。

（6）同时抽取几个种类的血标本,应注意注入顺序:一般先将血液注入血培养瓶,再注入抗凝管,最后注入干燥管。

（7）在病人肘部采血时,不可拍打前臂,且扎止血带时间不超过 1 min,以免时间过长导致血液成分变化,影响检验结果。

附一　真空采血器的使用

用真空采血器采集血液标本,其操作简便,采血全过程无血液外渗,无容器之间的转移,减少血液暴露,同时保存及运送标本方便,避免了对医务人员的感染及病人血标本之间的交叉污染。

真空采血针为双向针,头皮针头的一端刺入静脉,用密封橡皮包裹的另一端插入真空采血管。真空采血管为全封闭式真空试管,根据不同检验项目,预制了准确的真空量和添加剂,采血时血液在负压的作用下自动流入试管内。标准真空采血管采用国际通用的头盖和标签颜色,显示采血管内添加剂的种类和检验用途。

附二　常用静脉血标本的采血管及采血量

检验项目	采血管	管盖颜色	采血量（mL）
血清生化、免疫检测及分子生物	分离胶促凝管	黄色	4
血沉试验	枸橼酸钠血沉试管	黑色	2.4
凝血试验	枸橼酸钠凝血试管	浅蓝	2.7
血黏度、血氨等	肝素抗凝管	绿色	5
血糖、血酮、乳酸等	血糖试验管	灰色	2
电解质、肾功能、肝功能、血糖等	乙二胺四乙酸抗凝管	紫色	2
常规血清生化、血库和血清学检验	普通血清管	红色	2～7
急诊血清生化	快速血清管	橘红色	2

（二）动脉血标本采集法

1. 目的　采血作动脉血气分析。

2. 用物　检验单,注射盘内备 2 mL 或 5 mL 一次性注射器或动脉血气针（图 18.4）,适量肝素、无菌软木塞或橡胶塞、小垫枕、治疗巾、无菌纱布、小沙袋、手消毒液。

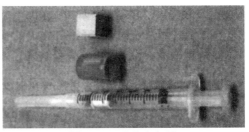

图 18.4　动脉血气针

3.操作方法

（1）核对解释：备齐用物携至病人床旁，核对床号、姓名，说明采集动脉血标本的目的及配合方法，以取得病人合作。

（2）准备容器：核对检验单，按要求在动脉血气针外贴好标签。

（3）选择动脉：一般选用桡动脉（穿刺点为前臂掌侧腕关节上 2 cm）或股动脉（穿刺点为髂前上棘与耻骨结节连线中点。选用股动脉时，协助病人仰卧，下肢稍屈膝外展，并在腹股沟下垫沙袋），以动脉搏动明显处作为穿刺点。

（4）消毒皮肤：常规消毒局部皮肤，戴无菌手套。

（5）采集标本

1）动脉血气针采血

①取出并检查动脉血气针，将活塞拉至所需血量刻度，血气针筒自动形成吸引等量血液的负压。

②用一手示指、中指在已消毒范围内摸到动脉搏动最明显处，并固定于两指间；另一手持动脉血气针，在两指间垂直刺入或与动脉走向成40°刺入动脉，见有鲜红色回血，固定血气针，待血气针自动抽取所需血量。

2）一次性注射器采血

①取出并检查一次性注射器，抽取肝素 0.5 mL 湿润注射器内壁后排尽余液。

②用一手示指、中指在已消毒范围内摸到动脉搏动最明显处，并固定于两指间；另一手持注射器，在两指间垂直刺入或与动脉走向成40°刺入动脉，见有鲜红色血液流入注射器时，一手固定注射器，另一手抽取所需血量（0.1~1 mL）。

（6）拔针按压：采血毕，拔出针头，用无菌纱布按压穿刺点，加压止血 5~10 min，必要时用沙袋压迫止血。将拔出的针头迅速刺入无菌软木塞或橡胶塞内，以隔绝空气，用手搓动注射器，使血液与抗凝剂混匀。

（7）整理记录：再次查对，整理床单位，清理用物，协助病人取舒适卧位。洗手，记录。

（8）送检标本：将血标本连同检验单及时送检。

4. 注意事项

（1）严格执行查对制度和无菌技术操作原则，防止感染。

（2）注射器与针头应衔接紧密，注射器内不可留有空气，以防气体混入标本，采集后应立即送检。

（3）穿刺部位应加压止血至穿刺点不出血为止，以免出血或形成血肿。

（4）有出血倾向的病人应慎用此法。

（三）毛细血管采集法

用于血常规检查，目前由医学检验人员完成其采集工作。

附三　动脉血气针

动脉血气针用于采集动脉血标本，针筒内预置了肝素，省略了一次性注射器采血前事先抽取肝素湿润注射器内壁的繁杂准备工作，而且无液体稀释效应，避免了因肝素过多而造成稀释性误差或因肝素过少而达不到抗凝作用。

针筒乳头采用螺口设计,可防止针头松动,针筒后端的孔可将针筒内部空气排出,并防止外部空气进入针筒内。使用时,只需将活塞拉至所需血量刻度,血气针筒自动形成吸引等量血液的负压,血液即可在负压作用下自动流入针筒内。

二、尿标本采集法

临床上采集尿液标本,通过实验室的物理、化学、细菌和显微镜等检查,以了解病情、协助诊断和观察疗效。尿标本采集包括常规标本、培养标本、12 h 或 24 h 尿标本。

(一)常规标本

1.目的　检查尿液的颜色、透明度,有无细胞和管型,测定尿比重,作尿蛋白及尿糖的定性检测等。

2.用物　检验单,一次性尿常规标本容器(容量 100 mL 以上),如图 18.5(a)所示,必要时备便盆或尿壶。

3.操作方法

(1)核对解释:备齐用物携至病人床旁,核对床号、姓名,说明留取尿液标本的目的及配合方法,以取得病人合作。

(2)准备容器:核对检验单,选择合适的容器,并按要求在容器外贴好标签。

(3)采集标本:嘱病人将晨起第一次尿留 30～50 mL 于准备的标本容器内(测尿比重需留 100 mL)。不可将粪便混入,对不能自理的病人应协助其留取,昏迷或尿潴留的病人可通过导尿术留取。

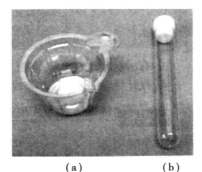

(a)　　　　(b)

图 18.5　尿液标本容器

(4)整理记录:再次查对,整理床单位,清理用物,协助病人取舒适卧位。洗手,记录。

(5)送检标本:将标本连同检验单及时送检。

(二)培养标本

1.目的　采集未受污染的尿液作细菌学检查,以了解病情,协助诊断及治疗。

2.用物　检验单,无菌标本试管[图 18.5(b)]、长柄试管木夹、无菌手套、无菌棉球、消毒液、便盆、酒精灯、火柴,必要时备导尿包。

3.操作方法

(1)核对解释:同常规标本。

(2)准备容器:同常规标本。

(3)采集标本:

1)留中段尿法:确认病人膀胱充盈,即可留取标本。

①用屏风遮挡,协助病人取适宜体位,臀下垫便盆。

②按导尿术清洁、消毒外阴和尿道口(不铺洞巾)。

③嘱病人持续不停顿自行排尿至便盆,弃去前段尿液,用试管夹夹住无菌试管,并在酒精灯火焰上消毒试管口后,留取中段尿 5 mL。

④将无菌试管口及塞子再次消毒并盖紧,熄灭酒精灯。

2)导尿术留取法:对昏迷、尿潴留、尿失禁等病人,可按导尿术留取。

①按导尿术插入导尿管,引出尿液。

②用无菌标本瓶接取中段尿 5 mL,盖好放妥。

(4)整理记录:同常规标本。

(5)送检标本:同常规标本。

(三)12 h 或 24 h 尿标本

1.目的　用于尿液的各种定量检查,如钠、钾、氯、17-羟类固醇、17-酮类固醇、肌酐、肌酸、尿糖定量或尿浓缩查结核杆菌等。

2.用物　检验单,集尿瓶(容量为 3 000~5 000 mL),根据检验目的不同选择不同的防腐剂,见表 18.1。

表 18.1　常用防腐剂的作用及用法

名　称	作　用	用　法	临床应用
甲醛	固定尿中有机成分,防腐	24 h 尿液中加 40%甲醛 1~2 mL	艾迪计数
浓盐酸	防止尿中激素被氧化,防腐	24 h 尿液中加 5~10 mL	17-羟类固醇、17-酮类固醇
甲苯	保持尿液的化学成分不变	100 mL 尿液中加 0.5%~1%甲苯 2 mL(第一次尿液倒入后再加)	尿蛋白定量、尿糖定量及钾、钠、氯、肌酐、肌酸的定量检查

3.操作方法

(1)核对解释:同常规标本。

(2)准备容器:核对检验单,选择合适的容器,并按要求在容器外贴好标签;根据检验项目选用合适的防腐剂,加入容器内;标明留取尿液的起止时间,将容器置于阴凉处。

(3)采集标本:留 24 h 尿标本,嘱病人于晨 7 时排空膀胱,弃去尿液后,开始留取尿液,至次晨 7 时留取最后一次尿液,将全部尿液盛于集尿瓶。留 12 h 尿标本,嘱病人于晚 7 时排空膀胱,弃去尿液后,开始留取尿液,至次晨 7 时留取最后一次尿液,将全部尿液盛于集尿瓶。

(4)整理记录:同常规标本。

(5)送检标本:同常规标本。

(四)留取尿标本的注意事项

1.留尿常规标本应取晨尿,因晨尿浓度较高,未受饮食和药物的影响,故检验结果准确,更具有参考意义。

2.留置导尿的病人留取常规尿标本,可打开集尿袋下方引流口的橡胶塞进行收集。

3.采集尿标本时,不可将粪便混入尿液中,以免粪便中的微生物使尿液变质,影响检验结果。

4.女病人月经期不宜留取尿标本,以免影响检验结果的准确性。

5.会阴分泌物较多时,应先清洁或冲洗会阴,再留取尿标本。

6.留取尿培养标本,应严格无菌操作,以防污染尿液标本,影响检验的结果。

7.早孕诊断试验应留取晨尿。

三、粪便标本采集法

临床上通过粪便检查,以正确判断病人消化道有无炎症、出血和寄生虫等。粪便标本采集包括常规标本、培养标本、隐血标本、寄生虫及虫卵标本。

(一)常规标本

1.目的　检查粪便的性状、颜色、混合物及寄生虫等。

2.用物　检验单,手套、检便盒(内附棉签或检便匙)、清洁便器。

3.操作方法

(1)核对解释:备齐用物携至病人床旁,核对床号、姓名,说明留取粪便标本的目的及配合方法,以取得病人合作。

(2)准备容器:核对检验单,选择合适的容器,并按要求在容器外贴好标签。

(3)采集标本

1)用屏风遮挡,嘱病人将粪便排于清洁便器内,用竹签或检便匙在粪便中央部分取或取异常粪便 5 g(约蚕豆大小),放入检便盒内。

2)如病人腹泻应取黏液、脓血部分,如为水样便应取 15~30 mL 放入容器内。

(4)整理记录:再次查对,撤去便器,整理床单位,清理用物,协助病人取舒适卧位。洗手,记录粪便的颜色、性状、气味等。

(5)送检标本:将标本连同检验单及时送检。

(二)培养标本

1.目的　检查粪便中的致病菌。

2.用物　检验单,手套、无菌培养瓶、无菌棉签、消毒便盆。必要时备 0.9%氯化钠溶液。

3.操作方法

(1)核对解释:同常规标本。

(2)准备容器:同常规标本。

(3)采集标本

1)用屏风遮挡,嘱病人将粪便排于消毒便盆内,用无菌长棉签或竹签在粪便中央部分取或取黏液、脓血等异常部分,量 2~5 g,放入无菌培养瓶内,盖紧瓶塞。

2)如病人无便意,可用无菌长棉签蘸 0.9%氯化钠溶液,轻轻插入肛门 6~7 cm,再沿一个方向边旋转边退出棉签,放入无菌培养瓶中,盖紧瓶塞。

(4)整理记录:同常规标本。

(5)送检标本:同常规标本。

(三)隐血标本

1.目的　检查粪便中肉眼观察不到的微量血液。

2.用物　同常规标本。

3.操作方法　按隐血试验饮食要求病人,采集方法同常规标本。

（四）寄生虫及虫卵标本

1.目的　检查粪便中的寄生虫成虫、幼虫及虫卵计数。

2.用物　检验单，手套、检便盒（内附棉签或检便匙）、透明胶带及载玻片（查找蛲虫）、清洁便器。

3.操作方法

（1）核对解释：同常规标本。

（2）准备容器：同常规标本。

（3）采集标本

1）检查寄生虫：如检查寄生虫虫卵，嘱病人将粪便排于清洁便器内，用检便匙在粪便不同的部位采集带血及黏液粪便 5～10 g，放入检便盒内。如病人服用驱虫药或作血吸虫孵化检查，应留取全部粪便。

2）检查蛲虫：嘱病人在晚上睡觉前或清晨未起床前（因此时段蛲虫常爬到肛门处产卵），将透明胶带贴在肛门周围；取下透明胶带，将粘有虫卵的一面贴在载玻片上，或将透明胶带相互对合。

3）检查阿米巴原虫：采集标本前，应先将便器用热水加温，再嘱病人排便，并连同便器立即送检，以保持阿米巴原虫的活动状态，因阿米巴原虫在低温环境中可失去活力，而难以查找。

（4）整理记录：同常规标本。

（5）送检标本：同常规标本。

（五）粪便标本采集的注意事项

1.采集粪便标本时，应嘱病人先排尿，以免尿液混入，影响检验结果。

2.粪便标本采集后容易干结，应及时送检。

3.采集隐血标本时，嘱病人检查前三天禁食肉类、肝类、动物血、绿色蔬菜、含铁剂药物及食物，第四天开始留取标本，以免造成假阳性。

4.检查阿米巴原虫，应于采集标本前几天，禁止给病人服用钡剂、油质及含金属的泻剂，以免影响阿米巴产卵或胞囊的显露。

四、痰标本采集法

痰液是气管、支气管和肺泡的分泌物。临床上收集痰标本是为了协助呼吸系统某些疾病的诊断，如支气管哮喘、支气管扩张、肺部感染、肺结核、肺癌、肺吸虫等。痰标本采集包括常规标本、培养标本、24 h 标本。

（一）常规标本

1.目的　检查痰液的一般性状，做涂片经特殊染色查痰内细菌、虫卵及癌细胞等。

2.用物　检验单、手消毒剂、痰盒，不能自行排痰者备集痰器、吸痰用物、一次性手套。

3.操作方法

（1）核对解释：备齐用物携至病人床旁，核对床号、姓名，说明留取痰标本的目的及配合方法，以取得病人合作。

（2）准备容器：核对检验单，选择合适的容器，并按要求在容器外贴好标签。

（3）采集标本

1）能自行排痰的病人：嘱晨起未进食之前，先用清水漱口，去除口腔杂质，以清洁口腔。深呼吸数次后，用力咳出气管深处的痰液（晨起后第一口痰），留于痰盒中。漱口，必要时作口腔护理。

2）无法咳痰或不合作的病人：协助其取适当体位，自下而上叩击病人背部数次，戴好手套，将特殊集痰器（图18.6）开口高的一端连接吸引器，低的一端连接吸痰管，按吸痰法将痰液吸入集痰器内，加盖。

（4）整理记录：再次查对，整理床单位，清理用物，协助病人取舒适卧位。洗手，记录痰液的外观和性状。

（5）送检标本：将标本连同检验单及时送检。

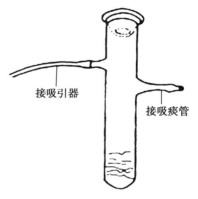

接吸引器

接吸痰管

图18.6　集痰器

（二）培养标本

1.目的　检查痰液中的致病菌或做药物敏感试验。

2.用物　检验单、手消毒剂、无菌痰盒、漱口溶液，不能自行排痰者备无菌集痰器及吸痰用物、一次性手套。

3.操作方法

（1）核对解释：同常规标本。

（2）准备容器：同常规标本。

（3）采集标本

1）能自行排痰的病人：嘱病人晨起未进食之前，先用漱口溶液漱口，去除口腔细菌，再用清水漱口，以清洁口腔。深呼吸数次后，用力咳出气管深处的痰液，留于无菌痰盒中，加盖。漱口，必要时作口腔护理。

2）无法咳痰或不合作的病人：采用无菌吸痰法吸取痰液至无菌集痰器中，加盖。

（4）整理记录：同常规标本。

（5）送检标本：同常规标本。

（三）24 h标本

1.目的　检查24 h痰液的量及性状，协助诊断。

2.用物　检验单、手消毒剂、清洁广口大容量集痰器或痰杯（容量为500 mL）。

3.操作方法

（1）核对解释：同常规标本。

（2）准备容器：同常规标本。标本容器内先加入少量水，避免痰液黏附在容器壁上，并注明留取痰液的起止时间。

（3）采集标本：嘱病人自晨7时未进食前，漱口后第一口痰开始留取，至次日晨7时未进食前、漱口后第一口痰终止，将24 h全部痰液留于清洁广口大容量集痰器或痰杯中。

（4）整理记录：同常规标本。同时记录24 h痰标本总量。

（5）送检标本：同常规标本。

（四）痰标本采集的注意事项

1.留取痰标本的时间宜选择在清晨，因此时痰量较多，痰内细菌也较多，阳性检出率较高。

2.留痰标本查找癌细胞,应用95%乙醇或10%甲醛溶液固定,并及时送检。

3.采集各种痰标本时,嘱病人不可将漱口液、唾液、鼻涕等混入痰液中。

4.采集痰培养标本,应严格无菌操作,以免造成标本污染,影响检验结果。

5.如病人因伤口疼痛而无法咳嗽,可指导病人用手掌或软枕按压伤口,以减轻伤口张力,从而减轻咳嗽引起的疼痛。

6.记录24 h痰标本的量时,应减去所加入水的量。

五、咽拭子标本采集法

正常人咽峡部有正常菌群,无致病性,在机体抵抗力下降或其他外部因素作用下,可发生感染等而导致疾病。咽拭子培养通过采集此部位的分泌物做细菌培养或病毒分离,有助于白喉、急性咽喉炎、化脓性扁桃体炎等疾病的诊断。

(一)目 的

从咽部和扁桃体采集分泌物,作细菌培养或病毒分离,以协助临床诊断、治疗及护理。

(二)用 物

检验单、手消毒剂、无菌咽拭子培养管、酒精灯、火柴、压舌板、0.9%氯化钠溶液,必要时备手电筒。

(三)操作方法

1.核对解释　备齐用物携至病人床旁,核对床号、姓名,说明留取咽拭子培养标本的目的及配合方法,以取得病人合作。

2.准备容器　核对检验单,按要求在无菌咽拭子培养管外贴好标签。

3.采集标本

(1)点燃酒精灯,嘱病人张口发"啊"音,以暴露咽喉部,必要时用压舌板。

(2)取出咽拭子培养管中的无菌长棉签,蘸0.9%氯化钠溶液,以轻柔的动作擦拭两侧腭弓和咽、扁桃体上的分泌物。

(3)在酒精灯火焰上消毒培养管口及棉塞,将棉签插入培养管内,塞紧棉塞。

4.整理记录　再次查对,整理床单位,清理用物。洗手,记录。

5.送检标本　将标本连同检验单及时送检。

(四)注意事项

1.操作时,动作应轻柔、敏捷,注意棉签不要触及其他部位,以免刺激病人,引起呕吐及咽部不适。

2.避免在进食后2 h内采集咽拭子标本,防止引起呕吐。

3.标本用于真菌培养时,须在口腔溃疡面上采取分泌物。

六、呕吐物标本采集法

采集呕吐物标本,可观察呕吐物的量、颜色、气味及性状,以协助诊断及治疗;也可判断中毒病人毒物的种类及性质。其采集方法是在病人呕吐或洗胃时,用弯盘或痰杯接取呕吐物,在容器外贴好标签后立即送检。

第十九章
危重病人的护理及抢救技术

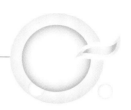

凡病情危重,随时都可能发生生命危险的病人称为危重病人。这些病人的病情重而复杂,变化快,故抢救和护理危重病人是护理工作中的一项严肃而重要的任务。抢救质量的高低直接关系病人的生命和生存质量。因此,护理人员必须严密地观察病情变化,准确运用抢救技术,备好急救药品、器械,以保证抢救工作及时、准确、有效地进行。同时,还应全面细致地做好危重病人的支持性护理。

第一节　危重病人的病情评估与支持性护理

一、危重病人的病情评估

(一)一般情况

1.面容与表情　疾病可使人的面容和表情发生变化,观察病人的面部表情有助于了解疾病的性质、病情的轻重缓急和病人的精神状态。

(1)急性病容:病人表现为面色潮红、呼吸急促、鼻翼扇动、兴奋不安、口唇疱疹、表情痛苦等,见于急性热病,如大叶性肺炎、疟疾等病人。

(2)慢性病容:病人表现为面色苍白或灰暗、面容憔悴、精神萎靡、双目无神等,见于慢性消耗性疾病,如恶性肿瘤晚期、慢性肝炎、肺结核等病人。

(3)病危面容:病人表现为面肌消瘦、面色苍白或铅灰,面容晦暗,表情淡漠,双目无神,眼眶凹陷,皮肤湿冷,见于重度休克、大出血、脱水、急性腹膜炎等严重疾病的病人。

(4)二尖瓣面容:病人表现为两面颊紫红、口唇发绀,见于风湿性心脏病病人。

2.姿势与体位　病人的姿势和体位常与疾病有密切关系,多数病人可采取主动体位;极度衰竭或昏迷的病人呈被动体位;急性腹痛病人常双腿蜷曲,以减轻腹部疼痛,呈被迫体位等。

3.皮肤与黏膜　应注意评估病人皮肤的颜色、弹性、温度、湿度及完整性,观察有无发绀、黄疸、出血、水肿、皮疹、压疮等情况。如休克病人皮肤潮湿、四肢厥冷、面色苍白;肝胆疾病病人巩膜及皮肤黄染;心肺功能不全的病人口唇及四肢末梢发绀;脱水病人皮肤干燥、弹性降低等。

4.饮食与营养　危重病人机体分解代谢增强,能量消耗大,应注意观察病人的食欲是否降低、进食量是否能满足机体需要,以及饮食习惯、进食后反应等;并通过皮肤、毛发、皮下脂肪和肌肉发育等情况来综合判断其营养状况。

5.休息与睡眠　观察病人休息的方式、睡眠的习惯,有无睡眠型态、时间的变化,是否有难以入睡、易醒、失眠、嗜睡等现象。如对肝性脑病或脑溢血病人意识丧失后发出的鼾音要仔细辨别,观察能否唤醒,了解有无意识障碍。

6.排泄物与呕吐物

(1)尿液、粪便的评估:见第十五章排泄护理。

(2)呕吐物的评估:注意观察呕吐的时间、方式、次数及呕吐物的颜色、量、性质、气味等,必要时留取标本送检。同时注意呕吐时的表现,如颅内压增高时,呕吐呈喷射状。

1)性质、量:一般呕吐物含有消化液及食物。正常成人胃内可容纳 1~2 L 食物,如呕吐量超过一般胃容量,应考虑幽门梗阻或其他异常情况。

2)颜色:呕吐物呈鲜红色,见于急性大出血,提示血液在胃内滞留时间较短,未来得及与胃酸发生反应;呕吐物呈咖啡色,提示血液在胃内滞留时间较长;呕吐物呈黄绿色,提示胆汁返流;呕吐大量米泔水,应警惕霍乱、副霍乱等肠道传染病。

3)气味:酸味多见于一般呕吐物;苦味见于胆汁返流;腐臭味见于幽门梗阻;粪臭味见于肠梗阻。

（二）生命体征

动态观察生命体征,及时发现并处理其异常改变,对危重病人的护理具有重要意义。见第十二章生命体征的评估及护理。

（三）意识状态

意识是大脑高级神经中枢功能活动的综合表现,是人对环境的知觉状态。意识正常的病人,其反应精确、语言清楚、思维合理、情感正常,对时间、地点、人物的判断力及定向力正常。意识障碍是指个体对内外环境的刺激缺乏正常反应的一种精神状态。根据其轻重程度可分为嗜睡、意识模糊、昏睡及昏迷,也可出现谵妄。谵妄是一种以兴奋性增高为主的高级神经中枢的急性失调状态。

1.嗜睡　最轻的意识障碍,病人处于持续的睡眠状态,能被轻度刺激或语言所唤醒,醒后能正确、简单而缓慢地回答问题,但反应迟钝,除去刺激后又很快入睡。

2.意识模糊　其程度较嗜睡重,表现为思维、语言不连贯,对时间、地点、人物的定向力完全或部分发生障碍。

3.昏睡　病人处于熟睡状态,不易被唤醒,醒后答话含糊不清,答非所问。

4.浅昏迷　意识大部分丧失,无自主活动,对声光刺激无反应,但对强烈的刺激如压迫眶上切迹可出现痛苦表情。角膜、瞳孔、吞咽、咳嗽等反射均存在。

5.深昏迷　意识完全丧失,对各种刺激均无反应,深浅反射均丧失。

（四）瞳孔

瞳孔变化是颅脑疾病、药物中毒、昏迷等许多疾病病情变化的重要指征。瞳孔的观察应注意其大小、形状、对称性及对光反应等方面。

1.瞳孔的大小及形状

（1）正常瞳孔：在自然光线下，瞳孔直径为 2~5 mm，圆形，两侧等大、等圆，边缘整齐。

（2）异常瞳孔：

1）判断标准：瞳孔直径小于 2 mm 称为瞳孔缩小；瞳孔直径大于 5 mm 称为瞳孔扩大。

2）常见异常：①双侧瞳孔缩小，常见于有机磷农药、吗啡、氯丙嗪、巴比妥类药物中毒；②双侧瞳孔扩大，常见于颅内压增高、颅脑损伤、颠茄类药物中毒等；③双侧瞳孔不等大或忽大忽小，通常是脑疝的早期征象；④一侧瞳孔扩大、固定，提示同侧硬脑膜外血肿、硬脑膜下血肿或钩回疝的发生；⑤危重病人瞳孔突然扩大，通常是病情急剧变化的标志。

2.瞳孔对光反应　正常情况下，双侧瞳孔经光线照射立即缩小，移去光源后又迅速复原，称为对光反应灵敏。如瞳孔经光线照射后，其大小不随光线的刺激而变化，称为对光反应消失，常见于深昏迷或濒死期的病人。

（五）自理能力

自理能力是指病人进行自我照顾的能力。通过观察病人的活动能力、活动耐力、有无医疗限制以及对日常生活料理的能力，如进食、如厕、清洁、上下床、更衣等，可了解病人的自理程度，确定需要帮助的等级。

（六）心理反应

危重病人由于病情危重、采取多种急救措施等，常会产生多种心理反应。护士可通过病人的语言表达、面部表情、情绪状态、饮食及睡眠等方面的变化，了解病人的心理活动。危重病人常见的心理反应包括紧张、焦虑、悲伤、抑郁、恐惧、猜疑、绝望等。

二、危重病人的支持性护理

危重病人身体极度衰竭，体质虚弱，大多失去基本自理能力，加之治疗措施多，易引起合并症。护理人员应做好病人的支持性护理，以避免并发症的发生，防止感染，减轻病人痛苦，促进早日康复。

（一）病情观察与记录

密切观察病人的生命体征、意识、瞳孔及其他情况，有条件可使用监测仪器进行持续监测，以便及时正确地采取有效的抢救措施，并作好病情动态变化的记录，及时发现异常情况，为准确有效地处理提供重要依据。如病人出现呼吸及心搏骤停，应立即通知医生，进行人工呼吸和胸外心脏按压等抢救措施。

（二）保持呼吸道通畅

指导并协助清醒病人定时做深呼吸、变换体位或轻叩背部，以促进痰液排出。昏迷病人应将头偏向一侧，并及时用吸引器吸出呼吸道分泌物，以防误吸而导致呼吸困难，甚至窒息。舌后坠者，用舌钳拉出，保持功能位。人工气道者应及时雾化、吸痰，以改善通气状态，防止继发感染。

（三）确保安全

对谵妄、躁动和意识丧失的病人，应合理使用保护具，以防坠床或自行拔管，确保病人安全。对牙关紧闭或抽搐的病人,可用牙垫或压舌板(裹上数层纱布)放于上、下臼齿之间,以防舌咬伤;同时,室内光线宜暗,工作人员动作宜轻,以避免外界刺激而引起病人抽搐。

(四)加强临床护理

1.眼部护理 对眼睑不能自行闭合的病人,可涂金霉素眼膏或覆盖凡士林纱布,以防角膜干燥而导致角膜炎、结膜炎或溃疡的发生。

2.口腔护理 保持病人口腔清洁,每日进行口腔护理2~3次,可增进病人的食欲,预防口腔并发症的发生。

3.皮肤护理 加强皮肤护理,防止皮肤完整性受损。对长期卧床的病人,定时协助病人翻身、擦洗、按摩,保持皮肤清洁干燥,保持床单平整,避免局部组织长期受压,预防压疮的发生。

4.肢体活动 长期卧床的病人,要保持关节功能位,若病情允许,应指导并协助病人做肢体的被动运动或主动运动,每日2~3次,同时进行按摩,以促进血液循环,增加肌肉张力,防止出现肌肉萎缩、关节僵直、静脉血栓等并发症。

(五)补充营养及水分

应设法增进病人的食欲,保证病人有足够的营养及水分的摄入,以增强抵抗力。对自理缺陷的病人,应协助其进食;对不能经口进食的病人,可采用鼻饲法或给予静脉营养;对各种原因造成体液不足的病人,应注意补充足够的水分。

(六)保持引流管通畅

危重病人身上常会安置多种引流管,如输液管、吸氧管、胃肠减压管、留置导尿管、术后引流管等,应注意妥善固定,安全放置,防止扭曲、受压、脱落,以确保引流通畅。

(七)维持排泄功能

保持大小便通畅。尿潴留病人,可先采取诱导排尿的方法,必要时进行导尿,以减轻病人痛苦;尿失禁病人,可采取相应措施,必要时留置导尿管,应保持引流通畅,妥善安置引流管和集尿袋,防止泌尿系统感染。便秘病人,可进行简易通便或灌肠;大便失禁病人,要保持床褥整洁,加强皮肤护理。

(八)心理护理

危重病人常常会表现出各种各样的心理问题,应仔细观察其心理变化,把握心理特点,根据病人的具体情况和心理特点,关心、同情、理解、尊重病人,及时满足病人的需要,同时通过耐心细致的工作,鼓励、安慰、疏导病人,消除不良因素的影响,使病人以最佳的心理状态配合治疗和护理,尽快恢复健康。

第二节 危重病人的抢救技术

危重病人的抢救是一场争分夺秒的战斗。因此,为保证抢救工作的顺利进行,护理人员应从思想上、组织上、技术上作好充分的准备,常备不懈。遇有危重病人,应当机立断,全力以赴,积极配合抢救。

一、抢救工作的管理与抢救设备

(一)抢救工作的组织管理

抢救工作的组织管理是抢救工作及时、准确、有效进行的必要保证。遇紧急情况,病区应立即组织人力、物力进行抢救。

1.指定抢救负责人,组成抢救小组　抢救小组人员要分工明确,听从指挥,相互配合,在抢救过程中态度严肃、认真,动作迅速准确。

2.制订抢救方案　即刻制订抢救方案,护理人员应参与抢救方案的制订,使危重病人能及时、迅速地得到抢救。

3.制订抢救护理计划　建立预期目标,明确护理诊断,确定护理措施,解决病人现存的或潜在的健康问题。

4.安排专人参加会诊、病例讨论　安排护理人员参加医生组织的查房、会诊、病例讨论,做到心中有数,配合恰当。

5.抢救人员和器械位置安排合理　如图19.1所示,以保证抢救工作及时、准确、有效地顺利施行。

6.做好交接班工作　护理人员应做到班班交接,保证抢救、护理措施的落实。

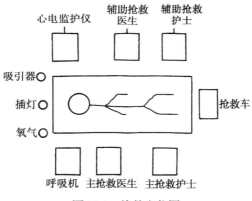

图 19.1　抢救方位图

(二)抢救室的管理

对危重病人进行抢救是医疗护理工作中的一项紧急任务,必须争分夺秒。因此,护士必须作好充分的准备工作,不论从思想上、组织上,还是物质上、技术上,都应做到常备不懈。

1.急诊室和病区均应设抢救室,急诊室应设有单独抢救室,病区应设在靠近护士办公室的单独房间内。要求有专人负责,环境宽敞、整洁、安静、光线充足。

2.一切急救药品、器械等应保持齐全,严格执行"五定"制度,完好率达到100%,以保证抢救时能迅速获取,不可擅自外借或移动位置。同时作好严格交接班及使用登记。

3.急救药品按其作用分类定位,应备一定基数,用后及时补充。药品有明显清晰标签,药名、数量与基数相符,定期检查失效期。严格执行交接班制度,每班清点。

4.护理人员应掌握各种抢救器械的性能和使用方法,并能排除一般故障,抢救结束要及时整理归位。

5.定期检查各种仪器设备的性能,定期消毒、保洁和维修,保持性能完好。

（三）抢救室的设备

抢救室应备的抢救设备有以下几种:

1.抢救床　最好是能升降的活动床,另备木板一块,以备作胸外心脏按压时使用。

2.抢救车　抢救车内需准备急救药品、无菌物品及其他物品。

（1）急救药品:见表19.1。

表 19.1　常用急救药品

类　别	药　　物
中枢兴奋药	尼可刹米(可拉明)、山梗菜碱(洛贝林)等
升压药	盐酸肾上腺素、去甲肾上腺素、异丙肾上腺素、间羟胺(阿拉明)、多巴胺等
降压药	利血平、肼屈嗪、硫酸镁注射液等
强心剂	毒毛花苷 K、去乙酰毛花苷丙(西地兰)等
抗心律失常药	利多卡因、维拉帕米、普鲁卡因酰胺等
血管扩张药	硝酸甘油、硝普钠、酚妥拉明、氨茶碱等
止血药	卡巴克络(安络血)、酚磺乙胺(止血敏)、维生素 K_1、垂体后叶素、氨甲苯酸等
止痛镇静药	哌替啶(杜冷丁)、苯巴比妥(鲁米那)、氯丙嗪(冬眠灵)、吗啡等
解毒药	阿托品、解磷定、氯磷定、亚甲蓝(美蓝)、二巯基丙醇、硫代硫酸钠等
抗过敏药	异丙嗪(非那根)、苯海拉明、氯苯那敏等
抗惊厥药	地西泮(安定)、苯妥英钠、硫酸镁等
脱水利尿药	20%甘露醇、25%山梨醇、呋塞米(速尿)、利尿酸等
碱性药	5%碳酸氢钠、11.2%乳酸钠等
激素类药	地塞米松、氢化可的松等
其他	0.9%氯化钠溶液、各种浓度的葡萄糖溶液、右旋糖酐、平衡液、10%葡萄糖酸钙、氯化钾、氯化钙、代血浆等

（2）一般用物:包括治疗盘内用物、血压计、听诊器、开口器、压舌板、舌钳、牙垫、各种规格的注射器、输液器和输血器、无菌敷料、无菌棉签、无菌治疗巾、无菌橡胶手套、无菌刀和剪、各种型号的引流管及引流瓶、吸氧管、吸痰管,以及手电筒、止血带、绷带、夹板、宽胶布、玻璃接管、喉镜、火柴、酒精灯、应急灯、多头电插销座、输液架等。

（3）各种无菌急救包:气管插管包、气管切开包、静脉切开包、开胸包、导尿包、各种穿刺包等。

3.急救器械　包括吸氧设备(氧气筒给氧或中心给氧系统)、电动吸引器(或中央吸引装置)、电除颤器、心脏起搏器、人工呼吸机、简易呼吸器、心电图机、心电监护仪、电动洗胃机等。

二、常用抢救技术

(一)氧气吸入法

氧气吸入法是指通过给氧,提高病人的动脉血氧分压(PaO_2)及动脉血氧饱和度(SaO_2),预防和纠正各种原因所致的缺氧状态。氧气吸入法是常用的急救措施之一。

1.缺氧程度判断及吸氧适应证

(1)缺氧程度判断:根据缺氧的临床表现及血气分析检查结果,判断缺氧的程度(表19.2)。

表 19.2　缺氧程度判断

程　度	临床表现			血气分析		氧疗指针
	发绀	呼吸困难	神志	氧分压 PaO_2/kPa(mmHg)	二氧化碳分压 $PaCO_2$/kPa(mmHg)	
轻度	轻	不明显	清楚	6.67~9.3(50~70)	> 6.67(50)	不需氧疗
中度	明显	明显	正常或烦燥	4.6~6.67(35~50)	> 9.3(70)	需氧疗
重度	显著	严重、三凹征明显	昏迷或半昏迷	< 4.6(35)	> 12.0(90)	必须氧疗

(2)吸氧适应证:血气分析检查是用氧的客观指标,动脉血 PaO_2 的正常值为 10.6~13.3 kPa(95~100 mmHg),$PaCO_2$ 的正常值为 4.7~5.0 kPa(35~45 mmHg)。当病人 PaO_2 低于 6.67 kPa(50 mmHg)时,应给予吸氧。

1)呼吸系统疾患:如哮喘、支气管肺炎、气胸、肺气肿、肺不张等。

2)心功能不全:如心力衰竭,可使肺部充血而导致呼吸困难。

3)各种中毒引起的呼吸困难:如一氧化碳中毒、巴比妥类药物中毒等,使氧不能由毛细血管渗入组织而产生缺氧。

4)昏迷病人:如脑血管意外或颅脑损伤所致昏迷病人,使中枢受抑制而引起缺氧。

5)其他:如某些外科手术后病人,大出血休克病人,分娩产程过长或胎心音异常,严重贫血等。

2.供氧装置　临床上常用的供氧装置有中心管道供氧装置、氧气筒与氧气表供氧装置、氧气枕供氧装置。

(1)中心管道供氧装置:医院设有中心供氧站,通过输气管道将氧气输送至门诊、急诊室、各病区的病室等。供氧站内设有总开关统一管理,各用氧单位配有流量表和湿化瓶(图19.2)。

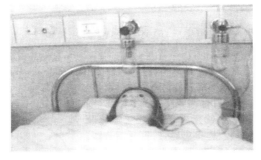

图 19.2　中心管道供氧装置

（2）氧气筒与氧气表供氧装置（图19.3）。

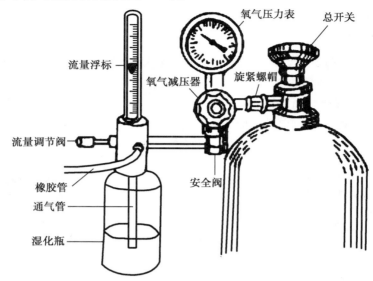

图 19.3　氧气筒与氧气表装置

1）氧气筒：圆柱形无缝钢筒，筒内可耐高压达 14.71 MPa，容纳氧约 6 000 L。氧气筒的顶部有一总开关，颈部的侧面有一气门。

①总开关：用来控制氧气的流出，使用时，将总开关沿逆时针方向旋转 1/4 周，即可放出足够的氧气；不用时，将其沿顺时针方向旋紧即可。

②气门：氧气自筒中输出的途径，与氧气表相连。

2）氧气表：由压力表、减压器、流量表、湿化瓶、安全阀组成。

①压力表：表上指针所指的刻度表示筒内氧气的压力，以 MPa 为单位。压力越大，说明筒内氧气贮存量越多。

②减压器：弹簧自动减压装置，可以将来自氧气筒内的压力降低至 0.2~0.3 MPa，使流量平稳，保证安全，便于使用。

③流量表：用以测量氧气每分钟的流出量，用 L/min 表示。表内装有浮标，当氧气通过流量表时，将浮标吹起，浮标上端平面所指的刻度（如果是球珠型则看球珠的中央所指的刻度），即表示每分钟氧气的流出量。

④湿化瓶：内盛 1/3~1/2 的蒸馏水或冷开水，用以湿润氧气，以免病人呼吸道黏膜受干燥气体的刺激。通气管浸入水中，出气管和鼻导管相连。

⑤安全阀：当氧气流量过大、压力过高时，其内部活塞即自行上推，使过多的氧气由四周小孔流出，以保证用氧安全。

3）装表法：氧气筒在存放时，应将氧气表装上，以备急用。

①吹尘：将氧气筒置于支架上，打开总开关，使少量氧气从气门冲出，随即关好总开关，以吹去气门处灰尘，避免灰尘进入氧气表内。

②装表：将氧气表稍向后倾，置于气门上，先用手初步旋紧，再用扳手旋紧，使氧气表直立于氧气筒旁。

③上湿化瓶:安装湿化瓶于流量表上。

④检畅:关流量表开关,打开总开关,再开流量表开关,检查氧气流出通畅、无漏气后,关闭总开关及流量表开关备用。

4)卸表法:氧气筒内氧气用完后(剩余 0.5 MPa),需将氧气表卸下。

①排余氧:关总开关,放出流量表内余气,关流量表开关。

②卸表:一手托稳氧气表,一手用扳手旋松氧气表的螺帽,再用手旋开,将表卸下,取下湿化瓶。

③注标志:卸表后,氧气筒标明"空"的标志,存放于指定地点。

(3)氧气枕供氧装置:氧气枕多用于抢救危重病人、转运病人途中或家庭氧疗。

氧气枕为一长方形橡胶枕,枕的一角有橡胶管,上有调节器以调节氧流量(图 19.4)。使用前,先将枕内灌满氧气,接上湿化瓶、检查并清洁病人的鼻腔、连接鼻导管、打开调节器,检查通畅后轻轻插入鼻孔,固定。让病人头部枕于氧气枕上,借重力使氧气流出。新购置的氧气枕首次使用时,应先用水反复揉搓、冲洗,直至洁净,以免病人吸入氧气枕内的粉尘,引起吸入性肺炎,甚至窒息。

3.氧气吸入浓度、氧浓度和氧流量的换算法

(1)氧气吸入浓度:掌握吸氧浓度对纠正缺氧起着重要作用。

1)吸氧浓度低于 25%,则和空气中氧含量(占 20.93%)相似,无治疗价值。

2)在常压下吸入 40%~60% 的氧是安全的。

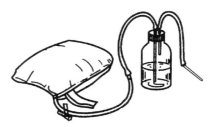

图 19.4 氧气枕

3)吸氧浓度高于 60%,持续时间超过 24 h,则会发生氧疗副作用,如氧中毒(表现为恶心、烦躁不安、面色苍白、干咳、胸痛、进行性呼吸困难等)、肺不张、呼吸道分泌物干燥、新生儿晶状体后纤维组织增生(早产儿多见)、呼吸抑制等。

4)对缺氧和二氧化碳滞留同时并存者(如Ⅱ型呼吸衰竭),应给予低流量、低浓度持续吸氧。因慢性缺氧病人长期二氧化碳分压高,其呼吸主要依靠缺氧刺激颈动脉和主动脉体化学感受器,沿神经上传至呼吸中枢,反射性地引起呼吸;如给予高浓度吸氧,则缺氧反射性刺激呼吸的作用消失,从而导致呼吸抑制,使二氧化碳滞留更严重,发生二氧化碳麻醉,甚至呼吸停止。

(2)氧浓度和氧流量的换算法。

氧浓度和氧流量的换算公式为:
$$吸氧浓度(\%)=21+4×氧流量(L/min)$$

氧流量和氧浓度的关系可参阅表 19.3。

表 19.3 氧流量与氧浓度对照表

氧流量(L/min)	1	2	3	4	5	6	7	8	9
氧浓度(%)	25	29	33	37	41	45	49	53	57

4.吸氧方法

（1）目的

1）提高动脉血氧饱和度及血氧含量。

2）纠正各种原因所致的缺氧。

（2）用物

供氧装置、治疗盘内放鼻导管、棉签、橡胶管、玻璃接管、治疗碗内盛冷开水、弯盘、胶布、别针、扳手、用氧记录单、笔等。

（3）操作方法

1）单侧鼻导管吸氧法：将鼻导管通过病人一侧鼻孔插入达鼻咽部，以吸入氧气的方法。此法节省氧气，但刺激鼻黏膜，长时间应用，病人感觉不适。其操作方法如下：

①核对解释：备齐用物携至病人床旁，核对床号、姓名，说明吸氧的目的及配合方法，以取得病人合作。

②清洁鼻腔：检查鼻腔黏膜及通气情况，用棉签蘸水清洁鼻孔，备胶布。

③调节流量：将橡胶管一端接流量表，鼻导管与橡胶管连接，关流量表开关，打开总开关，再开流量表开关调节适宜氧流量。

④测长检畅：测量插入长度，约为鼻尖至耳垂的 2/3（鼻咽部），如图 19.5 所示，将鼻导管前端蘸水，湿润并检查是否通畅。

⑤插管固定：自一侧鼻孔将鼻导管轻轻插入，无呛咳，用胶布分别固定于鼻翼及面颊部（图 19.6），并用安全别针固定橡胶管。

⑥整理嘱咐：安置病人，嘱病人不要随意调节氧流量，注意安全，如有不适及时呼叫，整理床单位及用物。

⑦记录观察：洗手，记录用氧时间、氧流量并签全名。用氧期间，注意观察缺氧改善情况。

⑧停氧记录：先拔出鼻导管，再关闭总开关，放完余氧，最后关闭流量开关；清洁面部并去除胶布痕迹；整理床单位及用物，记录停氧时间。

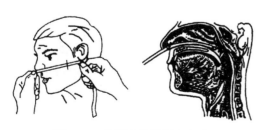
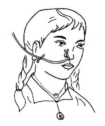

图 19.5　单侧鼻导管插入长度　　　　图 19.6　单侧鼻导管固定法

2）双侧鼻导管吸氧法：此法使用方便、刺激性小，适用于长期吸氧的病人，目前广泛应用于临床。

操作方法：清洁病人双侧鼻腔，将双侧鼻导管（图 19.7）与流量表连接，调节适宜氧流量，湿润并检畅，将其轻轻插入双侧鼻孔约 1 cm，再将导管绕过耳后，固定于下颌处（图 19.8），松紧适宜，再用别针将导管固定于枕旁。

3）鼻塞法：将鼻塞直接塞入病人鼻前庭，代替鼻导管用氧的方法。鼻塞大小以恰能塞住鼻孔为宜。此法使用方便，刺激性小，且病人感觉舒适，适用于长期吸氧的病人。

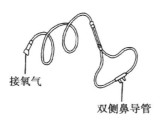

接氧气

双侧鼻导管

图 19.7 双侧鼻导管

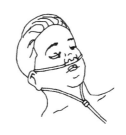

图 19.8 双侧鼻导管吸氧法

4)面罩法:将氧气导管接于面罩氧气进孔上,调节流量至 6~8 L/min,再将面罩置于病人口鼻部,用松紧带固定(图 19.9)。此法影响病人饮水、进食、服药、谈话等活动,且翻身易移位,适用于张口呼吸及病情较重的病人。

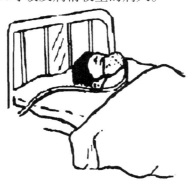
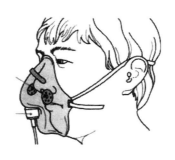

图 19.9 面罩法给氧

5)头罩法:将氧气导管接于头罩氧气进孔上,通过头罩顶部的小孔调节氧流量,将患儿头部置于头罩内,注意头罩与患儿颈部之间应保持适当的空隙,以防止呼出的二氧化碳再次吸入(图 19.10)。此法简便,无导管刺激黏膜,透明的头罩便于观察病情变化,能根据病情需要调节罩内氧浓度,长时间吸氧不会产生氧中毒。头罩法适用于新生儿、婴幼儿给氧。

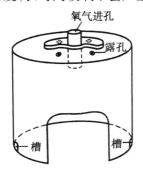

氧气进孔

露孔

槽   槽

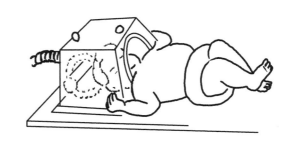

图 19.10 头罩法给氧

6)氧气帐法:将氧气导管接于氧气帐氧气进孔上,将病人头胸部置于氧气帐内给氧的方法。此法设备复杂,造价高,仅用于烧伤及新生儿的抢救。

(4)注意事项

1)严格遵守操作规程,注意用氧安全,切实做好"四防",即防震、防火、防热、防油。①防震:搬运氧气筒时,应避免倾倒、撞击,以防爆炸。②防火、防热:氧气筒应置于阴凉处,在筒的周围严禁烟火和易燃品,距火源至少 5 m、暖气至少 1 m,以防燃烧。③防油:氧气表及螺旋口上勿涂油,也不可用带油的手进行装卸,避免引起燃烧。

2)为保证病人用氧安全,使用氧气时,应先调节流量再插管应用;停用氧气时,应先拔管,再关闭氧气开关;中途改变氧流量时,应先将氧气和吸氧管分离,调节好流量后再接上,以免因开错开关,使大量氧气突然冲入呼吸道而损伤肺组织。

3)用氧过程中,应密切观察病人缺氧症状有无改善,定时测量脉搏、血压,观察其精神状态、皮肤颜色及温度、呼吸方式以及测定动脉血气分析等判断氧疗效果,以便选择适当的用氧浓度。

4)氧气筒内氧气不可用尽,当压力表指针降至 0.5 MPa 时,即不可再用,以防灰尘、杂质进入氧气筒内,于再次充气时引起爆炸。

5)持续鼻导管给氧的病人,鼻导管应每日更换 2 次以上,两侧鼻孔交替插管,以减少刺激鼻黏膜,并及时清除鼻腔分泌物,以防堵塞鼻导管;使用鼻塞、头罩应每天更换;面罩给氧应 4~8 h 更换一次面罩。

6)对未用或已用空的氧气筒,应分别悬挂"满"或"空"的标志,并分开存放,以方便及时调换氧气筒,并可避免急用时搬错而影响抢救速度。

(二)吸痰法

吸痰法是利用负压吸引的原理,经口、鼻或人工气道将呼吸道分泌物吸出,以保持呼吸道通畅的一种治疗方法。该法适用于无力咳嗽、排痰的病人,如新生儿、危重、昏迷、麻醉未清醒、气管切开的病人。

1.目的

(1)清除呼吸道分泌物或误吸的呕吐物,保持呼吸道通畅。

(2)防止吸入性肺炎或窒息等并发症。

(3)改善肺通气,促进呼吸功能。

2.用物

(1)吸痰装置:电动吸引器(由马达、偏心轮、气体滤过器、压力表、安全瓶、贮液瓶、连接管等组成),如图 19.11 所示,或中心负压吸引装置,多头电插板。

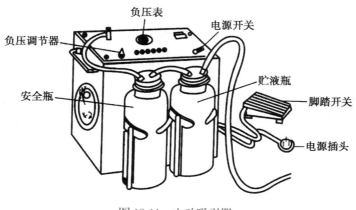

图 19.11　电动吸引器

（2）治疗盘内置：无菌持物钳 2 把、无菌有盖容器 3 个（1 个放 12~14 号无菌吸痰管数根，另 2 个盛无菌 0.9%氯化钠溶液）、弯盘、无菌纱布、玻璃接管。必要时备压舌板、开口器、舌钳、标本容器、盛有消毒液的试管、注射器等。

3.操作方法

（1）电动吸引器吸痰法：

1）核对解释：备齐用物携至病人床旁，核对床号、姓名，说明吸痰的目的及配合方法，以取得病人合作。

2）连接检查：连接并检查吸引器各部件，接通电源，打开开关，检查吸引器性能。将盛有消毒液的试管系于床栏上。

3）调节负压：一般成人吸痰负压为 40.0~53.3 kPa（300~400 mmHg），小儿应小于 40.0 kPa（300 mmHg）。

4）安置卧位：协助病人去枕仰卧，头偏向操作者，检查口、鼻，如有活动义齿，应取下，颌下铺治疗巾。昏迷病人用开口器协助张口，舌后坠病人用舌钳将舌拉出。同时评估口、鼻黏膜及人工气道，痰液深度、性质及量。

5）试吸检畅：打开吸引器开关，连接吸痰管，用 0.9%氯化钠溶液试吸，以检查负压大小、吸痰管是否通畅，同时可润滑导管前端。

6）抽吸痰液：一手反折吸痰管末端（阻断负压），另一手用无菌镊子夹持吸痰管前端，将其插入口咽部，放松折叠处，先吸净口咽部分泌物。更换吸痰管，在病人吸气时顺势将吸痰管插入气道约 15 cm，吸出气管内分泌物。吸痰动作应轻柔、敏捷，从深部向上提拉，左右旋转，由浅到深，吸净痰液。每次插入抽吸时间不超过 15 s，以防缺氧。

7）冲洗导管：吸痰管每次拉出后，立即用 0.9%氯化钠溶液抽吸冲洗，以免吸痰管被痰液堵塞。

8）关机清洁：吸痰完毕，关闭吸引器开关及电源开关，取下吸痰管，将玻璃接管插入盛有消毒液的试管中。用纱布擦净病人口鼻及面部，必要时进行口腔护理。

9）整理记录：安置病人舒适卧位，整理床单位，清理用物。洗手，记录吸痰时间、痰液性状、量及病人呼吸情况等。

（2）中心负压吸引装置吸痰法：该装置将吸引管连接到各病床单位，使用时将贮液瓶装置插入墙壁中心负压吸引装置插孔内，连接吸痰导管，打开开关，调节负压，检查吸引性能，试吸通畅后即可进行抽吸，其余方法同电动吸引器吸痰法。

（3）注射器吸痰法：用 50 mL 或 100 mL 注射器连接吸痰管抽吸痰液或呕吐物，以保持呼吸道畅通。适用于家庭或无吸引器、吸引装置的紧急情况。

4.注意事项

（1）严格执行无菌操作，治疗盘内吸痰用物每天更换 1~2 次，吸痰管每次更换，并作好口腔护理。

（2）密切观察病情变化，保持呼吸道通畅，如发现病人喉头有痰鸣音或排痰不畅时，应及时吸痰。

（3）吸痰前后，应增加氧气的吸入，且每次插入抽吸时间不超过 15 s，如需再次吸引，应间隔 3~5 min，以免因吸痰造成病人缺氧。

（4）如痰液黏稠不易吸出，可协助病人变换体位，配合叩背、雾化吸入，气管插管或气管切开病人,可向气管内滴入少量0.9%氯化钠溶液或化痰药物,通过振动、稀释痰液,使之易于吸出。禁止增加吸引器负压吸引。

(5)昏迷病人可用压舌板或开口器先将口启开,再进行吸痰;气管插管或气管切开病人,需经气管插管或套管内吸痰,并严格无菌操作;经口腔吸痰有困难时,可由鼻腔插入吸痰(颅底骨折的病人忌从鼻腔插管吸痰)。

(6)为婴幼儿吸痰时,负压要小,吸痰管要细,动作要轻,以免损伤呼吸道黏膜。

(7)贮液瓶内的吸出液应及时倾倒(一般不超过瓶的2/3),并做好消毒处理,使用前瓶内应装少量水,以防痰液黏附于瓶底,妨碍清洗。

(三)洗胃法

洗胃法是将大量溶液饮入或通过胃管灌入胃内,以反复冲洗并排除胃内容物的方法。洗胃法分为两类,即口服催吐法和胃管洗胃法。胃管洗胃法又包括电动吸引器洗胃法、漏斗胃管洗胃法、注洗器洗胃法、自动洗胃机洗胃法。

1.目的

(1)解毒:清除胃内毒物或刺激物,避免毒物吸收,也可利用不同灌洗液通过中和解毒。清除胃内毒物需尽早进行,在服毒后6 h内洗胃效果最佳。

(2)减轻胃黏膜水肿:幽门梗阻的病人,通过洗胃能将胃内滞留的食物洗出,以减少对胃黏膜的刺激,从而减轻胃黏膜充血水肿。

(3)为手术或某些检查作准备:如食管下段、胃部、十二指肠手术前准备。

2.用物

(1)洗胃用物:

1)口服催吐法:治疗盘、量杯、压舌板、塑料围裙、水温计、毛巾、水桶2只(1只盛洗胃溶液,1只作污水桶)。

2)漏斗胃管洗胃法:治疗盘、漏斗洗胃管、止血钳、镊子、纱布2块、弯盘、橡胶单、治疗巾、润滑油、棉签、胶布、水温计、量杯、水桶2只(1只盛洗胃溶液,1只作污水桶),必要时备压舌板、开口器、舌钳、牙垫等。

3)电动吸引器洗胃法:同漏斗胃管洗胃法(用胃管代替漏斗胃管),另备电动吸引器、输液瓶、输液导管、止血钳2把(或调节阀2个)、Y形三通管、输液架。

4)注洗器洗胃法:同漏斗胃管洗胃法(用14号胃管代替漏斗胃管,婴幼儿用硅胶管),另备50 mL注洗器(或50~100 mL注射器)。

5)自动洗胃机洗胃法:同漏斗胃管洗胃法(用28号胃管代替漏斗胃管),另备自动洗胃机及随机用物。

(2)洗胃溶液:根据需要准备洗胃溶液,液量为10 000~20 000 mL,温度为25~38 ℃。常见药物中毒的灌洗溶液及禁忌药物见表19.4。

表19.4　常见药物中毒的灌洗溶液(解毒剂)及禁忌药物

毒物种类	洗胃溶液	禁忌药物
酸性物	镁乳、蛋清水、牛奶	强酸药物
碱性物	5%醋酸、白醋、蛋清水、牛奶	强碱药物

毒物种类	洗胃溶液	禁忌药物
氰化物	饮 3% 过氧化氢溶液后引吐,1:15 000～1:20 000 高锰酸钾洗胃	
敌敌畏	2%～4% 碳酸氢钠、1% 盐水、1:15 000～1:20 000 高锰酸钾洗胃	
1605、1059、4049(乐果)	2%～4% 碳酸氢钠洗胃	高锰酸钾
美曲磷脂(敌百虫)	1% 盐水或清水洗胃;1:15 000～1:20 000 高锰酸钾洗胃	碱性药物
DDT,666	温开水或等渗盐水洗胃,50% 硫酸镁导泻	油性泻药
巴比妥类(安眠药)	1:15 000～1:20 000 高锰酸钾洗胃,硫酸钠导泻	硫酸镁
灭鼠药(磷化锌)	1:15 000～1:20 000 高锰酸钾洗胃,0.1% 硫酸铜洗胃;口服 0.5%～1% 硫酸铜溶液,每次 10 mL,每 5～10 min 一次,配合用压舌板等刺激舌根引吐	鸡蛋、牛奶、脂肪、油类食物
异烟肼(雷米封)	1:15 000～1:20 000 高锰酸钾洗胃,硫酸钠导泻	

注:①蛋清水、牛奶可黏附于黏膜或创面上,从而对胃肠黏膜起保护作用,并可减轻病人疼痛。

②1605,1509,4049(乐果)等禁用高锰酸钾洗胃,否则可氧化成毒性更强的物质。

③敌百虫遇碱性药物可分解出毒性更强的敌敌畏,其分解过程随碱性的增强和温度的升高而加速。

④巴比妥类药物采用硫酸钠导泻,是利用其在肠道内形成的高渗透压,而阻止肠道水分和残存的巴比妥类药物的吸收,促使其尽早排出体外。且硫酸钠对心血管和神经系统没有抑制作用。不会加重巴比妥类药物的中毒。

⑤磷化锌中毒时,口服硫酸铜催吐可使其成为无毒的磷化铜沉淀,阻止吸收,并促使其排出体外。磷化锌易溶于脂类物质,忌用油类食物,以免促使磷的溶解吸收。

3.操作方法

(1)口服催吐法:病人口服洗胃溶液,再自动呕出的方法。该法适用于清醒、合作的病人。

1)遵医嘱配制灌洗液,备齐用物携至病人床旁,核对床号、姓名,解释操作目的及配合方法,以取得合作。

2)协助病人取坐位或半坐卧位,围好塑料围裙,污水桶置于病人坐位前。

3)先用压舌板压其舌根部引吐,尽量将胃内容物呕出,必要时留标本送检。

4)嘱病人在短时间内自饮大量灌洗液(300～500 mL/次),以引起呕吐;如病人不易吐出,可用压舌板压其舌根部催吐;如此反复进行,直至吐出的液体澄清无味为止。

5)协助病人漱口、洗脸,必要时更换衣服,嘱病人卧床休息。

6)整理床单位,清理用物。

7)洗手,记录灌洗液名称及液量,洗出液的量、性状、颜色、气味,病人的主诉等。

(2)电动吸引器洗胃法:利用负压吸引原理,用电动吸引器连接胃管吸出胃内容物的方法。此法能迅速而有效地清除胃内毒物,能准确计算灌洗液量,适用于抢救急性中毒病人。

1)遵医嘱配制灌洗液,备齐用物携至病人床旁,核对床号、姓名,解释操作目的及配合方法,以取得合作。

2）接通电源,检查电动吸引器的功能,调节负压在 13.3 kPa 左右,以免压力过大损伤胃黏膜;吸引器上连接的贮液瓶容量应在 5 000 mL 以上。

3）连接灌洗管(图 19.12):①将输液瓶连接输液管,下接"Y"形三通管的主干;②"Y"形三通管的另两端分别与洗胃管、吸引器上贮液瓶的橡胶管相连;③将洗胃液倒入输液瓶内,夹闭输液管,挂于输液架上;④检查各连接处有无漏气。

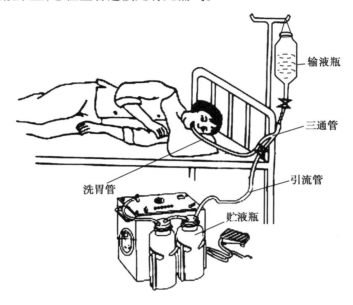

图 19.12   电动吸引器洗胃

4）协助病人取坐位或半坐卧位,中毒较重者取左侧卧位,昏迷病人应去枕平卧、头偏向一侧,铺好橡胶单及治疗巾,取出活动义齿,置弯盘于口角处,放好污水桶。

5）嘱病人张口,昏迷或不合作病人用开口器打开口腔。左手用纱布包裹胃管,右手用镊子夹持胃管前端测量插管长度(前额发际至剑突距离),润滑胃管前段,由口腔插入胃管 55~60 cm,证实胃管在胃内后,用胶布固定。

6）先开动吸引器,将胃内容物吸出,必要时留标本送检。

7）待吸尽胃内容物后,关闭吸引器,将贮液瓶上的引流管夹闭,开放输液管,使溶液流入胃内 300~500 mL,夹住输液管,开放引流管,开动吸引器,吸出灌洗的液体。如此反复进行,直至吸出液澄清无味为止。

8）洗胃完毕,反折胃管末端,用纱布包裹迅速拔出。

9）协助病人清洁口腔及面部,取舒适卧位,整理病床单位,清理用物。

10）洗手,记录灌洗液名称及液量,洗出液的量、性状、颜色、气味,病人的主诉等。

（3）自动洗胃机洗胃法:利用电磁泵为动力源,通过自控电路的控制,使电磁阀自动转换动作,分别完成向胃内灌入冲洗药液和吸出胃内容物的洗胃过程(图 19.13)。能自动、迅速、彻底清除胃内毒物,适用于抢救急性中毒病人。

洗胃时将 3 根橡胶管分别与洗胃机上的药管、胃管、污管的管口连接;将药管的另一端放入灌洗液桶内,管口应浸在液面以下,污管的另一端放入空桶内,胃管的另一端将于插胃管后与病人的洗胃管相连接。接通电源,检查自动洗胃机的性能,调节药量大小与吸冲时间。插管成功后将病人的洗胃管与机器胃管的另一端相连,先按"手吸"键,吸出胃内容物,必要时留取标本送检,再按"自动"键,机器开始对胃进行自动冲洗,每次入量300～500 mL。待吸出的液体澄清无味后,按"停机"键,机器停止工作。将接在洗胃机药管、胃管和污管管口的橡胶管同时放入清水中,按"清洗"键,清洗干净后取出,排尽机器中的水,关机。

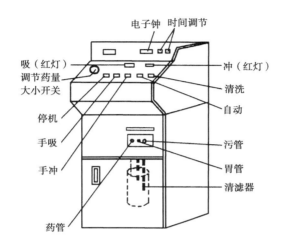

图 19.13　自动洗胃机

(4)漏斗胃管洗胃法:利用虹吸原理,将洗胃溶液经漏斗灌入胃内后,再吸引出来的方法(图 19.14)。

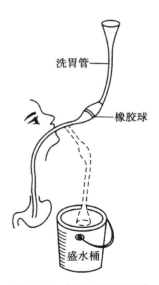

洗胃时插入胃管,证实在胃内并固定后,先将漏斗放于低于胃部的位置,挤压橡胶球抽尽胃内容物,必要时留取标本送检。举漏斗高过病人头部 30～50 cm,将洗胃液倒入漏斗 300～500 mL,当漏斗内尚余少量溶液时,立即将漏斗放低于胃的位置,倒置于污水桶内,利用虹吸原理引出胃内灌洗液。如引流不畅时,可挤压橡胶球,利用负压的作用抽出胃内容物。如此反复灌洗,直至洗出的灌洗液澄清无味为止。

(5)注洗器洗胃法:将胃管经鼻腔插入胃内,用注洗器反复冲洗并排除胃内容物的洗胃方法。该法适用于幽门梗阻、胃手术前病人的洗胃。

洗胃时插入胃管,证实在胃内并固定后,先用注洗器抽尽胃内容物,必要时留取标本送检。注入洗胃液约 200 mL,再抽吸弃去,如此反复冲洗,直至吸出的液体澄清无味为止。

图 19.14　漏斗胃管洗胃法

4.注意事项

(1)急性中毒的病人,应先迅速采用口服催吐法,必要时进行胃管洗胃,以减少毒物吸收。

(2)插胃管时,动作应轻柔、迅速,并将胃管充分润滑,以免损伤食管黏膜或误入气管。

(3)当中毒物质不明时,应先抽出胃内容物送检,以明确毒物性质;洗胃溶液可先选用

0.9%氯化钠溶液或温开水,待确定毒物性质后,再选用拮抗剂进行洗胃。

(4)吞服强酸或强碱等腐蚀性药物,禁忌洗胃,以免造成胃穿孔。可遵医嘱给予药物解毒或物理性对抗剂,如豆浆、牛奶、米汤、蛋清水(用生鸡蛋清调水至 200 mL)等,以保护胃黏膜。

(5)肝硬化伴食管胃底静脉曲张、近期曾有上消化道出血、胃穿孔的病人,禁忌洗胃;食管阻塞、消化性溃疡、胃癌等病人不宜洗胃;昏迷病人洗胃应谨慎,可采用去枕平卧位,头偏向一侧,以防窒息。

(6)为幽门梗阻病人洗胃,宜在饭后 4~6 h 或空腹时进行,并记录胃内潴留量,以便了解梗阻情况,为静脉输液提供参考。如灌入量为 2 000 mL,抽出量为 2 500 mL,则表示胃潴留量为 500 mL。

(7)洗胃液每次灌入量以 300~500 mL 为宜,不能超过 500 mL,并保持灌入量与抽出量的平衡。如灌入量过多,液体可从口鼻腔涌出,易引起窒息;还可导致急性胃扩张,使胃内压升高,促进中毒物质进入肠道,反而增加毒物的吸收;突然的胃扩张还可兴奋迷走神经,反射性地引起心脏骤停。每次灌入量如过少,则延长洗胃时间,不利于抢救的进行。

(8)洗胃过程中应密切观察病情变化,如病人感到腹痛,有血性液体流出或出现休克等,应立即停止洗胃,并通知医生进行处理。

(四)人工呼吸器使用法

人工呼吸器是进行人工呼吸的最有效的方法之一,临床常用于各种原因所致的呼吸停止或呼吸衰竭的抢救及麻醉期间的呼吸管理。常用的有简易呼吸器和人工呼吸机。

1.目的

(1)维持和增加机体通气量、改善换气功能。

(2)纠正威胁生命的低氧血症。

(3)手术病人麻醉期间的呼吸管理。

2.用物

(1)简易呼吸器:由呼吸囊、呼吸活瓣、面罩及衔接管组成(图 19.15)。

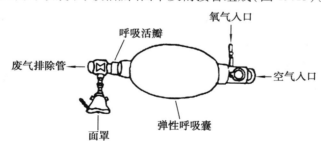

图 19.15 简易呼吸器

(2)人工呼吸机(图 19.16):必要时备气管切开或气管插管用物,蒸馏水、吸痰用物、电源。

(3)氧气装置。

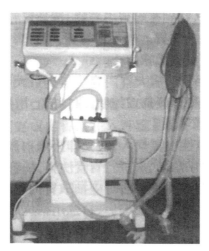

图 19.16　微机控制型人工呼吸机

3.操作方法

（1）简易呼吸器使用方法

1）备齐用物携至病人床旁,核对床号、姓名,解释操作目的及配合方法,以取得合作。

2）协助病人去枕,仰卧于床上,如有活动义齿应取下。

3）解开束缚病人的衣领、领带、腰带,清除上呼吸道的分泌物、呕吐物,以保持呼吸道通畅。

4）操作者站在病人头侧,使病人头尽量后仰,托起下颌,拉直颈部,使气道开放。

5）将面罩紧扣病人的口鼻部,使其不漏气。

6）挤压呼吸气囊,使空气(或氧气)由气囊进入肺内;放松气囊时,肺部气体经活瓣排出;如此有规律地进行挤压、放松,一般速率为 16～20 次/min,每次挤压能进入 500～1 000 mL 气体(婴儿以胸廓隆起为宜)。

7）操作中,应注意观察病人,如出现自主呼吸,人工呼吸应与之同步,即在病人吸气时,顺势挤压呼吸气囊,达到一定潮气量时,完全放松气囊,使病人自行完成呼气动作。

8）遵医嘱停止使用。

9）整理床单位,清理用物,做好消毒处理和呼吸器保养,并作好记录。

（2）人工呼吸机使用方法

1）备齐用物,准备氧气装置与呼吸机相连。

2）核对床号、姓名,解释操作目的及配合方法,以取得合作。

3）协助病人去枕,仰卧于床上,如有活动义齿应取下。

4）解开束缚病人的衣领、领带、腰带,清除上呼吸道的分泌物、呕吐物,以保持呼吸道通畅。

5）接通电源,连接导管,打开开关,检查机器运转及有无漏气,连接氧气。

6）根据病情选择通气方式,调节各预置参数(成人机械通气参数的选择见表 19.5),启动机器,检查呼吸机性能。

7）将呼吸机与病人气道连接,方法包括面罩连接法、气管插管连接法和气管套管连接法

3种。要求连接紧密,不漏气。

8)上机护理:①呼吸机工作后,应密切观察呼吸机的运转情况及病情变化,如病人两侧胸壁运动是否对称、呼吸音是否一致,机器与病人的呼吸是否同步等。②根据病情需要不断调整各参数。③预防及控制感染,应充分湿化呼吸道,防止气道干燥致分泌物堵塞,诱发呼吸道感染。④及时清理呼吸道,保持呼吸道通畅。可定时翻身、扣背、吸痰、湿化吸入气体,以促进痰液排除。

9)记录病人的反应、呼吸机使用参数、时间、效果等。

10)撤机护理:①做好心理护理,当病人病情好转,符合呼吸机撤离的指征时,应逐步撤离呼吸机,可先适当减少呼吸机通气量,使自主呼吸发挥作用,减少病人对呼吸机的依赖,循序渐进地撤机。②遵医嘱执行,分离面罩、插管或套管,拔管,吸氧。③关闭呼吸机、电源、氧气开关。

11)整理床单位,清理用物,做好消毒处理及呼吸机保养,并作好记录。

表 19.5　人工呼吸机通气参数

项　目	数　值
呼吸频率(R)	10~16 次/min
吸/呼比值(I/E)	1 :(1.5~2.0)
每分钟通气量(VE)	8~10 L/min
潮气量(Vr)	10~15 mL/kg(范围为 600~800 mL)
通气压力(EPAP)	0.147~1.96 kPa(一般应<2.94 kPa)
呼气末正压(PEEP)	0.49~0.98 kPa(渐增)
供氧浓度(FiO_2)	30%~40%(一般 < 60%)

4.注意事项

(1)密切观察病情变化:观察病人的生命体征、尿量、意识状态、原发病情况、心肺功能、是否有自主呼吸及呼吸机是否与之同步。定期监测病人血气分析及电解质的变化,及时发现呼吸机治疗的并发症。

(2)观察呼吸机工作情况,检查呼吸机运转是否正常,各管路连接是否紧密,有无脱落,有无漏气,各参数是否符合病人需要。

(3)观察通气量是否合适。①通气量合适:吸气时能看到胸廓起伏,肺部呼吸音清晰,生命体征较平稳;②通气量不足:因二氧化碳潴留,病人皮肤潮红、多汗、烦躁、血压升高、脉搏加快、表浅静脉充盈消失;③通气过度:病人出现昏迷、抽搐等呼吸性碱中毒的症状。

(4)预防医源性感染,每日更换呼吸机各管道,更换螺纹管、呼吸机接口、雾化器等,并用消毒液浸泡消毒;病室空气用紫外线照射 1~2 次/天,15~30 min/次;病室的地面、病床、床旁桌等,用消毒液擦拭,2 次/天。

第二十章
临终病人的护理

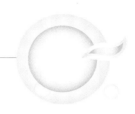

生老病死是人类自然发展的客观规律。死亡是人生旅途的终点,是生命的必然结果。作为护士给临终病人提供护理,既是一种挑战又是一种机会。通过身心两方面恰当的护理,可提高临终病人的生命质量,维护其尊严,减轻其身心痛苦,使其坦然、舒适地度过生命中的最后阶段。

第一节　临终病人的身心护理

一、临终关怀的概念

临终关怀又称为善终服务、安宁照顾等,是指对临终病人及其家属提供生理、心理、社会等方面的完整照顾。其宗旨是使临终病人的生命得到尊重、症状得到控制,生命质量得到提高,家属的身心健康得到维护和增强,使病人在临终时能够无痛苦、平静、安宁、有尊严地走完人生的最后旅程,同时减轻临终病人家属的精神压力。

临终关怀的基本原则是以护理照顾为主,尊重生命,提高生存质量以及注重心理支持。临终关怀把医学对人类所承担的人道主义精神体现得更加完美。

二、临终病人的生理变化及护理

(一)循环与呼吸系统的变化及护理

常表现为脉搏快而弱、不规则并逐渐消失,血压下降或测不出;病人呼吸频率逐渐减慢,呼吸表浅,可有潮式呼吸、间断呼吸、点头样或叹气样呼吸,出现呼吸困难,多有痰鸣音等。

严密观察生命体征、皮肤颜色、温度等,必要时为病人保暖。保持呼吸道通畅,必要时给予吸氧和吸痰。如病情允许,可采取半坐卧位或抬高头及肩,以扩大胸腔容量,减少回心血量,从而改善呼吸困难;对昏迷的病人,可采取侧卧位或仰卧位头偏向一侧,以利呼吸道分泌物的引流,防止窒息或发生肺部并发症。

(二)消化系统与泌尿系统的变化及护理

常表现为恶心、呕吐、食欲缺乏、腹胀、口干、脱水;可出现尿潴留、便秘、大小便失禁等。

护士应了解病人的饮食习惯,注意食物的色、香、味,少量多餐,以增进食欲,补充营养;给予流质、半流质饮食,以利于吞咽;必要时通过鼻饲或完全胃肠道外营养,以保证营养供给。做好排泄护理,对大小便失禁者,应注意会阴肛门周围皮肤的清洁、干燥,必要时留置导尿。并加强皮肤护理,保持床铺的清洁、干燥、平整、防止压疮的发生。

(三)感知觉与意识的变化及护理

常表现为周身疼痛不适,视力逐渐减退,模糊至视力丧失;语言逐渐混乱、发音困难;而听觉通常最后消失。神经系统方面,病人常出现不同程度的意识障碍。

护士应注意观察病人的意识状态,疼痛的性质、部位、程度及持续时间,协助病人选择减轻疼痛最有效的方法,适当选择药物止痛。

提供安静、空气新鲜的环境,温湿度适宜,适当照明,以增加安全感。

因听觉通常最后消失,故应避免在病人床旁讨论病情,以减少不良刺激。如病人视力减退,可配合触摸等非语言性交流,使其感到即使在生命的最后一刻,仍不孤独。

(四)瞳孔与肌张力的变化及护理

常表现为瞳孔散大、对光反射迟钝或消失,肌张力丧失,吞咽困难,大小便失禁,肢体软弱无力,无法维持躯体功能位。肢体瘫痪,脸部外观改变呈希氏面容(面肌消瘦,面部呈铅灰色,眼眶凹陷,双眼半睁,目光呆滞,下颌下垂,嘴微张)。

护士应注意观察瞳孔与肌张力等的改变,协助病人维持良好、舒适的体位,定时翻身。

(五)皮肤与黏膜的变化及护理

皮肤黏膜常表现为苍白、湿冷、四肢冰凉、发绀;病人不能自主活动,无法改变体位,容易发生压疮。

护士应注意观察病人皮肤、黏膜情况,注意保暖。协助其采取舒适体位,定时翻身,避免局部长期受压;按摩受压部位,以促进血液循环;保持皮肤及床单位的整洁、干燥,预防压疮的发生。

三、临终病人的心理变化及护理

临终病人因疾病的折磨及对生的渴望、对死的恐惧,故心理反应十分复杂。美国医学博士伊丽莎白·库勒·罗斯在观察了400位临终病人的基础上,将临终病人的心理反应过程分为5个阶段,即否认期、愤怒期、协议期、忧郁期与接受期。

(一)否认期的心理变化及护理

当病人得知自己患有不治之症,病重将面临死亡时,常常没有思想准备,其心理反应为"不,不可能,不会是我! 一定是搞错了! 这不是真的!"以此来极力否认,拒绝接受事实。继而会四处求医,怀着侥幸的心理,希望是误诊。此期持续时间因人而异,大部分病人能很快度过,也有些病人会持续否认直至死亡。

护理否认期的病人,护理人员应与病人坦诚沟通,既不要揭穿病人的心理防御机制,也不要欺骗病人,谈话时要注意维持病人适当希望,同时,对病人的病情,医护人员及家属应注意保持口径一致。给予关心和支持,经常陪伴在病人身边,耐心倾听病人诉说,使病人感受到护士的关心。

（二）愤怒期的心理变化及护理

当对疾病事实无法否认时，病人常表现为生气、愤怒、怨恨、嫉妒，产生"这不公平，为什么是我！"的心理反应。内心的不平衡，使病人常常迁怒于周围的人，向医护人员、家属、朋友等发泄愤怒。

护理愤怒期的病人，护士应清楚地认识到病人的愤怒是一种有益于健康的正常行为，可弥补内心的不平衡。故应允许病人发怒、抱怨，给病人机会以宣泄心中的忧虑和恐惧；并认真倾听病人的心理感受，理解其不合作的行为；同时注意意外事件的发生，并取得家属的配合。

（三）协议期的心理变化及护理

病人愤怒的心理消失后，开始接受临终的事实，希望尽可能延长生命，以完成未尽心愿，并期望奇迹出现，常常表示"如果能让我好起来，我一定……"。此期病人变得和善、宽容，对病情抱有一线希望，能积极配合治疗。

护理协议期的病人，护士应认识到此时病人的心理反应对自身是有利的。因此，应主动关心病人，鼓励其说出内心的感受，加强护理，尽量满足病人要求，并指导病人更好地配合治疗，以控制症状，减轻病人的痛苦。

（四）忧郁期的心理变化及护理

当病人经过多方努力，但病情仍进一步恶化，治疗已经无望时，病人往往会产生很强烈的失落感，表现为情绪低落、消沉、退缩、悲伤、沉默、哭泣等，甚至有轻生的念头。常要求会见亲朋好友，希望有喜爱的人陪伴，并开始交代后事。

护理忧郁期的病人，护士应尽可能地满足病人的合理要求，给予同情和照顾，多陪伴、安慰病人，并允许家属陪伴，允许病人表达其悲哀的情绪，精神上给予病人支持，同时应注意安全，预防病人的自杀倾向。

（五）接受期的心理变化及护理

为临终的最后阶段，在一切努力挣扎之后，病人接受即将面临死亡的事实，一切未完事宜均已处理好，因而变得平静、安详。病人因精神和肉体的极度疲劳和衰弱，故常常处于嗜睡状态，情感减退，安静地等待死亡的来临。

护理接受期的病人，护士应尊重病人，不强迫与其交谈，减少外界干扰，给病人提供一个安静、舒适的环境，继续陪伴病人，并加强生活护理，使临终病人平静、安详地告别人世。

第二节　死亡的概念和分期

一、濒死及死亡的概念

（一）濒死

濒死即临终，是生命活动的最后阶段，指病人在接受治疗或姑息性治疗后，病情仍加速恶化,各种迹象显示生命即将结束。

(二)死亡

死亡是指个体生命活动和新陈代谢的永久性终止。呼吸停止、心跳停止是传统判断死亡的标准。

(三)脑死亡

脑死亡是指全脑死亡,包括大脑、中脑、小脑和脑干功能活动的不可逆终止。

二、死亡的标准

传统的观念是将心跳、呼吸停止作为判断死亡的标准,当病人的呼吸、心脏停搏、瞳孔散大固定,所有反射消失,心电波平直,即可宣布死亡。

随着医学科学的发展,传统判断死亡的标准受到了冲击,1967年,人类历史上第一例心脏移植手术在南非获得成功后,就意味着心死不等于人死。即使是心肺功能停止,也可以借助药物和机器来维持生命,通过脏器移植技术来替换。现代医学表明,当人的心跳停止时,大脑、肾脏、肝脏并没有死亡,只要大脑功能保持完整性,生命活动就有可能再恢复。而一旦脑死亡,即使呼吸、心跳依赖机器维持,也仅保留了植物生命,失去了人的本质特征。因此,目前医学界逐步开始主张将脑死亡作为判断死亡的标准,认为脑死亡后,生命活动将无法逆转。

目前较为公认的脑死亡诊断标准是1968年美国哈佛大学提出的四条标准:①不可逆的深度昏迷;②自发呼吸停止;③脑干反射消失;④脑电波消失(平坦)。凡符合上述标准,并在24 h内反复复查无改变,并排除体温过低(低于32 ℃)以及中枢神经系统抑制剂的影响,即可作出脑死亡的诊断。

三、死亡过程的分期

死亡不是生命的骤然结束,而是一个逐渐进展的过程。一般分为3个时期,即濒死期、临床死亡期、生物学死亡期。

(一)濒死期

濒死期又称为临终状态,是死亡过程的开始阶段。此期机体各系统的功能严重紊乱,脑干以上中枢神经系统功能处于抑制状态。该期表现为意识模糊或丧失,呼吸微弱或出现间断呼吸,心跳减弱,血压下降,各种反射减弱或迟钝,肌张力减弱或消失,死亡即将发生。此期持续时间视病情而定,猝死及严重颅脑损伤等病人可直接进入临床死亡期。此期若得到及时、有效的治疗及抢救,生命仍可复苏;反之,则进入临床死亡期。

(二)临床死亡期

临床死亡期又称为躯体死亡期或个体死亡期,此期延髓处于深度抑制状态。临床表现为心跳、呼吸停止,瞳孔散大固定,各种反射消失,但各种组织细胞仍有短暂而微弱的代谢活动。此期持续时间一般为5~6 min,若时间过长,则大脑将发生不可逆的变化。此期若得到及时、有效的抢救,病人生命仍有复苏的可能。

(三)生物学死亡期

生物学死亡期是死亡过程的最后阶段。此期整个中枢神经系统和机体各器官的新陈代谢相继终止,并出现不可逆的变化,整个机体已不可能复活。而且,随着此期的进展,会相继出现一些尸体现象,如尸冷、尸斑、尸僵、尸体腐败等。

1.尸冷　人死后,由于新陈代谢停止,尸体的温度逐渐降低,称为尸冷。一般于死亡后24 h左右,尸体的温度与环境温度相同。

2.尸斑　人死后,由于血液循环停止,在地心引力的作用下,血液流向身体最低部位,使这些部位的皮肤出现暗红色斑块或条纹,称为尸斑。一般于死亡后2~4 h出现。

3.尸僵　尸体肌肉僵硬,且关节固定称为尸僵。一般于死亡后1~3 h先出现在下颌部,4~6 h扩展至全身,12~16 h达高峰,24 h后尸僵开始缓解(肌肉逐渐变软)。

4.尸体腐败　人死后,机体组织的蛋白质、脂肪和糖类因腐败细菌的作用而分解的过程,称为尸体腐败。一般于死亡后24 h出现,先出现在腹部,然后波及全身。

第三节　尸体护理

尸体护理是对临终病人实施整体护理的最后步骤,也是临终关怀的重要内容之一。作好尸体护理不仅是对死者人格的尊重,而且是对死者家属也是极大的安慰,是人道主义精神和护理职业道德的体现。护士应以严肃认真的态度做好尸体护理,尊重病人的遗愿,满足其亲属的合理要求。确认病人死亡后,由医生开具死亡诊断书,护士应尽快进行尸体护理。

一、目的

1.使尸体整洁、无溢液;姿势良好,易于辨认。

2.尊重死者,给家属以安慰,减轻哀痛。

二、用物

治疗盘内备:弯血管钳、剪刀、衣裤、尸单或尸袍、尸体识别卡(表20.1)3张、别针3枚、弯盘内置不脱脂棉适量、绷带、梳子、大单。

另备:松节油、脸盆、毛巾、平车,有伤口者备换药敷料、胶布,必要时备隔离衣、手套及屏风。

表20.1　尸体识别卡

姓名_____住院号_____年龄_____性别_____
病室_____床号_____籍贯_____死亡诊断_____
住址_____
死亡时间_____年_____月_____日_____时_____分
护士签名_____
医院_____

三、操作方法

1.填写3张尸体识别卡。

2.备齐用物携至床旁,大病房用床帘或屏风遮挡,以尊重死者。

3.劝慰家属暂时离开病室。

4.撤去一切治疗用物,以便进行尸体护理。

5.将床放平,尸体仰卧,头下垫枕,以防面部瘀血变色,两臂置于身体两侧,留一大单或被套(撤去棉胎)遮盖尸体。

6.洗脸,闭合口、眼。如眼睑不能闭合,可用毛巾热湿敷或按摩眼周使之闭合;如不能闭口,可轻揉下颌或用绷带托起,如有义齿将其装上,以维持尸体良好的外观。

7.脱去衣裤,依次擦洗上肢、胸、腹、背、臀、下肢,并用松节油擦净胶布痕迹,有伤口者更换敷料,有引流管应拔出后缝合切口,或用蝶形胶布封闭并包扎。

8.用弯血管钳夹棉花填塞口、鼻、耳、阴道、肛门等孔道,防止体液外流,填塞时棉花不能外露。

9.穿上衣裤,将第一张尸体识别卡系于手腕部。梳理头发,撤去大单或被套。

10.将尸单斜铺在平车上,尸体移至尸单上,将尸体四肢拉直,脚尖向上,先用尸单两端遮盖尸体的头和脚,再将尸单左右两边整齐包好,用绷带固定胸部、腰部及踝部,将第二张尸体识别卡别在尸体胸部的尸单上(也可将尸体放入尸袍中,拉上拉链。第二张尸体识别卡别于尸体胸部的尸袍上)。

11.用大单遮盖尸体,送至太平间或由太平间工作人员接走尸体,将第三张尸体识别卡交给太平间工作人员。待尸体安置于太平间的停尸屉内后,再将第三张尸体识别卡挂于停尸屉外。

12.按出院病人护理进行床单位、用物及病室的消毒,传染病人按终末消毒原则处理。

13.填写死亡通知单,在体温单上填写死亡时间,注销各种卡片,并按出院手续办理结账。

14.清点遗物交给家属。如家属不在,应由两人共同清点,并列出清单,交护士长保存。

四、注意事项

1.病人经抢救无效,需经医生鉴别,确诊死亡后方能进行尸体护理。一旦确诊死亡应在医生开具死亡诊断书,家属同意后立即进行,以防尸体僵硬。

2.如为传染病病人,应用消毒液清洁尸体,孔道应用浸有1%氯胺溶液的棉球进行填塞,包裹尸体应用一次性的尸单或尸袍,并装入不透水的袋子中,外面作传染标志。

3.操作中态度应严肃认真,尊重死者,注意维护尸体的隐私权,尽量满足死者家属的合理要求。

第二十一章
医疗和护理文件的书写

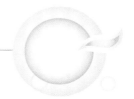

医疗和护理文件是医院和病人的重要档案资料,也是医学教学、科研以及法律事务上的重要资料之一,医疗和护理文件包括病人就医期间的全部医疗、护理记录档案,正确记录了病人疾病的发生、诊断、治疗、护理、发展、康复或死亡的全过程。其中的护理文件由护士负责书写,包括体温单、医嘱单、护理记录单、病室交班报告、护理病历等,主要记录护士对病人的病情观察和实施的护理措施。因此,医疗、护理文件必须保证其原始性、正确性和完整性,要求书写规范并妥善保管。

第一节　概　述

一、医疗和护理文件的重要性

1.提供病人的信息资料　医疗和护理文件记录了病人的病情变化、诊断治疗及护理的全过程,是临床工作的原始文字记载,方便医务人员及时、动态地了解病人的全面信息,是诊断、治疗、护理的重要参考依据,也保证了诊疗、护理工作的连续性和完整性。

2.提供教学及科研的重要资料　完整的医疗和护理文件是临床教学的最好教材,是开展科研工作的重要资料,可供学生进行个案分析、讨论及进行回顾性研究。同时,完整的原始记录,也为疾病调查、流行病学研究、传染病的管理提供了医学统计学资料,是卫生行政机构制订和实施政策的重要依据。

3.提供评价依据　完整的医疗和护理文件可反映医院的医疗护理质量,是医疗护理质量考评的重要指标,也是衡量医院工作和科学管理水平的重要标志之一。

4.提供法律的证明文件　医疗和护理文件属于法律相关性文件,具有重要的法律作用。可作为判定医疗纠纷、犯罪刑案、保险索赔及遗嘱等查验的依据。

5.沟通交流　完整的医疗和护理文件是医护人员在临床工作中相互沟通交流、了解病人情况的重要途径。同时通过阅读医疗和护理文件,使医护人员能够及时、全面、动态地了解病人的病情,有效保证医疗、护理工作的完整性和连续性。

二、医疗和护理文件的记录要求

1.及时　医疗和护理记录必须及时,不可提早或延迟,更不能漏记,使记录资料保持最新。如因抢救急危重症病人不能及时记录,相关医护人员应在抢救结束后 6 h 内据实补记。

2.准确　医疗和护理记录的内容必须准确、真实,不可主观臆断。

3.客观　医疗和护理记录应是医护人员所观察和测量到的病人的客观信息,记录内容应为客观事实,而不是医护人员的主观看法和解释。因此,记录病人主观资料时,应记录其自述内容并加引号,同时应补充相应的客观资料。

4.完整　医疗和护理文件的各项记录应按表格要求逐项填写完整,不能漏项。眉栏、页码填写完整,记录者签全名,以明确职责。医疗和护理文件不得随意拆散、损坏或外借,以免丢失。

5.简要　医疗和护理记录的内容应尽量简明扼要,语句通顺,重点突出,使用医学术语应确切,并使用公认的缩写,采用国家法定计量单位。避免过多修饰、笼统及含糊不清。

6.清晰　书写医疗和护理记录应使用红、蓝墨水钢笔或签字笔,一般白班用蓝笔书写,夜班用红笔书写。字体清楚、端正,不出格,不跨行,不得滥用简化字,以保持文件的整洁。若有错误,应在相应文字上画双横线,就近书写正确文字并签全名,不得用刮、粘、涂等方法掩盖或去除原来的字迹。

三、医疗和护理文件的管理要求

1.医疗和护理文件应按规定放置,记录或使用后必须及时放回原处。

2.注意保持医疗护理文件的清洁、整齐、完整,防止污染、破损、拆散、丢失,收到化验单等检验报告单应及时进行粘贴。

3.严禁任何人涂改、隐匿、抢夺、伪造、销毁、窃取医疗护理文件。

4.除对病人实施医疗、护理活动的专业人员及医疗服务监控人员外,其他任何机构及个人不得擅自查阅病人的病历。

5.如因教学、科研需要查阅医疗护理文件时,需经相关部门同意,且阅后立即归还,不得泄露病人的隐私。

6.按规定,病人及家属有权要求借阅或复印医疗护理文件,但必须按规定履行申请手续,批准后按照医疗护理文件复印规程办理。

7.因医疗或护理活动需要将医疗护理文件或复印件带离病区时,应由病区指定专人负责携带与保管。

8.门诊、急诊病历档案的保存时间,应自病人最后一次就诊之日起,不少于 15 年。

9.医疗护理文件应妥善保存,住院期间由病区负责保管,出院或死亡后,将其整理后交病案室长期保存,并按卫生行政部门所规定的保存期限保管。但其中病室报告本由本病区保存 1 年,医嘱本保存 2 年,以备查阅。

四、病历排列顺序

（一）住院病历

1.体温单（按日期先后倒排）。

2.医嘱单（按日期先后倒排）。

3.入院记录。

4.病史及体格检查。

5.病程记录（查房记录、病程记录、手术记录、分娩记录等）。

6.会诊记录。

7.各种检验和检查报告单。

8.知情同意书。

9.特别护理记录单。

10.住院病案首页。

11.住院证。

12.门诊病历。

（二）出院病历

1.住院病案首页。

2.住院证、死亡病人增加死亡报告单。

3.出院记录或死亡记录。

4.入院记录。

5.病史及体格检查。

6.病程记录。

7.会诊记录。

8.各种检验和检查报告单。

9.知情同意书。

10.特别护理记录单。

11.医嘱单（按时间先后顺排）。

12.体温单（按时间先后顺排）。

门诊病历交还病人或家属保管。

第二节 医疗与护理文件的书写

一、体温单

体温单排列在住院病历的首页，记录了病人的生命体征等情况，可直观地了解疾病的变化与转归,为迅速掌握病情的动态变化提供了重要依据(表21.1)。

表 21.1　体温单

姓名　李×× 　　科别　外　　病室　六　　床号　26　　入院日期　2018-3-18　　住院号　5412919

日　期	2018-3-18	14	15	16	17	18	19
住院日数	1	2	3	4	5	6	7
术后日数			1	2	Ⅱ-0	1	2
时　间	2 6 10 14 18 22	2 6 10 14 18 22	2 6 10 14 18 22	2 6 10 14 18 22	2 6 10 14 18 22	2 6 10 14 18 22	2 6 10 14 18 22

脉搏 呼吸 体温							
入量(mL)		1 100	2 050	2 050	2 050	2 300	1 550
大便(mL)	1	0	0	1/E	0	0	0
小便(mL)	1 600	1 900	1 600	1 600	1 580	1 800/C	800
其他(mL)							胆汁100
血压(mmHg)	130/80	110/85	110/85	110/80	100/78	95/68	80/50
体重(kg)	55						
药物过敏	青霉素(+)						
其　他							

入院——八时十分　手术——九时十分　手术——十三时二十分　死亡——六时五分

（一）体温单的内容

体温单记录的内容包括姓名、科别、病室、床号、入院日期、住院号；出入院、手术、分娩、转科、死亡的时间；体温、脉搏、呼吸、血压；大便、出入液量、体重、药物过敏及其他情况等。

（二）体温单的填写方法

1.眉栏项目填写

（1）用蓝墨水或碳素墨水笔填写姓名、科别、病室、床号、入院日期和住院号等项目。

（2）"住院日期"栏：用蓝墨水或碳素墨水笔填写，每页体温单的第一日应填写年、月、日，中间用短线隔开如"2018-3-18"，其余6天只填日。如在6天中遇新的月份或年度开始时，则应填写月、日或年、月、日。

（3）"住院日数"栏：用蓝墨水或碳素墨水笔、阿拉伯数字填写，自入院日起连续写至出院日。

（4）"术后日数"栏：用红笔、阿拉伯数字填写手术或分娩后日期，以手术（或分娩）的次日为术后（或分娩后）的第1日，依次填写至第14日止。如在14天内第二次手术，则停写第一次手术天数，于第二次手术当日填写Ⅱ-0，连续填写至第14日为止。

2.40~42 ℃横线之间项目填写

（1）填写内容：包括入院、手术、分娩、转科、出院和死亡的时间。

（2）填写方法：在40~42 ℃横线之间，用红笔在相应时间栏内纵行填写。所填时间均按24 h制记录，且一律用中文书写×时×分。如"手术——十三时二十分"（表21.1），其中破折号占两小格，手术不写具体手术名称；如果时间与体温单上的整点时间不一致，填写在靠近侧的时间栏内，如"入院——八时十分"则填写在"10栏内"。

3.体温、脉搏、呼吸曲线的绘制

（1）体温曲线的绘制：绘制体温曲线用蓝笔。

1）体温符号：口温以蓝"●"表示，腋温以蓝"×"表示，肛温以蓝"○"表示，相邻两次符号之间用蓝线相连。

2）体温单从35~42 ℃，每一大格为1 ℃，每一小格为0.2 ℃，在37 ℃处用红横线标志。按实际测量数值，绘制体温符号，要求符号大小一致，连线平直。

3）物理降温或药物降温30 min后所测的体温，用红"○"表示，绘制在降温前体温符号的同一纵格内，并以红虚线与降温前温度相连。下次所测体温符号与降温前的体温符号以蓝线相连。

4）当体温不升时，可将"不升"二字写在35 ℃线以下的相应时间栏内。

5）遇拒测、外出时，前后两次体温曲线应断开不连线。

6）如体温与前次数值差异较大或与病情不符，应重新测量，无误后在原体温符号上方写蓝"v"，以示核实过。

（2）脉搏曲线的绘制：绘制脉搏曲线用红笔。

1）符号：脉率以红"●"表示，心率以红"○"表示，相邻两次符号之间用红线相连。

2）脉率从20~180次/min，每一大格为20次/min，每一小格为4次/min，在80次/min处用红横线标识。要求符号大小一致，连线平直。

3）当体温与脉搏重叠时，先绘制蓝色体温符号，再用红笔在体温外面画红圈表示脉搏。

4）脉搏短绌时，需同时绘制心率和脉率，并于心率与脉率曲线之间以红笔画直线填满。

（3）呼吸曲线的绘制：绘制呼吸曲线用蓝笔。

1）符号：以蓝"○"表示，相邻两次符号之间用蓝线相连。

2）呼吸从 10~40 次/min，每一大格为 10 次/min，每一小格为 2 次/min。要求符号大小一致，连线平直。

呼吸记录方法：①用红笔以阿拉伯数字表述每分钟呼吸次数。②如每日记录呼吸 2 次以上，应在相应的栏目内上下交错记录，第 1 次呼吸记录在上方。③使用呼吸机病人的呼吸以®表示，在体温单相应时间栏内呼吸 30 次横线下顶格用黑笔画®。

4.底栏项目填写

（1）用蓝墨水或碳素墨水笔以阿拉伯数字记录，不写计量单位（各栏内已注明）。

（2）入量：单位为"mL"，记录前一日 24 h 的摄入总量。

（3）大便次数：每日记录一次，填写前一日的大便次数。①如未解大便记"0"；②灌肠用"E"符号，以分数表示，如"0/E"表示灌肠后未排大便，"2/E"表示灌肠后大便 2 次，"3/2E"表示两次灌肠后大便 3 次，"1^2/E"表示自行排便 1 次，灌肠后又排便两次；③大便失禁记为"＊"；④"☆"表示人工肛门。

（4）尿量：单位为"mL"，记录前一日 24 h 的总尿量。导尿（持续导尿）后的尿量以"C"表示。如 1 580/C，表示导尿病人排尿 1 580 mL。

（5）其他：作为机动用，根据病情需要可记录痰液量、抽出液量、胆汁引流量等。

（6）血压：单位为"mmHg"，以分数式记录。次数按护理常规或医嘱进行，新入院病人应测量血压并记录，住院期间每周至少记录一次。

（7）体重：单位为"kg"，新入院病人应测量体重并记录，如因病情不能测量体重，可记为"卧床"。住院病人每周应测量并记录体重一次。

（8）药物过敏：填写皮内过敏试验阳性药物或发生过敏反应药物的名称，用红笔在括号中标记阳性反应"（+）"，以后添加的每一页体温单上均应转抄。

（9）其他：特殊用药、胸围、腹围等。

（10）页码：用蓝墨水或碳素墨水笔逐页填写。

附一　电子体温单

随着医院信息化的普及，目前部分医院已开始使用电子体温单。电子体温单版面完整、清晰、美观，绘制准确、规范，具有预警系统，避免了手绘体温单可能出现的绘图不准确、字迹潦草、漏填、错填、涂改、粘贴、信息不符等问题。医生和护士可从临床信息系统（Clinical Information System，CIS）中的工作站系统查阅病人的体温单，也可根据需要打印出来。

绘制方法：护士凭个人账号及密码登录临床信息系统中的护士工作站系统，然后进入生命体征录入界面，将所测得的病人生命体征值分项目录入（符号标志同手工绘制法），然后保存，则系统自动生成体温单。

二、医嘱单

医嘱是医生根据病人的病情需要，拟订的有关治疗、用药、检查和护理的书面嘱咐，由医生开写，医护人员共同执行。目前有的医院直接将医嘱写在医嘱单上，有的医院直接将医嘱输入计算机,各有不同。医嘱单是护士执行医嘱、完成治疗的查对依据,分为长期医嘱单(表21.2)和临时医嘱单(表21.3)。

表 21.2　长期医嘱单

姓名　张××　　科别　外三科　　病室　3　　床号　6　　住院号　644576　　第 1 页

开　始					停　止			
日　期	时　间	医　嘱	签　名		日　期	时　间	签　名	
			医生	护士			医生	护士
2017-5-13	9:00	脑外科护理常规	涂××	陈××				
5-13	9:00	一级护理	涂××	陈××				
5-13	9:00	流质饮食	涂××	陈××				
5-13	9:00	持续中流量吸氧	涂××	陈××				
5-13	9:00	测 BP、R、P、神志、瞳孔 q4h	涂××	陈××				
5-13	11:00	20% 甘露醇 125 mL ivgtt q8h	涂××	陈××	5-14	20:00	张××	代××
5-14	11:00	青霉素 480 万 IU 加入	张××	陈××				
5-14	11:00	0.9% NS100 mL ivgtt　bid	张××	陈××				
5-14	11:00	维生素 C　0.2 g　po　tid	张××	陈××				
5-14	11:00	止血环酸 2.0 g　加入	张××	陈××				
5-14	11:00	10%GS　500 mL ivgtt　bid	张××	陈××				
5-14	20:00	20% 甘露醇 125 mL ivgtt q6h	张××	代××				
5-15	22:00	可待因 30 mg　q8h　prn	涂××	代××				

表 21.3　临时医嘱单

姓名　张××　　科别　外三科　　病室　3　　床号　6　　住院号　644576　　第 1 页

日　期	时　间	医　嘱	医生签名	执行时间	执行者签名
2017-5-13	9:00	查血常规	涂××	9:10	贺××
5-13	9:00	心电图	涂××	9:10	贺××
5-13	9:00	X 线胸片	涂××	9:10	贺××
5-13	9:00	脑 CT	涂××	9:30	贺××
5-13	9:00	大小便常规	涂××	10:00	贺××
5-14	10:00	青霉素　皮试(−)	张××	10:15	马××

日　期	时　间	医　嘱	医生签名	执行时间	执行者签名
5-14	10:00	胃复安 10 mg　im　st	张××	10:00	马××
5-15	14:00	甘油通便灌肠 sos	涂××	15:10	贺××
5-15	14:00	可待因 30 mg　po	涂××	23:20	马××
5-16	20:00	地西泮 5 mg　q8h　sos	涂××	未用	贺××
5-17	11:00	转内科	涂××	11:00	马××

（一）医嘱的内容

医嘱的内容包括开写医嘱的日期、时间、床号、姓名、医生和护士签名；护理常规、护理级别、隔离种类、饮食、卧位、药物治疗（药名、浓度、剂量、用法、时间）、其他治疗、各种检查、化验等。手术治疗应写明手术名称、时间、麻醉种类、术前准备等。

（二）医嘱的种类

1.长期医嘱　有效时间在 24 h 以上，当医生注明停止时间后即失效。如内科护理常规、二级护理、软食、地高辛 0.25 mg qd 等。

2.临时医嘱　有效时间在 24 h 以内，一般只执行一次，执行完毕自动失效。

（1）须立即执行的临时医嘱，如阿托品 0.5 mg H st。

（2）需在短时间内（最长不超过 24 h）执行的临时医嘱，如心电图、B 超、X 线摄片等。

（3）限定了执行时间的临时医嘱，如地西泮 5 mg hs。

（4）特殊的临时医嘱，如皮试、出院、转科、死亡等。

3.备用医嘱　分为长期备用医嘱和临时备用医嘱两种。

1）长期备用医嘱（prn）：有效时间在 24 h 以上，需要时使用，两次执行之间有时间间隔，当医生注明停止时间后即失效，如哌替啶 50 mg im q6h prn。

2）临时备用医嘱（sos）：自医生开写医嘱时起，仅在 12 h 内有效，必要时使用，只执行 1 次，过期尚未执行则自动失效，如安痛定 2 片 po sos。

（三）医嘱的处理

1.医嘱的处理原则

（1）先急后缓：处理医嘱时，应先判断医嘱的轻重缓急，合理安排执行顺序。

（2）先临时后长期：先执行临时医嘱，再执行长期医嘱。

（3）先执行后转抄：先执行医嘱，再转抄到执行单上。

2.医嘱的处理方法

（1）长期医嘱：医生开写在长期医嘱单上，注明日期和时间并签全名。护士将长期医嘱分别转抄至各种执行单上(如服药单、注射卡、治疗单、饮食单等),注明执行时间并签全名。定时执行的长期医嘱应在执行单上注明具体的执行时间,如维生素 C 0.2 tid,服药单上应注明维生素 C 0.2 8 am 12 n 4 pm。

(2)临时医嘱:医生开写在临时医嘱单上,注明日期和时间并签全名。需立即执行的临时医嘱应安排护士马上执行,护士在执行后,写上执行时间并签全名;限定了执行时间的临时医嘱,应将其转抄至各种临时治疗单、治疗卡或交班记录本上;手术、会诊、各种检查、检验申请单应及时转送到相关科室。

(3)备用医嘱:包括长期备用医嘱和临时备用医嘱。

1)长期备用医嘱:医生开写在长期医嘱单上,按长期医嘱处理。需要时,护士每次执行后,在临时医嘱单上记录执行时间并签全名。以供下一班参考。每次执行前须查看上一次用药时间。

2)临时备用医嘱:医生开写在临时医嘱单上,12 h 内有效。待病人需要时执行,执行后按临时医嘱处理(注明执行时间并签全名)。过期未执行自动失效,由护士在该项医嘱栏内用红笔写"未用"二字。

(4)停止医嘱:停止医嘱时,医生直接在长期医嘱单相应医嘱的停止栏内注明停止的日期、时间、并签全名。护士执行停止医嘱时,在执行单、交班记录本及各种卡片上注销该医嘱,注明停止日期、时间并签全名。

附二 CIS 医嘱的处理

医生凭个人账号及密码登录 CIS 中的医生工作站系统,可将医嘱按照长期医嘱、临时医嘱、化验、辅助检查等各项分类录入系统,然后由护士凭个人账号及密码登录护士工作站系统进行处理。包括以下步骤:

(1)审核医嘱:重点审核录入的规范性及正确性,包括医嘱的内容及分类。确认无误后,进入执行医嘱环节。

(2)执行医嘱:护士凭个人账号及密码登录 CIS 中医嘱处理系统,可以浏览审核通过的医嘱,单击"医嘱执行"按钮,完成医嘱的生成执行。同时向各相应科室发送出有关请求。医嘱执行后,可生成各种相关的汇总表单和执行表单,如长期或临时用药单、服药卡、输液卡、输血卡、治疗卡等。

(3)打印表单和医嘱单:护士打印各种执行表单,以指导护士执行。护士执行后在相应的表单上签全名及时间。CIS 具备续打印功能,在打印出病人的长期医嘱单和临时医嘱单后,如需再次打印医嘱时,可续前页进行,且打印出的医嘱自动带有医嘱处理时间和执行护士的电子签名。

使用 CIS 处理医嘱,通过规范化录入界面、格式化数据形式、系统内部的质量控制,保证了医嘱录入的正确性和完整性,医嘱处理的及时性,避免了纸质医嘱处理时手工转抄、查对转抄造成的失误、填写各种医嘱报表等烦琐工作,提高了医疗护理质量,杜绝了差错事故的发生。

(四)重整医嘱

1.长期医嘱单超过 3 页或医嘱调整项目较多时,需重整医嘱 处理方法:在医嘱最后一行下面画一红横线,在红线下面用红笔写"重整医嘱",将红线以上需要继续执行的长期医嘱,按时间排列顺序抄于红线以下的医嘱单上。经两人核对无误后,抄写者及核对者签名。

2.病人手术或分娩后、转科也需重整医嘱 处理方法:在原医嘱最后一行下面画一红横线,表示红线以上的医嘱作废,并在红线下面用红笔写"手术医嘱""分娩医嘱""转科医嘱",然后重新开写医嘱,核对后签名。

（五）处理医嘱的注意事项

1.抄写及处理医嘱时，护士应认真、细致、及时、准确，字迹整齐、清楚，不得进行涂改。

2.所有医嘱必须有医生签名方为有效。一般情况下不执行口头医嘱，在抢救时或手术过程中，医生提出口头医嘱，护士必须复诵一遍，双方确认无误后方可执行，抢救结束后，须由医生及时补写医嘱和处方（6 h 内据实补记）。

3.护士应严格执行医嘱，但不能机械地处理和执行，如有疑问，应核对清楚，无误后方可执行。

4.严格执行查对制度。医嘱须每班小查对、每日查对、每周应进行总查对，查对者在登记本上注明查对时间，并签全名。

5.对需下一班执行的临时医嘱，应进行交接班，并在护士交班记录上注明。

三、护理记录单

护理记录单（表21.4）真实记录了护士对病人实施整体护理的全过程。它可分为一般病人护理记录和危重病人护理记录两种。

（一）一般病人护理记录

1.记录内容　包括病人的姓名、科别、病室、床号、住院号、页码、记录日期、时间及病情观察情况、护理措施及效果、护士签名等。

2.书写要求

（1）病人的病情变化、护理措施及效果应随时记录。

（2）一般病人在入院、转入、转出、分娩的当日应有记录。

（3）择期手术的前一日，其他手术的当日应有记录。

（4）二级护理、三级护理的病人每周定期记录。

（二）危重病人护理记录

危重、抢救、大手术后、特殊治疗和需严密观察病情的病人，须作好特别护理观察记录，以便及时和全面了解病人的情况，观察治疗或抢救后的效果。

1.记录内容　包括病人的生命体征、神志、瞳孔、出入液量、用药情况、病情动态变化、各种治疗和护理措施及其效果等。

2.书写要求

（1）眉栏各项用蓝笔填写，包括姓名、科别、病室、床号、住院号及页码。

（2）白班用蓝笔记录，夜班用红笔记录。

（3）首次书写特别护理记录单，应记录疾病诊断、目前病情；手术病人应记录何种麻醉、手术名称、术中概况、切口、术后病情及引流等情况。

（4）及时准确地记录病人的生命体征、出入液量、病情的动态变化、治疗、护理措施及效果，并签全名。

（5）各班交班前，应将病人的出入液量、病情动态变化、治疗、护理措施及效果作简要小结，并签全名。24 h 出入液量应于次晨总结，并用蓝笔填写在体温单的相应栏内。

（6）停止特别护理记录应有病情说明。病人出院或死亡后，特别护理记录单应归入病案存档。

表 21.4　护理记录单

一般护理记录单

姓名　刘×× 　科别　内一科 　病室　6 　床号　15 　住院号　524367 　第 1 页

日　期	时　间	内　容	护士签名
2017-7-10	16:00	T 36.8 ℃　P 76 次/min　R 20 次/min　BP 156/88 mmHg	刘××
		病人以左侧肢体轻度活动不灵 2 h 入院。入院时神志清楚,双侧瞳孔大小、对光反射均正常。轻度头痛,无恶心、呕吐。左侧肢体肌力Ⅱ级。持续吸氧 3 L/min,20% 甘露醇 125 mL 快速静脉滴注。嘱卧床休息,保持情绪稳定,避免不良刺激。给予营养丰富易消化半流食,多饮水,保持大便通畅。请加强病情观察	

特别护理记录单

姓名　张×× 　科别　外二科 　病室　8 　床号　13 　住院号　239516 　第 1 页

日期时间	入　量		出　量				生命体征				病情观察、护理措施、效果及评价/签名
	项目	数量/途径(mL)	大便(g)	小便(mL)	引流液(mL)	其他	体温(℃)	脉搏(次/min)	呼吸(次/min)	血压(mmHg)	
2017-9-12 14:30	5% GS	500\ iv					39	112	22	112/68	病人以胆囊炎急诊入院,告知病人暂禁食,安置胃肠减压,给予补液,物理降温　代××
15:00	阿托品	0.5 mg\H					38.5				体温有所下降,病人诉腹痛给予阿托品皮下注射　马××
16:00											腹痛缓解　马××

续表

日期时间	入量		出量				生命体征				病情观察、护理措施、效果及评价/签名
	项目	数量/途径（mL）	大便（g）	小便（mL）	引流液（mL）	其他	体温（℃）	脉搏（次/min）	呼吸（次/min）	血压（mmHg）	
17:00	环丙沙星	200\iv		200	250		38.5	110	20	120/68	胃肠减压通畅，吸出胃液后腹胀减轻
18:00	5% GNS	500\iv									石××
日间小结	入量	700	出量	200	250						胃肠减压通畅，腹胀减轻，腹痛缓解，输液通畅，继续补液 贺××
19:00							38	108	21	112/60	
20:00	10% GS	500\iv		300	100		38	110	20	120/68	胃肠减压通畅，未诉腹痛，补液通畅60滴/min
	Vitc	2 g\iv									贺××
22:00	5%GS	500\iv					37.8	106	19	120/60	贺××
	环丙沙星	200\iv									
12 mn				250			37.8	102	20	120/60	贺××
12 h小结	入量	2 200	出量	750	350						补液通畅，腹痛缓解，间断入睡 贺××
2017-9-12 2:00							37.5	100	20	120/60	入睡好，补液结束 陈××
4:00							37.5	98	20	112/68	安静入睡 陈××
6:00				150	50		37.5	95	18	120/60	睡眠好 陈××
24 h总结	入量	2 400	出量	900	400						

四、病室报告

病室报告是由值班护士书写的书面交班记录,其内容包括护士值班期间病室情况及病人的病情动态变化(表21.5)。通过阅读病室报告,接班护士可全面掌握病人情况,明确需要继续观察的问题、注意事项和应有的准备工作等,使护理工作能够有计划地连续进行。

(一)书写要求

1.病室报告应在巡视病房和全面了解病人病情的基础上书写,并于各班交班前书写完成。

2.书写内容应正确、全面、真实、重点突出、简明扼要,有连续性,以利于系统观察病情。书写字迹清楚、不得随意涂改。

3.白班用蓝笔书写,夜班用红笔书写,并签全名。

(二)书写顺序

1.眉栏　先用蓝笔依次填写眉栏各项,包括病区、日期、时间、页码、病人总数以及入院、出院、转出、转入、手术、分娩、病危及死亡人数等。

2.床号、姓名、诊断栏　逐项填写床号、姓名、诊断栏。对新入院、转入、手术、分娩及危重病人,在诊断的下方分别用红笔注明"新""转入""手术""分娩",危重病人用特殊红色"※"或"危"标记,以示醒目。

3.病情报告栏　按下列顺序书写报告

(1)先写离开病区的病人:包括出院、转出、死亡病人。

(2)再写进入病区的病人:包括新入院及转入的病人。

(3)最后写病区重点护理病人:包括手术、分娩、病危、病重及有异常情况的病人。上述每项依床号顺序排列。

4.签全名

(三)交班内容

1.出院、转出、死亡病人　出院病人,记录离开时间;转出病人,记录离开时间及转往何院、何科;死亡者,简明扼要地记录抢救过程及死亡时间。

2.新入院及转入病人　应记录入科时间、病情、给予的治疗、护理措施及效果,需要重点观察的项目及注意事项等。

3.危重病人　应记录病人的生命体征、神志、瞳孔、病情动态、特殊抢救及治疗、护理措施及效果,下一班需要观察和注意的事项。

4.手术后病人　应写明麻醉方式,手术名称及手术经过,麻醉清醒时间,回病室后血压、卧位、切口、引流、输液、输血、排尿、肛门排气及镇痛药使用情况,需要重点观察的项目及注意事项等。

5.准备手术、检查和行特殊治疗的病人　应记录将要进行的治疗或检查项目,术前准备、术前用药及注意事项等。

6.产妇　产前应写明胎次、胎心、宫缩及破水情况;产后应报告产式、产程、分娩时间、婴儿情况、出血量、会阴切口、排尿及恶露情况等。

病区　内科二病区

表 21.5　病室报告
2017 年 6 月 13 日
第 1 页

病情 床号 姓名 诊断 病人总报告	上午 8 时至下午 5 时　病人总数 38 人	下午 5 时至午夜 12 时　病人总数 38 人	午夜 12 时至翌日上午 8 时　病人总数 38 人
病人总报告	总数:38　入院:1　出院:1 转出:1　转入:0　死亡:0 手术:0　分娩:0　病危:1	总数:38　入院:0　出院:0 转出:0　转入:0　死亡:0 手术:0　分娩:0　病危:1	总数:38　入院:0　出院:0 转出:0　转入:0　死亡:0 手术:0　分娩:0　病危:1
27 床 赵×× 心肌炎	于 10:30 出院		
19 床 陈×× 风湿性心脏病	于 11:00 时转心外科		
13 床 张×× 风湿性心脏病、心房纤颤 "新"	病人,女,53 岁,"因反复咳喘伴胸闷 3 年,加重 5 天",于 9:00 急诊入院。T 37.4 ℃,P 110 次/min,R 26 次/min,BP 108/68 mmHg,入院时轮椅推入,神志清楚,精神萎靡,口唇发绀,不能平卧。给予一级护理,半流质饮食,吸氧(2 L/min),强心、利尿、青霉素抗感染治疗,现病人采取半坐卧位,已做心理护理,正在输液过程中,请加强病情观察	20:00　T 37.2 ℃,P 92 次/min,R 22 次/min,采取半卧位休息,无特殊不适,采取半卧位休息,仍 2 L/min 氧气吸入,病情平稳,人睡好,仍睡眠好,请继续严密观察	6:00　T 37.0 ℃,P 86 次/min,R 20 次/min,仍采取半坐卧位休息,持续低流量氧气吸入,呼吸平稳,睡眠好,晨起无不适
7 床 顾×× 急性前壁心肌梗死 "×"	16:0　T 36.9 ℃,BP 118/82 mmHg,P 82 次/min,R 18 次/min,病人心梗后第 6 天,于 10:00 诉胸闷、胸痛,遵医嘱含硝酸甘油 1 片后缓解,病人仍需卧床休息,注意病情变化	20:00　T 37.0 ℃,BP 128/86 mmHg,P 86 次/min,R 20 次/min,病人晚间呼吸平稳,无心前区压痛及胸闷闷现象,21:00 诉入睡困难,给予地西泮 5 mg Po st,现已安静入睡,仍 2 L/min 氧气吸入,请继续严密观察	6:00　T 36.3 ℃　P 78 次/min,R 18 次/min,BP 110/74 mmHg,病人晚间呼吸平稳,睡眠好,晨起无不适

签名:李××　　　　　　签名:朱××

签名:王××

7.老人、小儿及生活不能自理的病人　应记录生活护理情况,如口腔护理、皮肤护理、饮食护理及压疮护理等。

8.病情突然有变化的病人　应详细记录病情的变化,采取的治疗及护理措施,需连续观察及处理的事项等。

此外,还应报告病人心理状态、是否采取心理护理措施;夜间记录应注明病人睡眠情况等。

五、护理病历

护理病历是护士为病人解决健康问题的过程记录,明确地展示了护理工作的内涵,具有法律效力及保存价值。各医院护理病历的设计不尽相同,一般包括以下项目:

1.病人入院护理评估单。

2.护理计划单。

3.健康教育计划单。

4.护理记录单。

5.病人出院护理评估单。

上述项目的详细内容见第四章第三节。